MYOLOGISCHE
UNTERSUCHUNGEN

VON

DR. WILLIE KÜHNE.

LEIPZIG.
VERLAG VON VEIT UND COMP.
1860.

HERRN OBERMEDICINALRATH

F. WÖHLER,

SEINEM HOCHVEREHRTEN LEHRER,

IN AUFRICHTIGER DANKBARKEIT

GEWIDMET

VOM

VERFASSER.

Die nachstehenden Untersuchungen, welche ich hier im Zusammenhange der Oeffentlichkeit übergebe, sind als Vorarbeiten einer physiologisch-chemischen Arbeit zu betrachten, welche sich die Aufgabe stellt, den durch die Muskelbewegung bewirkten Stoffwechsel in seiner Beziehung zur Leistung des Thierleibes näher zu erforschen. Die feste Ueberzeugung, dass zur gedeihlichen Entwickelung der Physiologie die chemische Untersuchung mit dem physiologischen Experimente Hand in Hand gehen müsse, legte die Anforderung nahe, vor allen Dingen das Gebiet der Reizversuche nach einer Richtung auszudehnen, in welcher sie dem Chemiker als wirkliche Handhabe dienen können. Mehr beanspruchen die folgenden Mittheilungen nicht.

Wenn es mir vergönnt war, durch eigene Arbeiten an dem Fortschritte der Nerven- und Muskelphysiologie Theil zu nehmen, so danke ich dies vorzugsweise den beiden ausgezeichneten Männern, welche ich meine Lehrer nennen darf. Es sei mir darum gestattet, bei dieser Gelegenheit Herrn Claude Bernard in Paris und Herrn E. du Bois-Reymond in Berlin, nochmals meinen aufrichtigsten Dank auszusprechen.

Paris, im December 1859.

W. Kühne.

INHALT.

Seite

I.

Ueber directe und indirecte Muskelreizung mittelst chemischer Agentien.

Ein Beitrag
zur Lehre von der selbständigen Reizbarkeit der Muskelfaser.

Die in dem Folgenden mitgetheilten Versuche wurden ursprünglich in der Absicht begonnen, einige Beiträge zu der in letzterer Zeit so eifrig discutirten Frage über die Irritabilität der Muskeln zu liefern. Ich ging nämlich von der Ansicht aus, dass es sich mit Hülfe der chemischen Reizung würde entscheiden lassen, ob die motorischen Nerven mit Curara vergifteter Thiere wirklich bis zu ihren letzten intramuscularen Enden gelähmt, oder nur auf einem Theile ihrer im Muskel liegenden Bahn der Leitungsfähigkeit beraubt seien. Wie Jeder leicht übersehen wird, gewährt die Reizung der Muskeln und Nerven mit Anwendung chemisch differenter Körper den ausserordentlichen Vortheil, dass wir dabei nicht blos auf quantitativ verschiedene Reize beschränkt bleiben, wie bei der elektrischen, thermischen oder mechanischen Reizung, sondern in jedem wirksamen chemischen Körper auch einen qualitativ verschiedenen Erreger besitzen. Bei den ersten Versuchen über die Erfolge der directen und indirecten Muskelreizung zeigte sich indessen sehr bald, dass auch bei ganz gesunden und unvergifteten Thieren die Muskeln und Nerven sehr verschieden gegen dieselben chemischen Körper reagiren, und dass ein grosser Unterschied zwischen beiden Organen in Beziehung auf ihre Reizbarkeit besteht. Die Angaben über diesen Gegenstand, welche man in der physiologischen Literatur aufgeführt findet, stehen leider bis jetzt sehr vereinzelt da, ja die Untersuchung von Eckhard ist die einzige und erste genauere Bearbeitung des Einflusses chemischer Reize überhaupt. Nur Humboldt und Joh. Müller erwähnen bereits, dass es sehr viel leichter gelinge, einen Muskel durch directe Application chemischer Agentien in Contractionen zu versetzen, als wenn man dieselben auf den zu dem Muskel gehörigen Nerven einwirken lasse, ein Satz, der indessen nur für specielle Fälle richtig ist. Eckhard dagegen zog die directe Einwirkung der von ihm angewendeten chemischen Verbindungen auf die Muskeln gar nicht in das Gebiet seiner Untersuchung, sondern begnügte sich damit, dieselben nur auf den Nerven einwirken zu lassen, indem er für eine Anzahl verschiedener Körper genau den zur Wirksamkeit nothwendigen Procentgehalt seiner Lösungen bestimmte.

Die Anwendung der chemischen Reizung bietet bei den Nerven gar keine Schwierigkeiten; man taucht, will man den Einfluss auf den unverletzten Nerven studiren, eine Schlinge des in sich selbst zurückgebogenen Stranges in die auf irgend welche Art hergestellte Lösung des zu untersuchenden Reizmittels, will man die Einwirkung auf den Nervenquerschnitt studiren, so braucht man nur das vom Centrum quer abgeschnittene Ende in die Flüssigkeit einzusenken. Beim Muskel ist es indessen nöthig, ein anderes Verfahren einzuschlagen, und zwar desshalb, weil viele chemische Körper der Art auf ihn wirken, dass der durch die Berührung eingeleitete chemische Process, häufig bei gänzlicher Zerstörung des contractilen Gewebes, mannichfache Volumveränderungen desselben erzeugt, die dann in vielen Fällen mit der wahren Muskelcontraction verwechselt werden können. Dies tritt namentlich dann ein, wenn man zu dem Versuche den natürlichen Längsschnitt des Muskels wählt, wogegen sich dieser Uebelstand leicht vermeiden lässt, wenn man sich eines frischen, künstlichen Muskel-Querschnitts als Applicationsstelle für den Erreger bedient. In den meisten der folgenden Versuche habe ich daher vorzugsweise dieses letztere Verfahren eingeschlagen, das vor der Hand immerhin einige Resultate zu liefern versprach.

Auf den Rath meines hochverehrten Lehrers, des Herrn Professor du Bois-Reymond, in dessen Laboratorium ich diese Untersuchung anstellte, und welchem ich für die Freundlichkeit, mit welcher mir derselbe sein Laboratorium zur Verfügung stellte, hiermit meinen aufrichtigen Dank sage, bediente ich mich bei fast allen Versuchen des Musc. sartorius (Sous-ilio-tibial Dug. oder Couturier Cuv.) des Frosches, der in folgender Weise zur Anstellung der Experimente hergerichtet wurde. Mit einer Pincette wurde ein Stück der vorderen lateralen Fläche der sehnigen Massen des Kniegelenkes gefasst, mit der Scheere von unten her abgetrennt, von hier aus der Muskel bis zu seinem Ursprunge vom Darmbeine isolirt, und dort durch einen senkrecht auf die Richtung der Muskelfasern gerichteten raschen Scheerenschnitt abgeschnitten. Beim Lospräpariren des Muskels hat man darauf zu achten, dass derselbe niemals unnöthig gezerrt werde, und dass der natürliche Längsschnitt desselben überall vor Verletzung sorgfältig geschützt werde, was sonst ein sehr rasches Absterben des ganzen Muskels zur Folge haben würde. Ist derselbe ohne derartige Fehler abpräparirt, so kann man ihn nun ohne Weiteres zu Versuchen benutzen, und zwar am bequemsten, wenn man ihn mittelst einer von einem Stativ senkrecht herabhängenden Klemmpincette so aufhängt, dass diese nur das untere sehnige Ende fasst. Versäumt man die Vorsicht, das sehnige Ende lang genug zu nehmen, so ist es oft unmöglich, das Präparat mit der Pincette zu befestigen, ohne dass diese ein kurzes Stück des Muskels selbst kneift, wodurch Zuckungen hervorgerufen werden, welche zu den unangenehmsten Störungen Anlass geben können.

Der so herabhängende Muskel stellt nun die Vereinigung einer Anzahl von fast parallel neben einander verlaufenden Primitivbündeln dar, deren untere Querschnitte alle gleichzeitig durch dasselbe Mittel gereizt werden können. Zudem gewährt das Präparat denselben Vortheil, wie der bekannte Reichert'sche Hautmuskel des Frosches, den nämlich, dass die Vertheilung der darin liegenden motorischen Nerven ohne Schwierigkeiten erkannt und übersehen werden kann. Der Nerv tritt nämlich etwa im ersten Drittheil am unteren medianen Rande in den Muskel ein, und verzweigt sich, wie man mit dem Mikroskop an solchen von sehr kleinen nur 1 bis 2 Centimeter messenden Fröschen genommenen Muskeln sehr leicht beobachten kann, indem er den Muskelfasern parallel laufende Fäden nach oben und unten abgiebt. Selbst bei sehr durchsichtigen und ganz unbeschädigten Präparaten sieht man niemals eine Nervenfaser schlingenförmig umkehren, sondern stets bis zu ihren nicht mehr verfolgbaren Enden nach zwei entgegengesetzten Richtungen verschwinden, und zwar so, dass die beiden äussersten Enden des Muskels auf einer Strecke von einigen Millimetern gar keine Nervenfasern mehr zu enthalten scheinen. Reizt man also das bei dem Präparat nach unten hängende (eigentlich das obere) Stück, so ist man sicher, falls die angewandte Substanz den Nerven ebenfalls erregen sollte, dass diese Erregung nur diejenigen Nerven trifft, welche mit dem über der Eintrittsstelle des Nervenstammes gelegenen Muskelpartieen in gar keiner Beziehung stehen. Soviel über die Methode, deren ich mich bediente, und welche überall da angewendet wurde, wo keiner anderen Erwähnung geschehen wird; ich gehe zu den Versuchen selbst über.

Aus Allem, was bis jetzt durch die Anwendung der chemischen Reizung ermittelt werden konnte, geht hervor, dass ein chemischer Körper, um wirksam zu sein, d. h. Zuckung zu erregen, auch in dem damit in Berührung gebrachten erregbaren Organe irgend einen chemischen Process, irgend eine Veränderung unter den chemischen Bestandtheilen desselben einleiten müsse. Demzufolge sollte man also bei chemischen Reizversuchen von der chemischen Natur des Muskels oder des Nerven ausgehen, und darnach Substanzen wählen, welche nach bekannten Gesetzen die Constitution der in diesen Organen enthaltenen chemischen Verbindungen zu ändern vermöchten. Dieser Weg ist uns indessen leider verschlossen, da die chemische Analyse uns aus oft erörterten Gründen in Hinsicht auf die Zusammensetzung des lebenden Muskels oder Nerven fast ganz im Stiche lässt; man muss daher beinahe durchgängig zu Körpern greifen, von denen man aus schwer zu rechtfertigenden Gründen voraussetzt, dass sie irgend welchen der gewünschten Einflüsse auf die lebenden Organe ausüben. Ich habe daher fast das nämliche Verfahren, wie Eckhard bei seinen Reizversuchen an den Nerven, eingeschlagen, theils weil mir durch diese bereits vorliegende Arbeit, die Vergleichung der sogenannten directen und indirecten Muskelreizung leichter wurde, theils weil man bei dem angedeuteten Stande unserer chemischen Kenntnisse, wirklich nicht mehr thun kann, als dass man die Säuren, die Basen, einige scheinbar unschuldige Salze, und eine Anzahl ätzender oder auf die albuminösen Substanzen nachweisbar wirkender unorganischer und organischer Verbindungen probirt. Das Feld, das man hier vor sich sieht, ist bei Berücksichtigung des Heeres chemischer Körper überhaupt, ein sehr grosses, und es wird daher Niemand auf Vollständigkeit und Abschluss des Gegenstandes Anspruch machen, so lange man genöthigt ist, bei der chemischen Reizung den breiten Weg des Probirens zu betreten.

Die Wirkung der Säuren.

Die Angabe Eckhard's, dass alle Säuren verhältnissmässig sehr concentrirt sein müssen, wenn sie auf den Nerven applicirt, Zuckungen im Muskel bewirken sollen, kann ich durchaus bestätigen, und ich schliesse mich seinen Angaben an, dass zunächst die Salzsäure einer Concentration bis zu 19 und 20 pCt. bedarf, um den Nerven zu erregen. Ist die Säure verdünnter, so sieht man nach Eckhard häufig auch noch Zuckungen eintreten, namentlich wenn man nicht weiter als bis zu 11 pCt. verdünnt, der Erfolg ist indessen unsicher. Nähert man dagegen ein Glas mit concentrirter HCl langsam gegen den frischen Querschnitt eines in der beschriebenen Weise hergerichteten M. sartorius des Frosches, so sieht man denselben, bei der ersten Berührung mit der Säure, sofort in heftige Zuckungen gerathen, und wie ich sogleich bemerkte, können diese Zuckungen noch erzeugt werden, wenn man eine sehr verdünnte Säure, solche, welche auf den Nerven gar nicht mehr wirkt, anwendet. Es ist bekannt, dass der in den Muskeln enthaltene eiweissartige Körper, das Syntonin, sich mit der grössten Leichtigkeit, wie Liebig gefunden, in einer höchst verdünnten HCl auflöst, und es ist ferner bekannt, das der noch zuckungsfähige Muskel nicht sauer reagirt, wie man früher angenommen, sondern nach einer in die Lehrbücher der Physiologie übergegangenen Mittheilung von du Bois-Reymond alkalische oder neutrale Reaction besitzt, zwei Dinge, welche für die Wirkung der Säuren einen Anhaltspunkt geben konnten. Um das Syntonin zu lösen, bedarf es einer Flüssigkeit, welche auf 1000 Theile Wasser nur 5, ja selbst nur 1 Theil HCl enthält, und eine solche Flüssigkeit, in welcher wir durch unsere Geschmacksorgane kaum die Anwesenheit einer Säure zu spüren vermögen, erzeugt, auf den Querschnitt des Muskels applicirt, wie ich zu meiner grössten Ueberraschung beobachtete, Zuckungen, welche den mit einer concentrirten Säure erhaltenen gleichkommen. Für Diejenigen, welche diesen höchst einfachen und auffälligen Versuch zu wiederholen gedenken, bemerke ich, dass es jeder Zeit gelingt, durch eine Salzsäure von 5 pro Mille in der beschriebenen Weise, den Muskel zum Zucken zu bringen, dass dagegen eine Säure von nur 2 oder 1 pro Mille nur bei sehr sorgfältig präparirten und grossen höchst kräftigen Fröschen entnommenen Muskeln wirkt. Man kann den Versuch aber 5—6 Mal an einem und demselben Muskel wiederholen, wenn man Sorge trägt, dass die Flüssigkeit gerade nur den Querschnitt berührt, und wenn man dann rasch nach beendigter Zuckung das von der Säure benetzte Stück durch einen raschen Scheerenschnitt abschneidet. In dieser Weise lässt sich, wie gesagt, der Versuch so oft wiederholen, als man will, und so lange noch ein zur Beobachtung hinreichendes Stück des Muskels übrig bleibt, ausgenommen, wenn die Säure durch Imbibition höher gelegene Theile des Muskels erreicht hatte, wie das leicht geschieht, wenn man sie nach Berührung des Querschnitts nicht sofort wieder entfernt. Hingegen ist es mir nicht gelungen, von einem einmal benetzten Querschnitt aus von Neuem Zuckungen zu erhalten. Taucht man den ganzen Muskel selbst in eine so verdünnte Säure ein, so scheint er in tetanischer Zusammenziehung zu verharren; der Zustand ist indessen kaum von dem eintretenden Verluste der contractilen Eigenschaften, von dem sogenannten Muskeltode, und der nachfolgenden Todtenstarre durch den blossen Augenschein zu unterscheiden. Nicht mehr reizbare Muskeln zeigen indessen diese Erscheinung nicht, sie tritt dagegen ein bei allen zuckungsfähigen Muskeln, selbst wenn diese an keiner Stelle vorher verletzt, und die Anlegung künstlicher Querschnitte ganz vermieden wurde, ein Beweis einerseits, dass das Phänomen ursprünglich einer Contraction wie jeder anderen lebendigen gleichkommt, und dass die angewendete Säure auch durch das Sarkolemm hindurch auf die contractile Substanz wirkt. Das völlige Eintauchen der Muskeln in die Flüssigkeit, deren Wirkungen man untersuchen will, bleibt indessen immer ein sehr schlechtes Mittel, da die Erscheinungen der völligen Zerstörung des Organes äusserlich sich meist nicht von der eigentlichen Contraction unterscheiden lassen, ein Vorwurf, der hingegen bei der nur den Querschnitt treffenden Reizung ganz wegfällt.

Die auffallende Wirkung einer so schwachen Säure kann vielleicht auf zweierlei Weise erklärt werden, wobei wir indessen einstweilen von der Frage über die Muskelirritabilität ganz absehen wollen. Möglicher Weise löst nämlich die Säure schon bei der plötzlichen Berührung einen Theil des im Muskel enthaltenen Syntonins, und dies wäre der erste Fall, welcher die Reizung erklären könnte, oder die Reaction des Querschnittes schlägt plötzlich aus der neutralen oder alkalischen in die saure um, was ebenfalls mit einer merklichen chemischen Alteration der contractilen Substanz ganz gleichbedeutend wäre. Obgleich man nun meinen sollte, dass vorzugsweise die Veränderung, welche am geschwindesten eintreten kann, die Reizung bedingt, was in diesem Falle ohne Zweifel die Aenderung der Reaction sein würde, so lässt sich doch nachweisen, dass gerade die verdünnte Salzsäure nicht *hierdurch* wirkt, sondern, wie man nicht anders annehmen kann, eben nur, weil sie einen Theil des Syntonins augenblicklich löst. Wie ich unten zeigen werde, giebt es Körper, welche ebenfalls die Reaction des Muskelsaftes augenblicklich verändern, welche aber trotzdem nicht erregend auf den Muskel wirken, es kann also das blosse Umschlagen aus der alkalischen in die saure Reaction die Muskelzuckung nicht bedingen, sondern es muss noch etwas anderes hinzukommen, wofür man in diesem Falle gewiss die Löslichkeit des Syntonins in der reizenden Flüssigkeit beanspruchen darf, um so mehr, als sich in der That in jener, nachdem sie zu circa 50 Versuchen verwendet worden war, durch vorsichtiges Zusetzen einer äusserst verdünnten Lösung von $Na\,O\,CO^2$ ein wenn auch sehr geringer flockiger weisser Niederschlag erkennen liess, welcher sich bei weiterem Zusatze des $Na\,O\,CO^2$ wieder auflöste.

Die hier gegebene Erklärung mag nun der Natur entsprechen oder nicht, vor der Hand bleibt sie jedenfalls die einfachste, und es scheint mir wichtiger, den Versuch von einer anderen Seite her zu sichern. Derselbe zeigt nämlich eine ausserordentliche Verschiedenheit zwischen Muskel und Nerv in ihrem Verhalten gegen chemische Agentien, eine Differenz, welche vor einiger Zeit schon von v. *Wittich* geltend gemacht wurde, der die bei Wasserinjectionen durch die Gefässe der Frösche entstehenden Muskelzuckungen aus einer nur auf den Muskel, nicht auf den Nerven, wirkenden Eigenschaft des destillirten Wassers herzuleiten suchte. Ich werde in dem Folgenden auf diesen Gegenstand zurückkommen, hier sei nur ein Versuch erwähnt, zu welchem die Untersuchung von v. *Wittich* Veranlassung gab. Da nämlich eine scheinbar so indifferente Flüssigkeit, wie eine HCl von 1 pro Mille sich als kräftiger Muskelreiz erwies, so konnte man wohl auch voraussetzen, dass reines destillirtes Wasser denselben Erfolg haben würde. Es ist mir aber niemals gelungen, durch Berührung des Muskelquerschnittes mit reinem destillirten Wasser von einer zwischen 20 und 30° C. schwankenden Temperatur überhaupt Zuckungen zu erhalten, wohl aber, wenn ich den Muskel in grösserer Ausdehnung längere Zeit darin verweilen liess, eine Erscheinung, welche indessen später besprochen werden soll.

Die vorliegende Mittheilung macht auf Vollständigkeit keinen Anspruch, sie soll vielmehr nur einige Thatsachen umfassen, welche für die Lehre von der directen und indirecten Muskelreizung nicht ohne Interesse sind, und in diesem Sinne habe ich hier noch Einiges über die Wirkung anderer Säuren hinzuzufügen. Die Schwefelsäure habe ich vor allen Dingen gemieden, weil, wie auch Eckhard angiebt, ihre Wirkungen auf den Nerven von dem Einflusse thermischer Erregungen schwer zu trennen sind; sie bietet also keine Anhaltspunkte zur Vergleichung dar. Hingegen lässt sich von der Salpetersäure ganz dasselbe, wie von der Salzsäure sagen. Nur bei einer beträchtlichen Concentration vermittelt der eingetauchte Nerv Zuckungen, was ebenfalls geschieht, wenn sie auf den Muskel direct applicirt wird. Wird die Säure aber über 15 pCt. hinaus mit Wasser verdünnt, so hört ihre erregende Wirkung für den Nerven auf, nicht aber für den Muskel, der selbst noch durch eine Säure von nur 5 pro Mille und darunter von seinem Querschnitte aus zum Zucken gebracht werden kann. Letzteres erklärt sich auch bei dieser Säure wiederum durch die Eigenthümlichkeit, in solcher Verdünnung noch das Syntonin zu lösen; jedenfalls muss aber auch ihre ausserordentliche Fähigkeit alle ausser dem Syntonin im Muskel vorhandenen Eiweisskörper zu coaguliren, mit in Betracht gezogen werden, eine Wirkung, welche sich in dem folgenden Versuche sehr deutlich zeigen lässt.

Man tauche zwei M. sartorii von demselben Frosch gleichzeitig, den einen in destillirtes Wasser, den anderen in NO^5 von 1 pro Mille. Beide Muskeln sterben ziemlich rasch in den Flüssigkeiten ab, man muss sich daher bei dem Versuche etwas beeilen. Nach einigen Minuten findet man indessen, wenn man beide Muskeln den Strömen der secundären Rolle des du Bois'schen Schlittenapparates aussetzt, dass der in NO^5 gelegene Muskel eine grössere Erregbarkeit besitzt, als der andere. Man findet, dass die secundäre Spirale der primären des Apparates mehr genähert werden muss, um den in Wasser gelegenen Muskel zu erregen, als bei dem, welcher in der NO^5 verweilte, eine Differenz, welche nicht durch das bessere Leitungsvermögen der NO^5 gegenüber dem destillirten HO erklärt werden kann, da nach einiger Zeit der mit HO imprägnirte Muskel seine Erregbarkeit schon ganz verloren hat, schon völlig todtenstarr ist, wenn der andere noch mehrere Minuten lang auf die Ströme des Apparates reagirt. Ohne Zweifel coagulirt die verdünnte NO^5 das Eiweiss, sowie sie den Muskel benetzt, und das Coagulum schützt sodann den Muskel während kurzer Zeit vor dem rascheren Eindringen der Säure. Ausser der NO^5 habe ich noch einige Versuche mit PO^5, $\bar{A}c$ und $Cr\,O^3$ angestellt. Letztere wirkt selbst ganz concentrirt in völlig gesättigter Lösung nicht der Art auf den Nerven, dass Zuckungen in den davon versorgten Muskeln entstehen, wogegen man die Lösung ziemlich bedeutend verdünnen kann, ohne dass sie ihre reizenden Eigenschaften für den Muskelquerschnitt einbüsst. PO^5 und $\bar{A}c$ können ebenfalls noch in ziemlicher Verdünnung als Muskelerreger benutzt werden, die Dämpfe der concentrirten $\bar{A}c$ haben sogar denselben Erfolg. Will man dagegen durch Application dieser beiden Säuren auf den Nerven die Muskeln zucken sehen, so ist es nöthig, sie in der grösstmöglichen Concentration anzuwenden.

Die Wirkung der Alkalien.

Seltsamer Weise existirt bei den Alkalien kein so grosser Unterschied wie bei den Säuren in Hinsicht auf ihre Fähigkeit von Nerven aus, oder direct auf den Muskel angewendet, Zuckungen zu bewirken.

Eckhard giebt an, dass Lösungen von Aetzkali oder Natron, um mit Sicherheit erregend auf den Nerven zu wirken, einer Concentration von 1,8 pCt. bedürfen, dass indessen auch Lösungen bis zu 0,8 pCt. sich bei sehr reizbaren Froschschenkeln noch als wirksam erweisen. Bei der Wiederholung der Eckhard'schen Versuche bediente ich mich ebenfalls des nach du Bois' Methode präparirten Froschschenkels, jedoch mit der Vorsicht, dass ich stets das möglichst hoch genommene Stück des höchst erregbaren Plexus ischiadicus mit seinem Querschnitte in die zu untersuchende Lösung eintauchte. Die Versuche wurden ferner im Sommer an sehr grossen kräftigen Wasserfröschen angestellt, und daher mag es kommen, dass ich ganz constant bei der von Eckhard angegebenen Grenze (0,8 pCt.) die Schenkelmuskeln zucken sah, und dass dies in der Regel auch noch der Fall war, wenn die Lösung nur 0,1 pCt. enthielt. Hiermit kann ich zugleich einer ähnlichen Angabe von Schiff beitreten, welche ich später in dessen neu erschienenem Lehrbuche der Physiologie verzeichnet fand. Die Resultate sind indessen nicht ganz constant, obgleich sich angeben lässt, dass die Zuckungen beim Eintauchen des Querschnittes der Nerven fast immer eintreten, was beim Eintauchen einer Nervenschlinge, also des natürlichen Längsschnittes, nicht stets der Fall ist. Letzteres kann indessen, abgesehen von dem langsameren Eindringen der Flüssigkeiten durch das Neurilemm und sämmtliche Markscheiden, auch darin seinen Grund haben, dass man bei dem Formen der Schlinge stets genöthigt ist, eine tiefer gelegene Nervenstrecke anzuwenden, welche nach Pflüger's und Rosenthal's Untersuchungen über die Curve der Erregbarkeit, auch in der That weniger erregbar ist, als der höher gelegene Plexus ischiadicus. Ganz im Gegensatze nun zu den Säuren verhalten sich die beiden genannten Alkalien gegen den frischen Muskelquerschnitt. Concentrirte Lösungen bringen ebenfalls auch hier Zuckungen hervor, und dasselbe lässt sich auch noch erreichen, wenn man verdünnte Lösungen anwendet, selbst bis zu 0,3 und 0,2 pCt. hinab. Bei so schwachen Lösungen ist indessen das Resultat eben so wenig ganz constant wie bei den Nerven, und wenn man Lösungen von 0,1 pCt. anwendet, bleiben die Zuckungen in der Regel ganz aus. In Hinsicht auf ihre Erregbarkeit durch Kali oder Natron stehen also die Muskeln und Nerven ziemlich gleich, und vielleicht sprechen die Verhältnisse, wenigstens für den erregbarsten Theil des Nerven, den Plexus ischiadicus, selbst zu Gunsten des letzteren, da eine Lösung von 0,1 pCt. hier meist noch wirksam ist.

Taucht man Froschmuskeln (am geeignetsten immer den M. sartorius oder die MM. adductores) ganz in die Lösung selbst bis zu 0,1 pCt. verdünnter Alkalien ein, so ziehen sie sich scheinbar tetanisch zusammen, verlieren aber dann fast augenblicklich ihre Erregbarkeit selbst für die stärksten Ströme des Inductionsapparates, und es ist auch hier nicht zu entscheiden, ob der Muskel vor seinem Tode den Zustand der activen Contraction durchmachte.

Die dritte ätzende Base, welche die Chemie den beiden Alkalien anreiht, das aus aller chemischer Regelmässigkeit heraustretende Ammoniak, verhält sich auch zu den animalen Organen ganz anders als jene. Wie bekannt, verspüren die Geruchsorgane ein Gefäss mit concentrirtem Ammoniak schon aus einer beträchtlichen Entfernung, und merkwürdiger Weise scheint ein senkrecht mit seinem entblösten Querschnitt herabhängender Sartorius des Frosches in dieser Beziehung unserer Nase nicht nachzustehen. Sowie man nämlich bei der Ausführung von Reizversuchen mit NH^3 in der Nähe des Muskels den stechenden Geruch wahrzunehmen beginnt, verfällt das Präparat auch bereits in Zuckungen, welche bis zum vollständigen Tetanus gesteigert werden können, wenn man das Gefäss mit dem Ammoniak dem Muskel von unten her immer mehr nähert. Hat man die Dämpfe des NH^3 mit einiger Schonung angewendet, so lässt sich der Versuch, selbst ohne Anlegung eines neuen Querschnittes, 5 bis 6 Mal hintereinander wiederholen, sobald man nur jedesmal dem Muskel Zeit lässt, nach den Zuckungen zur Ruhe und seiner ursprünglichen Länge wieder zurückzukehren. Die Empfindlichkeit des Muskels für das Ammoniak ist so gross,[1]) dass seine Zuckungen fast eben so gut wie die Salmiaknebel mit Salzsäure die Gegenwart desselben anzeigen können, aus welchem Grunde es mir auch unmöglich war, den Grad der Verdünnung zu bestimmen, bei welchem das Ammoniak noch Zuckungen erzeugt, indem der Muskel selbst bei einer wässrigen Auflösung, die kaum nach NH^3 roch, schon vor der Berührung mit der Oberfläche zu zucken begann.

Es ist nun gewiss im höchsten Grade auffallend, dass ein Körper, der wie gezeigt so heftig erregend auf das Muskelgewebe selbst wirkt, an keiner Stelle des Nerven, in keinem Concentrationszustande denselben so zu verändern vermag, dass Zuckungen in den davon versorgten Muskeln entstehen. Ich muss Eckhard in dieser Angabe völlig beistimmen: niemals gelingt es, selbst mit höchst concentrirtem NH^3, auf den Nerven erregend zu wirken, niemals treten Muskelzuckungen ein, wenn nur die Nerven dem Ammoniak ausgesetzt werden. Die entgegenstehenden Angaben von Funke und Anderen, welche behaupten, nach dem Betupfen des Nerven dennoch Zuckungen gesehen zu haben, glaube ich einfach daraus erklären zu dürfen, dass man bei Anstellung der Versuche die Muskeln selbst nicht gehörig vor dem sehr flüchtigen Ammoniak geschützt hat. Bedient man sich z. B. statt des blossen Unterschenkels des Galvani'schen Präparates, so wird man fast jedesmal die Schenkel zucken sehen, aber einfach deshalb, weil bei diesem Präparat nackte Muskelquerschnitte unvermeidlich sind; gerathen aber die Muskeln des Oberschenkels einmal in Zuckungen, so werden diese auch in der Wade und den Zehen nicht lange ausbleiben, in Folge der nothwendig eintretenden secundären Zuckung, hervorgebracht durch die negative Stromesschwankung bei der Contraction der direct gereizten Muskeln, welche den zwischen ihnen ge-

---

1) Es giebt indessen auch noch andere flüchtige Körper, welche denselben erregenden Einfluss ausüben, z. B. die empyreumatischen Producte im Tabacksrauch, was hier nur erwähnt sein mag, um vor dem Rauchen bei Anstellung derartiger Versuche zu warnen.

betteten nach dem Unterschenkel verlaufenden Nerven in den Zustand der Erregung mit Nothwendigkeit versetzen muss. Bedient man sich dagegen des nach du Bois hergerichteten Unterschenkels, so hat man eine directe Muskelreizung weniger zu fürchten, weil einerseits keine Muskelquerschnitte zu Tage liegen, andererseits aber auch die grösseren Muskeln des Unterschenkels mit dickeren Bindegewebsüberzügen bekleidet sind. Will man dagegen den Versuch ganz rein von allen Vorwürfen anstellen, so muss man dennoch den Nerven des Präparats allein dem Ammoniak aussetzen, was sehr leicht dadurch zu erreichen ist, dass man ihn durch das enge Loch einer Glasscheibe zieht, die Zwischenräume mit wenig Fett verkittet, und nun das Ammoniak so damit in Berührung bringt, dass die Muskeln selbst durch die Glasscheibe vollständig vor den schädlichen Dämpfen geschützt werden. So oft ich den Versuch in dieser Form auch wiederholte, niemals sah ich weder beim Eintauchen, noch beim längeren Verweilen des Quer- oder Längsschnittes des Nerven in dem NH^3 Zuckungen erfolgen, obgleich meist sehr erregbare Nerven zu den Versuchen genommen wurden. Das NH^3 bringt also nur Zuckungen hervor, wenn die contractile Substanz selbst damit in Berührung geräth.

Ausser dem Ammoniak habe ich noch eine vierte Base in's Bereich dieser Versuche gezogen, nämlich den Kalk, bei welchem indessen quantitative Bestimmungen ebenfalls unterbleiben mussten wegen der technischen Schwierigkeiten, welche sich den Versuchen entgegengestellt hätten, da die Einflüsse der Atmosphäre (der CO^2) hätten entfernt werden müssen. Zudem enthält das Kalkwasser so wenig von der Base in Lösung, dass dasselbe als untere Grenze der Concentration bereits genügen konnte, um so mehr, als die ersten Versuche auch schon zeigten, dass der Nerv durch Kalkwasser seiner Erregbarkeit bald verlustig wird, dass die Einwirkung aber niemals der Art ist, dass Zuckungen in dem von ihm versorgten Muskel entstehen. Umgekehrt ist es bei dem Muskel. Wird ein Muskelquerschnitt auf die Oberfläche des Kalkwassers gebracht, so entsteht sofort meistens *eine* Zuckung, welche an Heftigkeit indessen den durch Kali oder NH^2 erzeugten sehr nachsteht. Hingegen kann man, was mit den Alkalien z. B. und auch mit den Säuren nicht gelingt, ein und denselben Querschnitt wiederholt durch Kalkwasser reizen, und auf diese Weise 6 bis 8 Mal hinter einander Zuckungen hervorbringen. Taucht man den ganzen Muskel in die Flüssigkeit ein, so erfolgt, wie bei den übrigen bisher beschriebenen Reizmitteln, sehr rasch völlige Starre.

Die Wirkung der Metallsalze.

Die Metallsalze sind trotz ihrer energischen Einwirkungen auf Albuminlösungen dennoch, wie *Eckhard* gefunden, fast alle keine Erreger für die Nerven. Sie tödten denselben in mehr oder minder kurzer Frist, erregen aber niemals Muskelzuckungen. Nur beim salpetersauren Silberoxyd fand *Eckhard* eine Ausnahme, welche er indessen, seinem Ausspruch zu Liebe, dass alle Metallsalze unwirksam seien, auf eine ganz besondere Art zu erklären sucht, nämlich so, dass bei dem Eintauchen des Nerven in Höllensteinlösungen das Salz zersetzt, und NO^5 frei werde, welche letztere in diesem Falle als Erreger wirke. Obgleich ich in allen übrigen Theilen die Angaben *Eckhard's* vollkommen bestätigen kann, so glaube ich doch hervorheben zu müssen, dass es mir mindestens willkührlich erscheint, zu einer solchen *Annahme* zu greifen, namentlich bei einem Gegenstande, dessen Complicirtheit durchaus nicht geeignet ist, Hypothesen hervorzurufen, wo man mit einfachen Versuchen einen Ausweg finden kann.

Zunächst möchte ich gegen die *Eckhard'sche* Annahme von der Wirkungsweise des $Ag\,O\,NO^5$ einwenden, dass das Erste, was zweifelsohne geschieht, wenn der Nerv damit in Berührung kommt, die Entstehung von $Ag\,Cl$ und $Na\,O\,NO^5$ ist, durch welchen Process niemals NO^5 frei werden kann. Was bei der Einwirkung des Höllensteines auf die übrigen *organischen* Substanzen des Nerven geschieht, wissen wir nicht, sicher ist nur, dass, falls schwarzes Silber ausgeschieden wird, auch die dazu gehörige Säure ausgeschieden werden muss. Jedenfalls würde aber, wenn dieser Fall auch wirklich stattfände, die so zersetzte Lösung des $Ag\,O\,NO^5$ immer noch eine so ausserordentlich verdünnte NO^5 vorstellen, dass sie nach Eckhard's eigenen Angaben gar nicht erregend wirken könnte, da hierzu, wie bereits erwähnt, eine beträchtlich concentrirte Säure nothwendig ist. Der directe Versuch widerlegt zudem die Eckhard'sche Erklärungsweise. Man tauche einen Nerven in eine ganz neutrale Lösung von $Ag\,O\,NO^5$. Es entstehen sofort sehr heftige aber rasch vorübergehende Zuckungen in dem dazu gehörigen Unterschenkel. Jetzt ziehe man den Nerven aus der Lösung heraus, und man wird finden, dass er nicht im Mindesten geschwärzt erscheint. Auf einen Streifen blaues Lackmuspapier geworfen, und darauf zerquetscht, wird man ihn niemals die blaube Farbe in Roth verwandeln sehen. Die Zuckung war also bereits hervorgerufen, ohne die von Eckhard für nöthig erachtete Zersetzungsweise des angewendeten Salzes.

Alle übrigen Angaben Eckhard's über die Wirkung der Metallsalze kann ich dagegen bestätigen. Sie tödten die Nerven rasch und vollständig ohne Zuckungen hervorzubringen, und ich bin sicher, dass jeder, der die Versuche häufig angestellt, zu demselben Resultate kommen wird. Damit ist indessen nicht gesagt, dass es sich nicht unter vielen Fällen bisweilen ereignen kann, dass der Schenkel zu zucken beginnt in dem Augenblicke, wo der Nerv die Salzlösungen berührt, vielmehr wird man bei sehr reizbaren Präparaten dergleichen öfter beobachten. Dasselbe geschieht aber dann auch, wenn man den Nerven sonst irgendwie berührt, oder mit kaltem Wasser benetzt, eine Erscheinung, welche übrigens jeder Physiologe bereits kennt.

Ausser den von Eckhard untersuchten Salzen habe ich noch das Eisenchlorid, das neutrale und das basisch essigsaure Bleioxyd geprüft, welche ebenfalls für den Nerven unwirksam sind, ohne Ausnahme aber auf den Querschnitt des Muskels gebracht kräftige Zuckungen veranlassen. Eine genauere Untersuchung des zur Wirksamkeit nothwendigen

Procentgehaltes der Lösungen stellte ich dagegen bei dem schwefelsauren Kupferoxyd an, wobei ich fand, dass die Lösungen in allen Concentrationen bis hinab zu einem Gehalt von 4 pCt. (des wasserfreien Salzes) ausnahmslos bei directer Reizung Muskelzuckungen bewirken. Bei verdünnteren Lösungen wird der Erfolg unsicher; ich sah indessen sehr erregbare Präparate auch noch durch solche von 2,5 pCt. in Zuckungen gerathen.

Bekanntlich wirken andere Salze als die der Metalle, z. B. das Chlornatrium, als heftige Erreger auf den Nerven. Dasselbe gilt auch für den Muskel, für die Methode der directen Reizung, mit dem Unterschiede aber, dass die Lösungen viel concentrirter sein müssen für den Nerven, wie für den Muskel. Besonders auffallend stellt sich das Verhältniss heraus bei Lösungen von Chlorcalcium, welche nur in ganz concentrirtem Zustande für den Nerven wirksam sind, selbst bei 50facher Verdünnung der gesättigten Lösungen aber noch die Muskeln in Zuckungen versetzen.

Soviel über die Reizung mittelst unorganischer Stoffe, woraus im Allgemeinen hervorgeht, dass der Nerv eines stärkeren Erregers, concentrirterer Lösungen der chemischen Körper als der Muskel bedarf, ein Gesetz, das am evidentesten aus den Reizversuchen mit NH^3 und den Lösungen der meisten Metallsalze hervorgeht, indem diese Körper in keiner Concentration, an keiner einzigen Stelle seines ganzen Verlaufes den Nerven unter keinen Umständen erregen, dagegen sich als kräftige Muskelreize bewähren.

Ich gehe zur Beschreibung der Wirkung mehrerer organischen Stoffe über, unter denen ich eine kleine Zahl auswählte, welche vor der Hand zum Theil wenigstens geeignet sein könnten, als Repräsentanten einer grösseren Anzahl von Körpern zu dienen. Ich werde vorläufig nur die reinen Versuchsresultate erwähnen, denen am Schlusse die nothwendigen Betrachtungen und Folgerungen hinzugefügt werden sollen.

Die Wirkung der organischen Säuren.

Bei der Beschreibung der Wirkung der unorganischen Säuren war bereits erwähnt, dass die Essigsäure nur in sehr concentrirtem Zustande auf den Nerven einen erregenden Einfluss habe, dass dagegen ihre schon bei Zimmertemperatur entweichenden Dämpfe den Muskel zum Zucken bringen. Um so mehr war ich erstaunt, als ich bei der Prüfung der zweiten organischen Säure, der Oxalsäure, fand, dass diese weder auf den Nerven noch auf den Muskel einen erheblichen Einfluss ausübt, selbst nicht in ganz concentrirter wässriger Lösung. Mit Ausnahme eines einzigen Falles sah ich nämlich niemals einen Froschschenkel zucken, wenn sein Nerv in die Oxalsäure getaucht wurde; Zuckungen des Sartorius nach Berührung seines Querschnittes mit der Säure waren dagegen häufiger, aber durchaus nicht mit den bei sehr verdünnten Mineralsäuren enthaltenen Resultaten zu vergleichen. Trotz öfterer Wiederholung der Versuche, und trotzdem die Präparate meist sehr grossen kräftigen Fröschen entnommen waren, gelang es mir aber doch nur recht selten unzweideutige Zuckungen zu erhalten, welche auch im günstigsten Falle an Stärke jeder der bisher beschriebenen durch chemische Reize erzeugten Contractionen bedeutend nachstanden.[1])

Die dritte organische Säure, die Milchsäure, zeigte anfangs noch weit merkwürdigere Wirkungen. Ich tauchte den Nerven in die ganz concentrirte syrupöse Säure ein, und sah alsbald Zuckungen im Schenkel eintreten. Benetzte ich dagegen den frischen Querschnitt eines Muskels mit derselben Säure, so blieben die Zuckungen aus, der Muskel verharrte in völliger Ruhe, und nur nachdem ich ihn ganz mit der Säure bedeckt hatte, zog er sich langsam zusammen, um

1) Die geringe Wirksamkeit der C^2O^3 dürfte geeignet sein, die oben erwähnte Vermuthung, dass die sehr verdünnte HCl und NO^5 nicht durch Neutralisation der Muskelflüssigkeit, sondern durch Lösung des Syntonins erregend wirken, zu unterstützen.

in den bekannten Zustand der Starre überzugehen. Hier war also das Verhältniss umgekehrt, wie bei den meisten anderen Körpern, da ein für den Nerven höchst wirksamer Reiz, bei directer Application auf den Muskel sich unwirksam zeigte. Das wunderbare Phänomen erklärt sich aber leicht, und zwar durch die einfache Abänderung des Versuches, dass man die concentrirte Säure vorher etwa mit ihrem halben Volum destillirtem Wasser verdünnt. In so verdünntem Zustande wirkt sie nämlich kaum mehr auf den Nerven, die Muskelzuckungen bleiben in den meisten Fällen aus, wenn der Schenkelnerv, gleichviel ob mit seinem Längs- oder Querschnitt, eingetaucht wird, der Muskelschnitt dagegen zeigt gegen diese Säure eine eben so grosse Empfindlichkeit, wie gegen die Mineralsäuren, indem kräftige Zuckungen der Berührung folgen. Es ist klar, dass die dickliche syrupöse Beschaffenheit der concentrirten Milchsäure der Grund sein muss, weswegen sie auf den Muskel nicht wirkt, indem diese Eigenschaft ihr Eindringen in die Substanz der Muskelcylinder nicht zulässt. Verdünnt man sie aber mit Wasser, so wird ihr der Weg in's Innere derselben eröffnet, und jetzt zeigt sich ihre Zuckung erregende Wirkung, welche selbst noch bestehen bleibt, wenn 1 Volum der concentrirten Säure mit dem 20fachen Volum Wasser verdünnt wird. Treibt man die Verdünnung noch weiter, so bleiben die Muskeln in Ruhe, sowohl wenn die Säure direct applicirt wird, als wenn man den Nerven darin versenkt. Eine so höchst verdünnte Säure beschleunigt aber nichtsdestoweniger den Eintritt der Muskelstarre.

Von einer anderen organischen Säure, der Carbolsäure, die auch in Hinsicht auf ihre chemische Constitution geeignet ist, uns zu den später folgenden Körpern, dem Alkohol etc. überzuleiten, ist es schon durch Eckhard bekannt, dass sie sehr heftig auf die Nerven wirkt, und auf diese Weise kräftige Zuckungen in den Muskeln erzeugt, und ich kann mich auch hier wiederum den Angaben Eckhard's anschliessen, dass nämlich das Kreosot jedesmal Zuckung vom Nerven aus erzeugt. Ueberlegt man sich die ausserordentlich ätzenden Eigenschaften dieses Körpers, so wird man weit entfernt sein, diese Erscheinung merkwürdig zu finden, da es fast keinen organisirten Körper giebt, der nicht durch das Kreosot mehr oder weniger afficirt würde. Legt man z. B. einen Muskel hinein, so schrumpft er augenblicklich zusammen, wird weiss und undurchsichtig, und nach kurzer Zeit so brüchig, dass man ihn in Stücke zerbrechen kann. Trotz alledem ist es aber eine sehr seltene Erscheinung, dass ein Musc. sartorius, den man blos an seinem Querschnitte mit dem Kreosot in Berührung gebracht, Zuckungen zeigt. Ich muss mich hier mit der Angabe begnügen, dass unter zehn derartigen Versuchen etwa einmal eine Zuckung, aber von sehr geringer Energie, beobachtet werden konnte, und muss es vorläufig dahin gestellt sein lassen, woher diese Ungleichmässigkeit in den Resultaten stammt. Als Mittel indessen aus allen Versuchen, die ich angestellt, glaube ich den Schluss ziehen zu dürfen, dass das Kreosot ein kräftiger Erreger für den Nerven, aber nicht für den Muskel ist.

Die zweite Classe von organischen Körpern, deren Wirkungsweise ich versuchte, besteht aus einigen flüchtigen Körpern, dem Alkohol, dem Aether und dem Chloroform. Es ist bekannt, dass sehr starker oder absoluter Alkohol erregend auf den Nerven wirkt, ebenso, wie bei dem Kreosot, gelingt es aber nur höchst selten, den Muskel dadurch zur Zusammenziehung zu bringen, und zwar gilt dies für jeden Concentrationsgrad des Alkohols. Der Aether und das Chloroform hingegen bewirken, auf den Nerven angebracht, fast niemals Muskelzuckungen, während ihre Dämpfe, deren Einmischung bei den Versuchen unvermeidlich ist, schon mehr oder minder schädlich auf den Muskel wirken. Nähert man ein offenes Gefäss mit Aether einem in der oben beschriebenen Weise zugerichteten M. sartorius, so zieht sich derselbe langsam zusammen, und verharrt sodann in einem Zustande, in welchem selbst kräftige Inductionsströme keine bemerkbaren Zuckungen mehr hervorbringen können. Es ist mir aber mehrere Male gelungen, einen so behandelten Muskel nach längerem Verweilen in einem mit Wasserdampf gesättigten Raume wieder das normale Ansehen und seine frühere Erregbarkeit wieder zu geben. Da der Muskel übrigens schon durch die Dämpfe des Aethers in den bezeichneten Zustand verfällt, so war es natürlich auch unmöglich, ihn durch Berührung seiner Schnittfläche mit der Flüssigkeit selbst in Zuckungen zu versetzen. Bei dem Chloroform nun beobachtet man häufig etwas ganz ähnliches, wie beim Aether, man kann aber, wenn man dasselbe rasch gegen den Querschnitt des Muskels führt, häufig Zuckungen dadurch hervorbringen, indem das weniger flüchtige Chloroform nicht Zeit hat, den Muskel durch seine Dämpfe in den starreartigen Zustand zu versetzen. Taucht man einen Froschmuskel aber ganz in Chloroform oder auch in Aether ein, so schrumpft er völlig zusammen und wird, wie es Kussmaul bezeichnet, chloroformstarr, nämlich todtenstarr, woraus er durch keinerlei Mittel wieder zu seinen früheren contractilen und erregbaren Eigenschaften zurückkehren kann. Die drei letzterwähnten Körper können also nicht für kräftige Erreger der contractilen Substanz gelten, eben so wenig wie für den Nerven, für welchen das Chloroform sogar überhaupt keine erregende Wirkung hat, und diese drei Körper schliessen sich daher manchen anderen Körpern an, welche gar keinen erregenden Einfluss auf beide Organe haben. Solche sind z. B. die fetten Oele, das Terpenthinöl und viele andere. Man darf indessen nicht glauben, dass diese Körper geeignet sind, die Erregbarkeit zu erhalten, da ein Muskel z. B. selbst in dem feinsten Olivenöl schliesslich, wie man sich ausdrücken kann, ersticken muss. Dasselbe Oel wirkt übrigens noch in anderer Weise, welche schwer zu deuten, aber leicht zu beobachten ist, und welche darin besteht, dass es den Muskel veranlasst, sich nach 20—30 Minuten darin kugelförmig zusammenzuballen. In Terpenthin verlieren Nerv und Muskel ohne vorhergehende Zuckungen rasch ihre Erregbarkeit.

Ich komme jetzt zu einigen scheinbar höchst unschuldigen Körpern, von denen man kaum einen erregenden Einfluss hätte erwarten sollen, zunächst zu dem Glycerin. Dasjenige, welches ich zu meinen Versuchen anwendete, war völlig neutral, nur sehr schwach gelblich gefärbt, und von rein süssem

Geschmack. Ohne Zweifel muss das Glycerin, da es süss schmeckt, auch die Nerven unseres Geschmacksorganes erregen, und es könnte darum weniger auffallen, dass es auch für den motorischen Nerven als Erreger gelten kann, wenn nicht selbst bei recht concentrirten und stark schmeckenden Zuckerlösungen eine derartige Wirkung vermisst würde. Taucht man nämlich den Nerven des Froschpräparats, einerlei, ob mit seinem natürlichen Längsschnitte oder seinem künstlichen Querschnitte, in concentrirtes Glycerin, so sieht man schon nach wenigen Secunden schwache fibrilläre Zuckungen im Gastroknemius und den Zehenmuskeln eintreten, welche sich mehr und mehr über die ganze Breite der Muskeln ausdehnen, und zuletzt einem vollständigen Tetanus des ganzen Beines, wie man ihn bei Strychnin-Vergiftungen nicht schöner sehen kann, gleichkommen. Zieht man sodann den Nerven aus der Flüssigkeit heraus, so bleibt der Tetanus noch so lange bestehen, wie der benetzte Theil des Nerven überhaupt noch erregbar bleibt. Haben die Zuckungen aufgehört, was häufig erst nach einer halben Stunde der Fall ist, so findet man den Nerven ganz indifferent gegen die Ströme des Inductionsapparates, und auch durch Auswaschen desselben mit Wasser gelingt es nicht, ihm seine frühere Erregbarkeit wiederzugeben.

Ganz anders verhält sich nun der Muskel. Niemals treten Zuckungen ein, wenn der Querschnitt eines Sartorius in dasselbe Glycerin getaucht wird, und zwar, wie ich zeigen werde, aus demselben Grunde, wie bei den ganz ähnlichen Erscheinungen, welche eben von der Milchsäure geschildert worden. Auch das Glycerin ist nämlich ein kräftiger Muskelreiz, es dringt aber ebenfalls seiner dickflüssigen Beschaffenheit wegen nicht in den Muskel ein. Verdünnt man es aber mit seinem halben Volum destillirten Wassers, so sieht man die Muskeln allerdings noch nicht sogleich bei der Berührung damit in Zuckungen gerathen, das untere eingetauchte Stück biegt sich aber hakenförmig um, und nach kurzer Zeit beginnt dann auch der obere unberührt gebliebene Theil seine stossweisen Zuckungen.

Verdünnt man das Glycerin aber mit seinem 5fachen Volum Wasser, so zuckt der Muskel jedes Mal sogleich, wenn seine frische Schnittfläche die Mischung berührt. Bei einer Verdünnung mit dem 8fachen Volum HO beginnt die Erscheinung indessen unsicher zu werden, und Glycerin, das mit 10 Theilen HO verdünnt wurde, ist schliesslich ohne alle erregende Wirkung. Das Glycerin ist also innerhalb gewisser Concentrationsgrade bis zu einer beträchtlichen Verdünnung hinab ein Muskelreiz, und theilt insofern die Eigenschaft der meisten anderen reizenden Körper, als es in einer Verdünnung noch auf den Muskel wirkt, wo es schon aufgehört hat, für den Nerven wirksam zu sein, da in der That nur noch ein Gemisch von zwei Theilen Glycerin mit einem Theile Wasser erregend auf den Nerven wirkt. Bei einer Verdünnung zu gleichen Theilen oder weiter hinab kann es sogar als Flüssigkeit zum Conserviren der Nerven angewendet werden.

Der letzte Körper, welchen ich mir hier zum Schlusse noch anzuführen erlaube, ist ein Product des Thierkörpers selbst, die Galle, oder vielmehr ein Hauptbestandtheil derselben, das glycocholsaure Natron. Man hat schon seit langer Zeit behauptet, dass die Galle der Säugethiere oder auch der Frösche ein kräftiges Nervenreizmittel sei, wogegen von Anderen dieselbe Thatsache wiederum vielfach geläugnet worden ist.

Der Widerspruch ist indessen dadurch leicht zu lösen, dass die Galle der verschiedenen Thiere niemals dieselbe Menge fester Bestandtheile, niemals dasselbe relative Gewicht der unorganischen Salze und der gallensauren Alkalien zeigt. Nimmt man daher Galle aus der Gallenblase verschiedener Thiere, von verschiedenen Individuen, so wird man finden, dass Froschschenkel, deren Nerven man hineingetaucht, bald kräftig zucken, bald ganz in Ruhe bleiben. Ausnahmslos wird man aber finden, dass jedes Stück Muskel, das man in irgend welche Galle gelegt hat, in kurzer Frist sich so stark zusammenzieht, wie man sonst überhaupt nie einen Muskel sich contrahiren sieht. Diese schon vor längerer Zeit von mehreren Physiologen beobachtete Thatsache hat indessen mit der Contraction eines lebenden und auf andere Weise gereizten Muskels nichts gemeinsames, denn die Erscheinung bleibt dieselbe, wenn die Muskeln vorher bereits ganz unerregbar durch alle anderen Reize, todtenstarr, oder sogar in Fäulniss übergegangen, und mit Pilzen bedeckt waren. Nichtsdestoweniger lässt sich aber nachweisen, dass die Galle dennoch auch für den lebenden Muskel ebenso wie für den lebenden Nerven ein Erregungsmittel ist. Hat man eine Galle, welche auf den Nerven keine Wirkung ausübte, so braucht man sie nur durch Verdunsten einer geringen Quantität Wasser etwas zu concentriren, um beim Eintauchen eines neuen Nerven sicher Zuckungen in dem davon versorgten Schenkel zu erhalten.

Die Galle bedarf also hierzu einer gewissen Concentration, welche in dem natürlich vorkommenden Secrete nicht immer erreicht ist. Jede Galle ist aber concentrirt genug, um von dem Querschnitte eines Muskels aus diesen zu Zuckungen zu bewegen, und deshalb wird man niemals bei einem Reizversuche dieser Art die Zuckung vermissen, auch nicht in dem Theile des Sartorius, wohin die Galle durch Imbibition noch nicht gedrungen war. Die gallensauren Alkalien sind es nun, welche beide Erfolge, sowohl den Zuckung erregenden Vorgang, als auch die eigenthümlichen Contractionserscheinungen an bereits abgestorbenen Muskeln, und zwar noch in sehr verdünnten Lösungen hervorrufen. Um den erforderlichen Concentrationsgrad kennen zu lernen, bediente ich mich einer wässrigen Lösung des reinen krystallirten gallensauren Alkali's, das durch Ausfällen des alkoholischen Gallenextractes mit Aether erhalten worden war, und welches also kein freies Alkali enthalten konnte. Eine solche Lösung wirkt nun in allen Concentrationsgraden erregend auf den Muskelquerschnitt bis zu einem Gehalt von 2 und 3 pCt. des festen, trockenen Salzes. In stärkerer Verdünnung wirkt die Lösung nicht mehr. Lässt man aber den Querschnitt des Muskels längere Zeit damit in Berührung, so sieht man auch noch bei 1,7, 1,5 und 1 pCt. im oberen Theile des Präparats Zuckungen erfolgen, welche aber bei Anwendung noch verdünnterer Lösungen fast regelmässig ausbleiben. Um aber durch Eintauchen des Nerven Zuckungen in den Muskeln zu erhalten, bedarf man einer Auflösung von mindestens 6 pCt., wodurch man immer noch starke Zuckungen erhält, die aber nicht so lange anhalten, als bei der Reizung mit Glycerin. Lösungen, welche nur 2 und 1 pCt. der gallensauren Salze enthalten, erregen den Nerven nie, ich sah sogar die Erregbarkeit eines Nerven für Inductionsströme innerhalb einer halben Stunde darin nicht merklich abnehmen.

. . . .

Die bis hierher abgehandelten Versuche hätten leicht noch weiter ausgedehnt werden können, da das ganze Heer chemischer Körper auch dem Physiologen zur Verfügung steht. Ich ziehe es indessen vor, einstweilen hier abzubrechen, um in Kurzem auf die erhaltenen Resultate zurückzukommen. Die Mehrzahl der untersuchten Körper scheint sowohl auf den Nerven, wie auf den Muskel zu wirken, jedoch mit dem Unterschiede, dass der Muskel, um es kurz auszudrücken, sich reizbarer zeigt als der Nerv. So wirken die Mineralsäuren (auf HCl, NO^5) auf den Muskel noch in ausserordentlicher Verdünnung, ein Theil der Salze (Na Cl, Ka Cl, Ca Cl) und organischen Körper ($\bar{A}$c, Milchsäure, Glycerin und die gallensauren Alkalien) immer noch bei einer Concentration, die auf den Nerven schon nicht mehr erregend wirkt. Eine 2te Classe verhält sich fast genau so zum Nerven wie zum Muskel (Ka O und Na O), die 3te Classe wirkt gar nicht auf die Nerven, dagegen sehr heftig auf die Muskeln (Cr O^3, Cu O SO^3, Fe Cl^3, basisch und neutrales Pb O $\bar{A}$c, Ca O und vor allem das Ammoniak), eine 4te Classe wohl auf den Nerven, aber kaum bei directer Berührung mit dem Muskel (Kreosot, Alkohol, ganz concentrirtes Glycerin und die nicht verdünnte Milchsäure), und endlich giebt es eine 5te Classe, welche aus Körpern besteht, die ohne allen erregenden Einfluss auf beide Organe sind (C^2O^3[?], die fetten Oele, Terpenthin).

Die erste Frage, welche sich hier nun aufwirft, ist die, ob bei der directen Reizung des Muskels mittelst chemischer Agentien nur die contractile Substanz oder die darin eingebetteten Nerven erregt wurden, und somit wären wir bei der leider so oft begonnenen Discussion über die Muskelirritabilität angelangt. Zur besseren Verständigung muss ich mir zuvor eine gewiss trivial lautende Umschreibung dieser Frage erlauben. Dass der Muskel nämlich irritabel sei, kann natürlich gar keinem Zweifel unterliegen, sobald man das Wort Reiz nur in dem einzig greifbaren Sinne des Auslösens der zur Contraction nothwendigen Kräfte auffasst. Bewirkt der erregte Nerv Zuckungen im Muskel, löst er also die genannten Kräfte aus, so ist es klar, dass dem Muskel durch die Bahn des Nerven ein Reiz zugekommen, und er würde nicht zucken, wenn er eben für diesen Reiz nicht empfänglich wäre, er ist also irritabel. Die eigentliche Aufgabe, welche die Physiologie hier vor sich sieht, kann also nicht die Entscheidung dieses Punktes sein, sondern die Aufgabe besteht vielmehr darin, ob man künstlich dasselbe leisten kann, was der erregte Nerv thut, ob man künstlich ebenso am Muskel den erregten Nerven substituiren kann, wie man durch alle physikalischen und chemischen Erreger den im lebenden Thiere allein thätigen Einfluss der Zustände des Rückenmarks oder Gehirns auf die centralen Ursprünge der Nerven an jedem Punkte ihres ganzen Verlaufes ersetzen kann. Man kann daher hier nur einen Weg einschlagen, nämlich den des Vergleiches der directen und indirecten (durch den erregten Nerven vermittelten) Muskelreizung, und in diesem Sinne haben alle Anstrengungen, welche man gemacht, um den Nerven allein seiner normalen Eigenschaften zu berauben, einen höchst schätzbaren Werth, namentlich deshalb, weil man für den Fall, dass dies gelänge, in aller Musse probiren könnte, welche Reize jetzt den Muskel zur Contraction zu bringen vermögen.

Ludwig, welcher der Entscheidung der Frage über die Muskelirritabilität besonders deshalb ein grosses Interesse beilegt, weil sie zugleich sich der Frage anreiht, ob überhaupt die

Gegenwart der Nerven eine nothwendige Bedingung für die Zusammenziehung, resp. für das lebensvolle Bestehen des Muskels sei, verlangt in erster Linie, dass es gelinge, Zuckungen zu erhalten von einem Muskel, der entweder keine Nerven besitzt, oder dessen Nerven bis an seine äussersten Spitzen functionell vernichtet sind.[1]) Die Lösung dieser Aufgabe ist nun in neuester Zeit auf zwei verschiedene Weisen versucht worden, zunächst durch die Versuche mit dem Curara, und später durch die Anwendung des constanten Stromes.

Vor einigen Jahren entdeckte nämlich Cl. Bernard in dem amerikanischen Pfeilgift, dem Woorara, Wurali oder Curara, eine Substanz, welche alle motorischen Nerven lähmt, die Muskeln aber völlig unverändert lässt, und somit schien das Mittel gefunden zu sein, um bei der directen Muskelreizung die Nerven zu beseitigen, um so mehr, als Kölliker nachgewiesen, dass die Lähmung der motorischen Nerven bei den im Muskel liegenden Aesten beginnt, und von da zu den Stämmen aufsteigt. Wie indessen Schiff in der ersten Lieferung seines neu erschienenen Lehrbuches der Physiologie gewiss mit Recht bemerkt, fehlt bis jetzt der Beweis, dass das Curara wirklich die allerletzten Nervenenden im Muskel, und nicht blos eine beschränkte Strecke der im Muskel liegenden Aeste lähmt,[2]) ein Einwand, der sich in keiner Weise wegläugnen lässt, und der so lange bestehen bleiben wird, bis das Gegentheil erwiesen. Um über die Berechtigung dieses Einwandes Aufschluss zu bekommen, giebt es natürlich kein anderes Mittel, als das Studium der directen Reizung der Muskeln mit Curara vergifteter Thiere, und derselbe würde an Kraft verlieren, wenn in der Erregbarkeit der Muskeln oder in der Form der Contractionen ein wesentlicher Unterschied von dem normalen Verhalten nachgewiesen würde. Das Einzige, was hierüber indessen bekannt geworden ist,

---

1) Siehe Ludwig's Physiologie. 1. Aufl. Bd. I. S. 355.

2) Derselbe Einwand ist von Kölliker bereits vorausgesagt. — S. Physiologische Untersuchungen über die Wirkung einiger Gifte von A. Kölliker. Virchow's Archiv Bd. X. S. 55.

sind einige Behauptungen von Cl. Bernard und Kölliker, welche sich einer experimentellen Kritik gegenüber aber leider nicht als stichhaltig erwiesen haben. Die Behauptung, dass die mit Wurali vergifteten Muskeln reizbarer seien, als die gesunder Thiere, ist durch die zierlichen Versuche Rosenthal's widerlegt worden, und es bleibt mir daher nur noch ein zweiter Gegenstand zu besprechen übrig, welcher sich auf die Form der Muskelcontraction und ihr Verhalten gegenüber chemischen Agentien bezieht.

Kölliker bemerkt nämlich (S. 73 a. a. O.): „Die willkürlichen Muskeln bleiben bei Urarivergiftungen vollkommen reizbar, zeigen jedoch eine grössere Geneigtheit zu blos örtlichen Contractionen.“ (S. 133 ebendaselbst): „Muskeln, deren Nerven durch Urari getödtet sind, zeigen bei localen Reizen sehr häufig nur locale, und zwar mehr tetanische Contractionen.“ Diesen Angaben schliesst sich Wundt an (Die Lehre von der Muskelbewegung), freilich ohne mit Wurali experimentirt zu haben, da er das Coniin dafür substituirte, mit dem Zusatz aber, dass chemische Reize bei den in Rede stehenden Muskeln ganz ohne Wirkung seien.[1])

Wenn ich nicht irre, fand Kölliker zu den angeführten Sätzen die Veranlassung in einem Versuche, den er an dem Reichert'schen Hautmuskel des Frosches angestellt, und welchen er S. 62 seiner Untersuchung ausführlich beschrieben hat. Dieser Muskel soll bei jeder Art der Anlegung der elektrischen Pincette nur locale Contractionen zeigen für den Fall, dass das Thier mit Wurali vergiftet, und die Nerven bereits gelähmt waren.

Ohne an der Richtigkeit dieser Beobachtung zweifeln zu wollen, muss ich mir doch erlauben, in dem Folgenden durch die Versuche, welche ich mit dem Musc. sartorius anstellte, das der Beobachtung entnommene Resultat in das Gegentheil umzuwenden, was um so weniger überraschen wird, als sich

---

1) Ich habe mich leider vergeblich bemüht, Etwas diesem Zusatze von Wundt Entsprechendes in der Kölliker'schen Arbeit aufzufinden; S. 12 ist sogar das Gegentheil davon bemerkt.

dabei ein sehr einfacher nicht in der Vergiftung des Thieres gelegener Grund für den Erfolg des Kölliker'schen Experimentes herausstellen wird.

Die Versuche, welche ich über das Verhalten der Muskeln mit Wurali vergifteter Thiere zu den chemischen Agentien angestellt, wurden sämmtlich in folgender Weise ausgeführt. Grosse und kräftige Frösche erhielten durch eine hoch am Rücken angebrachte Hautwunde eine hinreichende Dosis des Giftes, meist in Form von festen Körnchen, denen einige Tropfen Wasser nachgespritzt wurden. Nach Verlauf einer halben Stunde pflegten die Thiere ganz bewegungslos zu sein, und jetzt wurde zur Eröffnung und der Präparation geschritten. Zunächst wurden beide Plexus ischiadici blosgelegt, über die Bleche der stromzuführenden Vorrichtung eines Inductionsapparates gebrückt, und darauf Strömen von mässiger Stärke ausgesetzt. Zeigt sich nirgends in dem ganzen Schenkel eine Spur von Muskelzuckungen, so wurde sofort der Sartorius nach der oben beschriebenen Weise isolirt und befestigt, war die Lähmung der Nerven dagegen nicht vollständig eingetreten, so dass einige Muskeln zuckten, so wurden die Schenkel weggeworfen.[1])

1) Da in neuerer Zeit von Kölliker schon angedeutet, von Heidenhain (Ueber die Wirkung des Pfeilgiftes auf die Herznerven. Med. Centralztg.) aber besonders hervorgehoben ist, dass die verschiedenen nach Europa gelangten Portionen dieses Giftes verschieden auf die physiologischen Vorgänge wirken möchten, so muss ich hier ausdrücklich bemerken, dass alle von mir angestellten Versuche mit demselben Gifte vorgenommen sind, dessen sich die citirten Autoren auch bedient haben. Einen Theil verdanke ich der Gefälligkeit meines Freundes Dr. Kunde; es ist dasselbe, dessen sich Kölliker bei seinen ersten Versuchen bediente. Ein anderer Theil stammte aus der Calebasse des Herrn Professor du Bois-Reymond. (Dasselbe das von Bezold zu seinen Versuchen „über die Wirkung des Pfeilgiftes auf den Vagus“ [Med. Centralztg.] verwendete.) Ein dritter Theil, mit welchem Herr von Bezold später experimentirte, und welcher gleich ist mit dem, welches Kölliker später angewendet, wurde ebenfalls von mir mitbenutzt. Bei allen diesen verschiedenen Giften fand ich eine so grosse Uebereinstimmung in den Resultaten, dass ich unmöglich eine qualitative Verschiedenheit der einzelnen Sorten annehmen

Die Versuche, welche ich nun mit den so vorbereiteten Muskeln angestellt, weichen in nichts von allen bisher erörterten ab. Auch hier wurden die frischen Querschnitte des M. sartorius einfach durch Berührung mit den zu untersuchenden Flüssigkeiten gereizt. Das Resultat aller Versuche stimmt so sehr mit den von den normalen Muskeln beschriebenen Erscheinungen überein, dass ich mich der Mühe nicht zu unterziehen brauche, alle einzelnen Versuche anzuführen. Körper, welche nicht auf die gesunden Muskeln wirken, sind auch unwirksam auf die vergifteten; Lösungen, welche soweit verdünnt sind (HCl 0,1 pCt., KaO 0,2 pCt.), dass sie in den gesunden Muskeln gerade noch Zuckungen hervorrufen, erregen auch die vergifteten Muskeln. Kurz Alles, was oben über die directe Muskelreizung mitgetheilt worden, gilt auch ohne Ausnahme für die Muskeln mit Curara vergifteter Frösche.

Man wird mir zugeben, dass kein Versuch geeigneter sein kann, die von Kölliker beschriebenen localen[1]) Zuckungen der mit Wurali vergifteten Muskeln hervortreten lassen, als ein in der geschehenen Weise angestellter chemischer Reizversuch an dem vergifteten Sartorius. Bei der elektrischen Reizung sind Täuschungen eher möglich, weil neben den Strömen grösserer Dichte zwischen den beiden Elektroden noch Stromescurven von geringerer Dichte den ganzen Mus-

---

kann. Besteht eine Differenz, so dürfte sie höchstens in der Quantität der dem Gifte beigemischten unwesentlichen Bestandtheile ihren Grund haben. Neuerdings habe ich auch ganz die nämlichen Resultate mit dem von Herrn Cl. Bernard mir gütigst überlassenen Gifte sowie mit dem isolirt dargestellten Curarin erhalten.

1) Das Wort „local" ist nach Kölliker's Beschreibung in zwei verschiedenen Weisen zu verstehen. Zuerst bedeutet es eine locale, nur auf einzelne Muskelbündel in der Längsrichtung des Muskels beschränkte Contraction. In einem zweiten Sinne aber bedeutet es eine nicht über die ganze Länge einer Faser sich erstreckende wirklich partielle Contraction einzelner Primitivbündel. Da die erstere Erscheinung auch bei gesunden Muskeln durch partielle Reizung erzeugt werden kann, so ist hier nur auf die zweite Deutung Rücksicht genommen.

kel durchziehen, welche unter Umständen hinreichen können, einen scheinbar local gereizten Muskel in seiner ganzen Ausbreitung direct zu erregen. Der chemische Reiz hingegen wirkt bis zu dem Augenblick des Eintritts der Zuckung nachweisbar direct nur in einer Ausdehnung von etwa 1 Mm. Wäre die Angabe Kölliker's richtig, so dürfte also mein Sartorius nur am unteren Ende anschwellen, und nicht, wie dies in Wirklichkeit der Fall ist, in der ganzen Länge seiner Fasern zucken. Von einer localen auf die gereizte Stelle beschränkten Zuckung kann also nicht die Rede sein, und obgleich ich selbst kaum glaube, dass der durch die chemische Reizung geführte Beweis noch eines zweiten Beweises bedarf, so sei es mir dennoch gestattet, auch für die elektrische Reizung dasselbe nachzuweisen, namentlich deshalb, weil Herr Kölliker auf einen mittelst der elektrischen Pincette angestellten Versuch gestützt, zu dem in Rede stehenden Ausspruche geführt wurde. Damit ein solcher Versuch beweisend sei, ist es selbstverständlich nothwendig, so zu verfahren, dass der Muskel nicht in allen seinen Theilen zugleich von Strömen gleicher Dichte durchflossen werde. Ich nahm daher den Sartorius eines möglichst grossen mit Wurali vollständig vergifteten Frosches, legte ihn mit einem Ende etwa 2 Mm. weit auf die soweit als möglich einander genäherten Platinbleche der du Bois'schen stromzuführenden Vorrichtung, und schob nun die mit derselben verbundene secundäre Rolle des Inductionsapparates allmälig an die primäre Rolle hinan. Es ist klar, dass hierbei ein Zeitpunkt eintreten muss, wo die Ströme nur in der die Bleche verbindenden Muskelstrecke hinreichen werden, erregend zu wirken, während der die Bleche überragende Theil des Muskels von Strömen durchflossen wird, welche noch nicht ausreichen können, um diesen Theil des Muskels zur Contraction zu bringen. Trotzdem aber contrahirt sich bei diesen Versuchen niemals zuerst die zwischen den Blechen liegende Muskelstrecke allein, sondern bei einem gewissen Grade der Annäherung der secundären Spirale an die primäre contrahirt sich stets der ganze Muskel in seiner ganzen Länge.

Dasselbe tritt ein, wenn man den Muskel umkehrt, und die Ströme zunächst das andere Ende des Muskels passiren lässt, oder wenn man irgend eine andere mittlere Strecke mit den beiden Enden vertauscht. Ganz ebenso sind die Erscheinungen, wenn man statt der inducirten Ströme von wechselnder Richtung den Extrastrom der primären Spirale benutzt, oder wenn man die Schliessungs- und Oeffnungszuckungen des Muskels bei einer constanten Kette beobachtet. In letzterem Falle hat man in dem Neumann'schen Rheochord eine passende Vorrichtung, welche die Beweglichkeit der secundären Rolle des Inductionsapparates ersetzt. Die Versuche widersprechen also dem von Kölliker gezogenen Schlusse, den man schwerlich als einen Ausnahmefall für den Reichert'schen Hautmuskel gelten lassen darf, um so mehr, da dieser Muskel kaum isolirt werden kann, ohne dass man den natürlichen Längsschnitt der Fasern mehrfach verletzt, wodurch einzelne Muskelpartieen sehr rasch absterben können, während andere noch erregbar bleiben; ein Umstand, der geeignet sein wird, die Erscheinung, welche Kölliker beschrieben haben mag, zu erklären.[1])

Die zweite Angabe Kölliker's, dass die mit Wurali vergifteten Muskeln bei directer Reizung keine einfache Zuckung, sondern eine Art von Tetanus zeigen, kann ich durchaus bestätigen, vorausgesetzt, dass man unter Tetanus nichts weiter versteht, als die rasche Folge mehrerer Zuckungen hintereinander, was sich in der That, namentlich bei der chemischen und mechanischen Reizung an jedem derartigen Muskel beobachten lässt. Schon beim Lostrennen des M. sartorius von seinem Ursprunge am Darmbeine sah ich sogleich den sehr auffallenden Unterschied eines vergifteten und eines normalen Muskels. Letztere zucken bei Anlegung des ersten Querschnittes in der Regel einmal; die vergifteten Muskeln dagegen beginnen sogleich eine Reihe von Zuckun-

1) Ueber örtliche Zusammenziehung vergifteter Muskeln vgl. noch die in Reichert und du Bois-Reymond's Archiv 1859. Heft 1. S. 69 ff. übersetzte Dissertation von Dr. Haber.

gen, welche häufig so lange anhalten, dass es unmöglich wird, fernere Versuche damit anzustellen. Hat man dann glücklich einen solchen Muskel aufgehängt und ihn vollständig zur Ruhe gebracht, so ruft die erste chemische Reizung seines Querschnittes einen wahren Sturm von Zuckungen hervor, welche sich durch Anlegung eines neuen oberhalb der benetzten Stelle gelegenen Querschnittes allerdings etwas beruhigen lassen. Der neue Querschnitt erzeugt aber von neuem dieselbe Erscheinung, und daher ist man genöthigt, jedem Reizversuche meist einen Muskel zu opfern, und da der Frosch deren nur zwei im Ganzen besitzt, so wird man mich hoffentlich entschuldigen, wenn ich keine weiteren Experimente aufführen kann, die im Stande wären, den Grund dieses sonderbaren Verhaltens aufzudecken. Taucht man einen solchen Muskel in die Zuckung erregende Lösung ein, so zieht er sich ebenso wie die gesunden Muskeln tetanisch zusammen, d. h. man kann die Zwischenstufe des contrahirten Zustandes und der Starre nicht mehr unterscheiden. Kölliker hat keine nähere Beschreibung davon gegeben, auf welche Art er die chemischen Reize applicirt, es ist mir aber nicht unwahrscheinlich, dass er beim Benetzen der Muskeln mit den Auflösungen der reizenden Substanzen auch diesen Zustand beobachtet, der allerdings noch mehr den Anschein eines wahren Tetanus hat.

Die Muskeln mit Wurali vergifteter Thiere zeigen also in dem zeitlichen Verlauf der Muskelzuckungen auf einen einmaligen Reiz einen grossen Unterschied im Vergleich zu den Muskeln unvergifteter Thiere, in der Erregbarkeit gegenüber chemischen Reizen scheinen sie sich aber nicht wesentlich anders zu verhalten. Wie sich in dieser Beziehung Coniin verhält, das Wundt statt des Wuralis anwendete, weiss ich nicht, da ich bisher nicht im Stande war, dieses Gift aufzutreiben. Die Art aber, wie Wundt[1]) die chemischen Reize

1) Neuere Versuche, welche ich mit dem Coniin angestellt, haben ergeben, dass die Angaben Wundt's über die Wirkungsweise dieses Giftes ebenfalls auf unzureichenden Beobachtungen beruhen. Ich brachte

auch bei diesen Versuchen applicirte, dürfte wohl nicht geeignet gewesen sein, die Frage zu entscheiden, wenn er kein wesentlich anderes Verfahren eingeschlagen, als das bei der chemischen Reizung an unvergifteten Thieren eingehaltene, und ich glaube daher darauf rechnen zu dürfen, dass Hr. Wundt in dieser Beziehung seinen Lesern eine kleine Berichtigung seiner Resultate, oder wenigstens eine ausführlichere Beschreibung der mit dem Coniin angestellten Versuche nicht vorenthalten wird, da es unmöglich ist, nach der so kurz gehaltenen Darstellung dieses Theiles der „Lehre von der Muskelbewegung" die Experimente genau so zu wiederholen, wie der Verfasser sie angestellt.

Die zweite Methode, welche man angewendet, um bei der directen Muskelreizung die Nerven zu eliminiren, die Anwendung constanter Ströme, welche man in aufsteigender Richtung den Nerven durchfliessen liess, rührt von Eckhard her, welcher auf diesem Wege den bekannten Nachweis lieferte, dass der Muskel überhaupt nicht irritabel sei. Ohne hier weiter darauf eingehen zu wollen, dass Eckhard selbst vor der chemischen Muskelreizung in diesem Falle warnt, braucht nur daran erinnert zu werden, wie wenig die neue Lehre der schlagenden Logik Pflüger's gegenüber sich zu halten vermochte, sowie, dass es bis heute trotz aller Gegenerklärungen noch nicht erwiesen ist, inwieweit der

---

einige Tropfen Coniin durch eine am Rücken angebrachte Wunde unter die Haut eines Frosches. Als nach Verlauf von zwei Stunden das Thier keine Bewegung mehr machte, wurden die Schenkelnerven heftigen chemischen und elektrischen Reizen ausgesetzt, und als auch hierdurch keine Muskelzuckungen hervorgebracht werden konnten, wurden die Mm. sartorii isolirt, und von ihrem oberen Querschnitte aus mit verdünnter Salzsäure, Alkalien und Kochsalzlösungen gereizt. Ohne Ausnahme traten hier, ganz wie bei den mit Wurali vergifteten Thieren, sofort Zuckungen ein, und es bestätigt sich somit auch in dieser Beziehung die bereits vermuthete Uebereinstimmung zwischen dem Pfeilgifte und dem Coniin, da das Letztere ebenfalls die motorischen Nerven lähmt, ohne auf den Erfolg der directen Muskelreizung einen Einfluss auszuüben.

Paris, den 24. December 1858.

constante Strom beim Durchleiten durch den Nerven auf die contractile Substanz selbst wirkt. Dieser Einwand ist es, den ich an dieser Stelle auch gegen Schiff geltend machen möchte, welcher die von von Wittich behauptete Bedeutung der Zuckungen bei Wasserinjectionen für die Entscheidung der Irritabilitätsfrage kurz damit abfertigt, dass man dieselben verschwinden machen könnte, wenn man den Nerven des zuckenden Gliedes über die Pole einer constanten Kette lege. Die Anwendung des constanten Stromes hat aber jedenfalls das vor der Vergiftung mit Wurali voraus, dass man mit grösserer Sicherheit die Nerven bis zu ihren äussersten Spitzen beherrschen oder gar functionell vernichten kann. Vielleicht dürften die chemischen Reizversuche gerade hier über die Veränderung des Muskels am besten Aufschluss geben können.

Ich komme zu einer dritten Methode, welche neuesten Ursprungs ist, und welche auf eine höchst einfache Weise die Nerven bei der directen Muskelreizung ausschliesst. Hr. Wundt nämlich hat entdeckt, dass der Musc. gastroknemius des Frosches sogleich zu zucken beginnt, wenn man ihn auf seiner unteren Seite, wo der Nerv eintritt, mit Kochsalz bestreut, dass dagegen diese Zuckungen erst nach längerer Zeit eintreten, wenn man das Kochsalz auf die äussere entgegengesetzte Seite aufträgt. Noch auffälliger soll der Erfolg dieses Experimentes sein, wenn man statt des Gastroknemius den M. tibialis anticus benutzt, und zwar so, dass man den einen mit dem oberen, den anderen mit dem unteren Ende in Kochsalz steckt. Da der Nerv in diesen Muskel von oben her eintritt, so soll der erstere sogleich, der andere meist gar nicht zucken, und daraus schliesst Hr. Wundt, dass alle Zuckungen, welche durch chemische Erreger in den Muskeln hervorgebracht werden können, von der Erregung des Nerven herrühren, und dass die Muskelfaser selbst niemals auf chemische Reize reagire, und auf diese Weise rühmt sich Hr. Wundt das wichtige Gesetz entdeckt zu haben, dass die Muskelfaser selbständig reizbar nur durch den elektrischen Strom sei, jeder andere Reiz aber, der durch eine tief eingreifende Störung seines Molecularbaues den Nerven errege, auf den Muskel unwirksam sei. Man gestatte mir die Versuche, aus denen dieses wichtige Resultat gefolgert wurde, näher zu beleuchten. Vielleicht beweisen sie in Wirklichkeit etwas Anderes, das sich mit einiger Ueberlegung eher daraus folgern lässt. Zunächst ist der Musc. gastroknemius federförmig gebildet, mit kurzen Fasern von schrägem nach der Längsachse convergirendem Verlauf. Reizt man daher eine beschränkte Stelle desselben, wo die Nerven entweder nur sehr spärlich vertheilt oder so angeordnet liegen, dass eine hier erregte Faser nur die ganz in der Nähe liegenden Muskelfasern versorgt, wie das ohne Zweifel an der äusseren Seite des Gastroknemius der Fall ist, so kann sich natürlich auch nur diese beschränkte Anzahl von Muskelprimitivbündeln contrahiren. Man kann also schon aus einem der Anatomie entnommenen Grunde nicht erwarten, eine deutlich wahrnehmbare Zuckung des Muskels zu sehen, zumal da der Theil, welcher allenfalls zuckt, im Kochsalz steckt. Das Unglück will ferner, dass der von Hrn. Wundt bevorzugte Muskel, da wo er den Erreger applicirte, mit einer Schicht mehr festen Bindegewebes bedeckt ist, das natürlich dem Eindringen des Kochsalzes eben nicht förderlich sein kann, während die contractile Substauz an den Stellen, wo der Nerv eintritt, fast frei zu Tage liegt, und von hier aus das Kochsalz sowohl auf den Nerven, als auf den Muskel wirken kann. Hätte man den Nerven eines Schenkels in Kochsalz gebettet, und zur Parallele die Achillessehne des Gastroknemius des anderen Beines mit demselben Mittel in Berührung gebracht, so würde man aus den Zuckungen des ersteren mit demselben Rechte das haben folgern können, was Hr. Wundt als ein neues Gesetz verkündet. Ich bin daher weit entfernt, die Thatsachen läugnen zu wollen, welche Hr. Wundt beobachtete, um so mehr, als man bei ihm deutlich herauslesen kann, dass andere Reizmittel sich wirksamer als das Kochsalz erwiesen. Wie bei der Nervenreizung, wird das Kochsalz auf den Muskel wohl ebenfalls durch Wasserentziehung wirken, und da zu jeder Reizung überhaupt eine gewisse Geschwindigkeit der dadurch erzeugten ersten Veränderung nothwendig ist, so wird man sich nicht wundern dürfen, wenn ein mit seinem unteren Ende in den festen Körper gesteckter Tibialis anticus nicht in Zuckungen verfällt. Hätte Hr. Wundt den unteren Zipfel dieses Muskels abgeschnitten, um einen Theil der Primitivbündel dem Reize sofort zugänglich zu machen, so würde er sich überzeugt haben, dass der Muskel auch an diesem Ende durch chemische Reize recht gut in Contraction zu versetzen ist, und er würde diesen Erfolg schwerlich dadurch zu beseitigen gesucht haben, dass die erregende Flüssigkeit zu den Nerven emporklettere, und auf diese Weise den Muskel zum Zucken veranlasse, da die Zuckung im Moment der Berührung erfolgt. Wie man sieht, lässt es sich also auf dem von Wundt eingeschlagenen Wege nicht entscheiden, ob die Muskelfaser durch die Einwirkung chemischer Agentien selbständig reizbar ist oder nicht, und ich glaube, dass in dieser Beziehung die von mir mitgetheilten Versuche, welche mit einem geeigneteren, weder spindel- noch federförmig gebauten Muskel angestellt wurden, und bei denen das NaCl nicht als alleiniger Repräsentant aller chemischen Reizmittel dasteht, eher zum Ziele führen dürften. Professor v. Wittich hat bereits darauf aufmerksam gemacht, dass man nicht umhin könne, dem Muskel eine selbständige Reizbarkeit zuzuschreiben, da Einflüsse, welche auf den Nerven niemals erregend wirken, dennoch bei directer Berührung mit dem Muskel Contractionen hervorrufen, wie das z. B. bei den Wasserinjectionen der Fall ist. Wie einfach dieser Schluss auch scheinen mag, so glaube ich doch, dass die durch das Durchtreiben von Wasser durch die Capillaren erzeugten Zuckungen in Hinsicht auf die Erklärung ihrer Entstehung mehr Schwierigkeiten darbieten, als die durch andere chemische ebenfalls auf die Nervenstämme unwirksamen Reize erhaltenen Zuckungen. Wie schon erwähnt, ist es mir niemals gelungen, bei Berührung des Querschnittes eines Sartorius mit destillirtem Wasser Zuckungen eintreten zu sehen; anders verhielt sich aber der Muskel, wenn er zum Theil darin eingetaucht wurde. Richtet man den Versuch so ein, dass etwa die obere (nach unten hängende) Hälfte des M. sartorius ganz von destillirtem Wasser umgeben wird, so sieht man diesen Theil sich allmälig langsam zusammenziehen, und an Volum dafür in der Breite bedeutend zunehmen. Während dieser Zeit bleibt der obere unbenetzte Theil völlig in Ruhe. Nach Verlauf einiger Secunden aber schwillt der eingetauchte Theil immer mehr an, wird weiss und undurchsichtig, und jetzt beginnt in dem oberen Theile ebenfalls eine Veränderung, welche sich durch hintereinander folgende Zuckungen ankündigt. Wird dagegen der ganze Muskel eingetaucht, so sieht man die beschriebene langsame Verkürzung in seiner ganzen Länge eintreten, sodann das allmälige Anschwellen mit Veränderung der Durchsichtigkeit, und hierauf einige schwache ruckweise Zuckungen, welche als letztes Lebenszeichen der dann bald eintretenden Todtenstarre vorausgehen.

Um die hier stattfindenden Erscheinungen besser beobachten zu können, kann ich folgende Methode, welche ich auch zur Controle bei allen bisher erwähnten chemischen Reizversuchen anwendete, empfehlen. Es ist nämlich nicht ganz leicht, bei weniger starken Zuckungen zu beurtheilen, ob ein bestimmter in der Länge des Muskels gelegener Abschnitt mitzuckt oder nicht. Um dies mit Sicherheit beobachten zu können, steckte ich durch den oberen Theil des Präparates den kurzen Arm eines aus einem feinen Glasfaden verfertigten Hebels, dessen Stützpunkt sehr nahe am Muskel mittelst einer von einem dünnen Drahtstativ getragenen aus seidenen Fäden gefertigten Schlinge angebracht war, während der lange Arm des Hebels sich vor einer Scala auf und nieder bewegen konnte. Neuerdings wurde es mir möglich, den sehr zerbrechlichen Glasfaden durch haarfeine Drähte von Aluminium, welche ich der Zuvorkommenheit des Herrn **Morin**, Besitzers der Aluminiumfabrik zu Nanterre, verdanke, zu ersetzen, mit welcher Vorrichtung ich auch die allergeringsten Zuckungen im Muskel durch einen 3—5 Ctm. betragenden Ausschlag des langen Hebelarms nach unten controliren konnte. Aber auch so habe ich niemals bei der Anwendung des destillirten Wassers etwas Anderes wahrnehmen können, als was bereits über diesen Gegenstand mitgetheilt wurde, und ich bin daher geneigt, das Wasser nicht unter die direkten Muskelreize zu stellen, da es mir wahrscheinlicher dünkt, dass die erste langsame Contraction nur der Ausdruck für das Quellen der spindelförmigen Primitivbündel ist. Die echten Zuckungen, welche aber darauf folgen, dürften nicht leicht aus den rein chemischen Wirkungen des Wassers zu erklären sein, vielleicht entstehen sie sogar nur durch den stärkeren Druck, welchen das durch das Quellen eines Theiles der contractilen Substanz gespannte Sarkolemm auf die noch nicht alterirten also zuckungsfähigen Fasern ausübt. Nur dieser letztere Theil der Ercheinungen wird es auch wohl gewesen sein, der es von Wittich möglich machte, bei den Wasserinjectionen die negative Stromesschwankung und die secundäre Zuckung von den flimmernden Muskeln zu erhalten. Beobachtet man nun mit Hülfe des kleinen Fühlhebels die Zuckungen eines Muskels, dessen Querschnitt mit anderen Flüssigkeiten, z. B. mit einer recht verdünnten Salzsäure, benetzt wurden, so sieht man sogleich den langen Hebelarm, wie bei der elektrischen Reizung durch Schliessung der Kette um mehrere Centimenter nach unten ausschlagen, dann zu seiner ursprünglichen Lage sogleich wieder zurückkehren und, falls die Säure sogleich wieder entfernt wurde und wirklich den Querschnitt nur in einer capillaren Schicht bedeckt hatte, vollständig in Ruhe bleiben. Die hier eintretende Zuckung kann also jeder anderen Muskelzuckung gleichgestellt werden, zumal da es auch sehr leicht gelingt, einen Froschschenkel, dessen Nerv dem oberen Theile des Sartorius anliegt, secundär zucken zu lassen.

Um schliesslich zur Frage von der Muskelirritabilität zuzückzukehren, erlaube ich mir einen Ausspruch Ludwig's (Lehrbuch der Physiologie, Bd. I. S. 329) anzuführen, der in klaren Worten erklärt, wie man dazu gekommen, diese Frage überhaupt aufzuwerfen. Ludwig sagt: „Genau dieselben Mittel, welche den Nerven in die zuckungserregende Beschaffenheit versetzen, bringen die Zuckung auch hervor, wenn sie direct mit den Muskeln in Berührung kommen. Die Uebereinstimmung ist, soweit unsere Kenntnisse reichen, vollkommen genau, so dass alles hier und dort gleichmässig gilt." Durch die directe chemische Reizung glaube ich indessen dargethan zu haben, dass die Uebereinstimmung zwischen Muskel und Nerv in diesem Sinne nicht mehr aufrecht erhalten werden kann, und ebenso glaube ich durch die Versuche mit den Lösungen der Metallsalze und dem Ammoniak die zweite Forderung, welche Ludwig zur Entscheidung unserer Frage stellt, nämlich die (Lehrbuch d. Physiologie, Bd. I. S. 354): „dass es gelingen müsse, eine Zuckung durch ein Mittel zu erhalten, das den Nerven auf jedem beliebigen Orte seines Verlaufes niemals in Erregung versetze," vollständig erfüllen zu können. Die enorme Differenz, welche der Muskel und der Nerv gegen chemische Reize zeigen, kann gewiss nicht erklärt werden durch die Annahme, dass die im Muskel liegenden Nervenenden der Markscheide entbehren, und darum durch die meisten Körper leichter erregt werden können, da diese Annahme einerseits mit dem Ansteigen der Curve der Erregbarkeit nach dem Rückenmarke zu, andererseits mit der Thatsache, dass viele Körper, wie der Alkohol, das Kreosot etc. sehr heftig auf den Nerven, und fast gar nicht auf den Muskel wirken, im schreiendsten Widerspruche steht. Es ist allerdings vorauszusetzen, dass die marklosen Nervenfasern den chemischen Agentien zugänglicher und darum auch erregbarer sind als die Stämme; ich kann aber diese Annahme für die Nerven der Muskeln dadurch mindestens unwahrscheinlich machen, dass es mir niemals geglückt ist, Zuckungen eintreten zu sehen, wenn ich den frischen Querschnitt des Rückenmarks oder auch das unverletzte Mark selbst eines lebenden Frosches mit einem der auf die Muskeln so heftig wirkenden, für den Nerven aber wirkungslosen Reizmittel befeuchtete. Hier waren also die marklosen Fasern an einer Stelle, wo die Erregbarkeit am höchsten ist, mit den chemischen Agentien in Berührung, und dennoch blieb die Zuckung aus.

In wie weit meine Versuche hinreichen werden, um dem Leser die Ueberzeugung von der selbständigen Reizbarkeit der Muskelfasern durch künstlich eingeleitete chemische Processe zu verschaffen, vermag ich nicht zu beurtheilen; ein einziger Versuch aber wird genügen, um Jedem von der ausserordentlichen Differenz zwischen dem Verhalten des Muskels und der Nerven gegen denselben chemischen Körper eine klare Anschauung zu verschaffen. Man richte zu dem Ende einen M. sartorius auf die im Beginn dieser Mittheilung angegebene Weise her, lege den Nerven desselben Froschschenkels in Verbindung mit seinem Unterschenkel an die ganze Länge des herabhängenden Sartorius an und zwar so, dass der erregbarste Theil, der Plexus ischiadicus, um einige Millimeter den frischen Querschnitt jenes überragt. Jetzt nähere man von unten her ein Gefäss mit sehr verdünnter Salzsäure, welche zunächst den Querschnitt des Nerven berühren wird. Keine Zuckung im Schenkel und keine in dem Sartorius. Alles bleibt in Ruhe. Sowie aber die Säure den Querschnitt des Muskels berührt, tritt augenblicklich in beiden Präparaten zugleich eine Zuckung ein. Diejenige im Schenkel ist secundär, hervorgebracht durch die negative Stromesschwankung, welche die primäre, echte Zuckung der durch einen chemischen Process direct in Erregung versetzten Muskelfasern begleitete.

Paris, den 10. December 1858.

II.

Ueber Muskelzuckungen ohne Betheiligung der Nerven.

Das allgemeine Interesse, welches man augenblicklich der Irritabilitätsfrage schenkt, sowie der Umstand, dass noch neuerdings entschiedene Zweifel gegen die Existenz einer selbständigen Reizbarkeit der Muskelfaser aufgetaucht sind, mögen der vorstehenden Mittheilung zur Rechtfertigung dienen, da dieselbe geeignet sein dürfte, den Beweis zu liefern, dass eine grosse Zahl von ganz verschiedenen Einflüssen ausschliesslich und unmittelbar die contractile Substanz zur Zuckung bestimmt, während dieselben jeder erregenden Einwirkung auf die darin eingebetteten Nerven entbehren. Ich habe in einem vor Kurzem publicirten Aufsatze über die chemische Reizung der Muskeln und Nerven gezeigt, dass der Muskel selbst bei directer Reizung sehr energisch gegen die meisten chemischen Agentien reagirt, dass dagegen die Nervenstämme sich in dieser Beziehung als weit weniger oder gar nicht erregbar gegen dieselben Körper erweisen, und ich habe aus diesen Thatsachen den gewiss nicht unbilligen Schluss gezogen, dass es naturgemässer sei, schon hieraus allein die eigenthümliche Irritabilität der Muskeln, als eine nicht zu umgehende Voraussetzung abzuleiten, da ja offenbar die ganze Irritabilitätsfrage nur deshalb aufgeworfen werden konnte, weil man eine vollständige Uebereinstimmung der Muskeln und Nerven gegenüber sämmtlichen erregenden Einflüssen vermuthete. So wenig es heute noch Jemandem einfallen sollte, dem Muskel die Fähigkeit abzuleugnen, wenigstens für einen Reiz, nämlich für den seines erregten Nerven empfänglich, also irritabel zu sein, eben so sehr ist es aber auch zum Bedürfniss geworden, ein Mittel zu besitzen, das uns in den Stand setzt, bei jeder directen Muskelreizung zu entscheiden, ob der intramusculare Nerv die ursprüngliche Veranlassung der erfolgten Zuckung gewesen sei, oder ob der Muskel selbständig die Reizung durch die eigenthümliche Art seiner Reaction beantwortet habe. Um in dieser Beziehung einen Schritt weiter zu gehen, wurden alle jene directen Muskelreize, welche auf den Nervenstamm ohne Wirkung sind, auch bei solchen Muskeln angewendet, deren Nerven dem eigenthümlichen Einflusse des Curara ausgesetzt waren, und es hatte sich bei diesen Versuchen herausgestellt, dass die mit dem Pfeilgifte vergifteten Muskeln hinsichtlich ihrer Reizbarkeit keinerlei Verschiedenheiten im Vergleich zu gesunden Muskeln darbieten. Da vor der Hand indessen nicht abzusehen ist, wie es gelingen könne, den Nachweis zu führen, dass das Curara wirklich auch die alleräussersten Endigungen der motorischen Nerven im Inneren der Primitivbündel ihrer physiologischen Eigenschaften beraubt, da vielmehr einer der wichtigsten Versuche, welcher den Beginn der Vergiftung als in den äusserster peripherischen Ausbreitungen des Nerven gelegen, darzuthun beabsichtigt, durch die neuen Untersuchungen von Funke (Siehe die Verhandlungen d. k. sächs. Gesellsch. 1859.) viel von seiner Beweiskraft eingebüsst hat, so schien es mir um so mehr geboten, mich nach einer anderen Methode umzusehen, welche es mit grösserer Sicherheit erlaubt, die letzten Spitzen der Nerven wirklich in einen Zustand zu versetzen, in welchem sie als unerregbar angesehen werden können. Valentin und Eckhard haben uns nun in dem constanten Strom ein Mittel kennen gelehrt, das diesen Anforderungen genügt, und die neuesten Untersuchungen von Pflüger (S. d. Physiologie des Elektrotonus von E. Pflüger) über diesen Gegenstand haben jener Methode eine solche Sicherheit gegeben, dass ich nicht anstehe, die auf diesem Wege von mir erhaltenen Resultate der Oeffentlichkeit zu übergeben.

Jeder constante Strom, welcher irgend eine Strecke des motorischen Nerven durchfliesst, setzt die Erregbarkeit desselben in allen zur Seite der positiven Elektrode gelegenen Punkten herab, man findet also in dem Falle, wo der Strom aufsteigend ist, die unterhalb gelegene Strecke des Nerven in ihrer ganzen Ausbreitung, folglich auch bis an ihre letzten intramuscularen Spitzen hin minder erregbar als vorher. In wie weit sich diese Abnahme der Erregbarkeit auf die im Muskel gelegenen Theile des Nerven erstreckt, ist durch Eckhard's Untersuchungen bekannt. Ein Muskel bedarf bei directer Reizung einer stärkeren elektrischen Erregung um in Zuckung zu gerathen, wenn sein Nerv der Wirkung des aufsteigenden constanten Stromes unterliegt, als vorher, wo derselbe sich in seinem natürlichen Zustande befand. In dieser Form kann der Versuch nun leider schon wegen des bezeichneten Erfolges keinen Aufschluss darüber geben, ob bei der vorgenommenen directen Reizung, entweder der Muskel allein, oder nur sein Nerv, oder beide zusammen durch dasselbe Mittel erregt worden seien. Es muss daher dem Versuche eine andere Form gegeben werden, und zwar der Art, dass directe Reizung mittelst eines Erregers ausgeübt wird, welcher den Nerven womöglich gar nicht trifft. Die grosse Variation, welche man der chemischen Reizung ertheilen kann dadurch, dass man unter der ungeheuren Zahl chemischer Agentien passend auswählt, bezeichnet diese Methode als die günstigste, welche schliesslich zum gewünschten Ziele führen musste. Es lässt sich aus einer Andeutung Eckhard's bereits entnehmen, welcher Erfolg davon zu erwarten sei, einer Andeutung, die aber bisher mehr als Warnung in der Geschichte der Irritabilitätsfrage figurirte, da die chemische Erregung schon in ihrer Entstehung der unnatürlichen Annahme der Nichtexistenz der Muskelirritabilität gefährlich zu werden drohte. Wir verschieben jedoch die Zurückweisung jener Warnung auf den Schluss dieser Mittheilung, um hier sogleich zur Darstellung unserer Versuche überzugehen.

Es ist mir kein Muskel bekannt, welcher für alle directen Reizversuche günstiger wäre, als der in meiner Mittheilung über chemische Reizung aufgeführte Musculus sartorius (Cuv.)

des Frosches. Die Art und Weise seiner Präparation und seiner Verwendung ist dort bereits beschrieben, es bleibt mir hier nur übrig, seine Benutzung für den vorliegenden Zweck genauer zu erörtern. Unsere Aufgabe besteht darin, denselben erstens durch Anlegung irgend eines Querschnittes für einen chemischen Reiz zugänglich zu machen, und zweitens darin, seinen Nerven dem Einflusse des constanten Stromes auszusetzen. Der Nerv ist nun unglücklicher Weise so dünn, dass es ganz besonderer Vorsichtsmassregeln bedarf, um diesen Versuch auszuführen, und die erste Bedingung welche wir dazu erfüllen müssen, ist die, den Muskel ganz unversehrt mit einem hinlänglich grossen Stück seines Nerven zu isoliren. Auf folgende Weise wird dieses erreicht. Nachdem die Schenkel des Frosches enthäutet sind, schneide man den Fuss im Gelenk ab, entferne sodann von dem Unterschenkel alle Muskeln und Weichtheile bis auf den sehnigen Ansatz des Sartorius. Hierauf durchsteche man mit einer spitzen Scheere das Kniegelenk, lasse die Sehne des Sartorius auf der stumpfen Seite des Scheerenblattes ruhen, und durchschneide nun das ganze Gelenk, wodurch man eine knöcherne Handhabe des gewünschten Muskels gewinnt, mittelst welcher man denselben, ohne ihn zu berühren, in jede beliebige Lage bringen kann. Ist dies geschehen, so führe man ein Blatt einer anderen vorn abgestumpften Scheere längs seiner äusseren Kante so unter den Muskel hin, dass man ihn durch einen einzigen Schnitt auf dieser Seite von seinem unteren Ansatze bis zu seinem oberen Ursprunge am Os ilium von seiner ganzen Unterlage abtrennt. Bis soweit hat die Präparation keine Schwierigkeiten, grössere Vorsicht muss dagegen angewendet werden, wo es sich um die Isolation des kleinen zarten Nerven handelt, welcher am inneren Rande in Begleitung einer Arterie und einer Vene in die untere Hälfte des Muskels eintritt. Man schneide daher den letzteren durch einen senkrecht auf die Richtung seiner Fasern geführten Schnitt hart am Os ilium ab, was leicht in der Art bewerkstelligt werden kann, dass nur die hier befindliche äusserst kurze Sehne durchschnitten wird, ohne dass ein einziges Primitivbündel dabei verletzt zu werden braucht. Indem man das Präparat nun umkehrt, kann man jetzt auch den inneren Rand des Muskels von allen Anheftungen befreien, mit alleiniger Schonung der Eintrittsstelle des Nerven; hierauf lege man das obere Muskelende durch Umbiegen an das untere Ende an, und fasse das ganze Präparat bei dem Unterschenkelknochen, um so die Präparation des Nerven zu beginnen. Der Nerv des Sartorius trennt sich erst vom Stamme des Ischiadicus, wo dieser die Beckenhöhle verlässt, und bis hierher muss man ihn mindestens präpariren, um eine genügend lange Strecke für die Anstellung des Versuches zu besitzen. Zu seiner Isolirung genügt es, die Muskelgruppe der Adductoren vorsichtig auseinander zu zerren, wodurch man über seinen Verlauf vollständig orientirt sein wird, die bezeichneten Muskeln rund um den Nerven herum abzuschneiden, und hierauf denselben mit einigem Geschick aus seiner Umgebung von unten nach oben fortschreitend allmälig auszuschälen. Ist man bis zum Stamme des Ischiadicus vorgedrungen, so schneide man diesen in einem etwas höher gelegenen Punkte ab, fasse dann ein anderes unterhalb der Austrittsstelle unseres Nerven befindliches Stück mit der Pincette, und ziehe, nachdem auch dieses abgeschnitten, den Nerven damit aus seiner Umgebung heraus. Damit ist die Operation beendet. Das Gelingen der mühsamen Arbeit wird schliesslich dadurch bewiesen, dass jede Reizung am äussersten Ende des Ischiadicus Zuckungen im Sartorius veranlasst. Der Nerv, um welchen es sich handelt, zählt kaum 30—40 Primitivfasern, er ist dem Zerreissen oder Vertrocknen sehr leicht ausgesetzt. Um letzteren beiden Uebelständen vorzubeugen, lasse man ihn während der Operation niemals an irgend einer Stelle schweben, sondern stets auf der mit Blut möglichst feucht erhaltenen Muskelunterlage ruhen. Zum Glück ist die ihn begleitende Arterie mit Pigment umgeben, was die Arbeit ungemein erleichtert. Ist letzteres nicht der Fall, so entzieht sich der Verlauf des Nerven dem Auge so leicht, dass man kaum anders als im directen Sonnenlicht die Präparation wird vollenden können. Obgleich man anfänglich manchen Frosch umsonst schlachten muss, gelingt es aber später nach einiger Uebung doch, ein solches Präparat in weniger als 2 Minuten anzufertigen.

Der Apparat, dessen ich mich bediente, um den Nerven dem aufsteigenden constanten Strome und den Muskel einem chemischen Erreger zugänglich zu machen, ist sehr einfach. Er besteht im Wesentlichen aus zwei Theilen: Einem Stativ, an welchem der Unterschenkelknochen mittelst einer Klemme befestigt werden kann, und aus einer stromzuführenden Vorrichtung, welche mittelst eines anderen Stativ's gehalten, nach Einschaltung eines Kugelgelenkes in jede beliebige Lage zu dem senkrecht herabhängenden Muskel gebracht werden kann. Als Elektroden verwende ich zwei Zinkdrähte, welche quer durch das untere Ende einer Rinne von Guttapercha gestossen sind, und welche etwa 5 Millim. constant von einander entfernt bleiben. Beide Drähte befinden sich dicht an der äussersten etwas zugespitzten Oeffnung der Rinne, welche für den Versuch bis nahe an die Mitte des inneren scharfen Randes des Muskels gerückt wird. Ist Alles in Bereitschaft, so wird der Nerv des Sartorius, welcher bisher zur Schonung dicht an seinem Muskel anlag, in die Rinne gezogen, und mittelst einer feinen Pinselspitze über die auf dem Boden derselben befindlichen Zinkelektroden gebrückt. Der obere Schlitz der Rinne wird sodann, um den Nerven während der Dauer des Versuchs vor Vertrocknung zu schützen, mit einem Streifen in Froschblut getränkten Fliesspapiers gedeckt. Nerv und Muskel sind nun hergerichtet und zwar so, dass sich ersterer in einer zum Muskel senkrecht gerichteten Lage befindet. Damit er aber auf den Elektroden unverrückbar liegen bleibe, muss der Muskel um etwa 2 Millim. von der Mündung der Rinne entfernt, und so tief gestellt werden, dass das frei schwebende Nervenstück bei der Zuckung ein wenig mitgehoben werden kann, ohne dem zwischen den Elektroden befindlichen Theile auch nur die geringste Bewegung mittheilen zu können. Die Kette, deren constanter Strom den Nerven in aufsteigender Richtung durchfliesst, besteht aus vier Grove'schen Elementen der kleinen von du Bois-Reymond angegebenen Art. Zur Bequemlichkeit ist zwischen den Leitungsdrähten eine Pohl'sche Wippe und ein Quecksilbernapf eingeschaltet, erstere um dem Strom für Gegenversuche eine andere Richtung zu geben, letzterer, um Schliessung und Oeffnung nach Belieben zu vollziehen.

Wir überzeugen uns nun zunächst von der Wirkung des aufsteigenden Stromes auf die Erregbarkeit der intramuscularen Nervenendigungen, wozu wir uns vorläufig der directen elektrischen Muskelreizung bedienen. Der Muskel hängt verkehrt mit seinem oberen Ende nach unten gerichtet herab, und wir legen ihm daher jetzt an einem beliebigen Punkte seines mittleren unterhalb der Eintrittsstelle des Nerven gelegenen Drittheils die beiden auf 2 Millim. einander genäherten Drahtelektroden der secundären Spirale des du Bois-Reymond'schen Schlitten-Magnetelektromotors an. Sowie nun dem constanten Strome der Weg zum Nerven geöffnet wird, zeigt sich sogleich, dass die secundäre Spirale des Inductionsapparates der primären bedeutend weiter genähert werden muss, als vorher, um Tetanus zu bewirken. Denselben Erfolg bemerkt man auch sofort, wenn der Inductionsapparat mit einem einfachen Grove'schen Element vertauscht wird, das wir nach Einschaltung eines zur Nebenschliessung angeordneten Rheochords als directen Muskelerreger verwendeten.[1]) Nach Schluss der Kette für den Nerven erzeugt Schliessung und Oeffnung des für den Muskel bestimmten Stromes, dem wir ebenfalls die aufsteigende Richtung geben, keine Zuckung mehr bei derjenigen Stellung des Rheochordschiebers, bei welcher zuvor gerade noch Contractionen auftraten. Die Länge des eingeschalteten Neusilberdrahtes muss bedeutend vermehrt werden, um jetzt den Muskel zum Zucken zu bringen. Um jeden Einwand im Voraus zu beseitigen,

1) Eine Beschreibung der Einrichtung und des Gebrauchs des hier verwendeten Rheochords siehe bei Pflüger, Physiologie des Elektrotonus, S. 121.

der gegen die nachfolgenden Versuche gemacht werden könnte, sei ferner erwähnt, dass erstens beim Hereinbrechen des Stromes in den Nerven fast niemals Schliessungszuckung, sondern durchgängig nur Oeffnungszuckung beobachtet wurde, dass zweitens während der Dauer des Stromes der Muskel vollständig in Ruhe bleibt, und dass drittens weder die Anlegung eines metallischen Bogens an irgend welcher beliebigen Stelle des Muskels, noch die Berührung mit einer nicht erregenden Flüssigkeit jemals die geringsten Zuckungen veranlasste, wodurch die Vermuthung irgend welcher durch die Methode selbst herbeigeführter wesentlicher Veränderungen im Kreise der Ströme als unberechtigt zurückgewiesen werden kann.

Wir sind also nach diesen Vorbereitungen in der Lage, den Muskel einem chemischen Reize auszusetzen, während sein Nerv gleichzeitig durch den aufsteigenden constanten Strom gelähmt wird. Durch Eintauchen des einen Leitungsdrahtes der Grove'schen Kette in das Quecksilbernäpfchen wird der Kreis geschlossen. Der Muskel bleibt in Ruhe; keine Schliessungszuckung. Mit einer scharfen Scheere wird hierauf so rasch als möglich ein Querschnitt an dem alleruntersten Ende des Muskels angelegt, wodurch im günstigsten Falle eine rasche und kräftige Zuckung entsteht, nach deren Beendigung der Muskel abermals in den erschlafften Zustand zurücksinkt. Jetzt nähern wir der durch den Querschnitt entblössten contractilen Masse ein Gefäss mit mässig verdünnter Salz- oder Salpetersäure, und sowie die Berührung mit dem Spiegel der Säure erfolgt ist, verläuft momentan mit nicht zu schätzender Geschwindigkeit eine einmalige kräftige Zuckung über die ganze Länge des Muskels, worauf derselbe von neuem zur Ruhe zurückkehrt. Die Kette wird geöffnet, und durch die jetzt erfolgende Oeffnungszuckung ist der Versuch beendet. Ohne Ausnahme gelingt derselbe in dieser Weise, wenn Nerv und Muskel bei Präparation gar nicht gelitten. Vorher und nachher kann man sich durch die elektrische Reizung überzeugen so oft als man will, dass dennoch die Erregbarkeit des Organs durch den Elektrotonus des Nerven beträchtlich gesunken ist.

Begreiflicher Weise ist es nun von vorwiegendem Interesse, zunächst diejenigen Körper zu studiren, welche vorzugsweise den Muskel erregen, ohne von dem Nervenstamme aus dieselben Erscheinungen auszulösen, da bei diesen eben die Vermuthung nahe liegt, dass sie geeignet seien, die Frage zu entscheiden, ob sie etwa auf die intramuscularen Nervenenden statt auf den Muskel direct wirkten, ob also der Nerv bei seinem Eintritt in die Primitivbündel seinen chemischen Bau vollkommen ändert. Wir wenden uns deshalb zunächst wieder zu den Mineralsäuren. Salzsäure und Salpetersäure wirken nur in sehr concentrirtem Zustande auf die Nervenstämme, während sie selbst noch bei tausendfacher Verdünnung den Muskel erregen. Ich habe nun vor Allem die Salzsäure auch bei solchen Muskeln verwendet, deren Nerven durch den constanten Strom gelähmt waren, und dabei gefunden, dass in der That durch den letzteren Umstand nicht der geringste Unterschied in der Erregbarkeit des Muskels bewirkt wird. Salzsäure von 4 pCt., sowie dieselbe Säure in allen Concentrationsgraden bis zu einem Gehalte von 1 Theil HCl auf 1000 Theile Wasser hinab erzeugt bei momentaner Berührung mit dem Muskelquerschnitt Zuckungen, welche durch die einfache Beobachtung von keiner anderen Muskelcontraction unterschieden werden können, auch in allen denjenigen Fällen, wo die Abnahme der Erregbarkeit des Muskels gegenüber elektrischer Reizung auf die oben beschriebene Weise constatirt werden konnte. Die Zuckung tritt momentan sofort bei Berührung des Querschnitts mit der Säure ein, verläuft ferner über den ganzen Muskel von einem Ende bis zum anderen, und tritt mit derselben Sicherheit ein durch eine tausendfach verdünnte, wie durch eine mässig concentrirte Säure.

Die Wirkung der Alkalien. Wässrige Lösungen von Kali oder Natron erregen sowohl den Nerven als den Muskel selbst bei einer Verdünnung bis zu 0,1 pCt., und zwar treten Zuckungen meist leichter ein, wenn die äusserst verdünnte Lösung auf den Nerven, als wenn sie auf den Muskel applicirt wird. Ich hatte gehofft, durch die Ausschliessung der Nerven mittelst constanter Ströme einige Aufklärung über dies so sonderbare Verhalten erlangen zu können. Meine Erwartungen wurden aber getäuscht, da sich die gleiche Unregelmässigkeit der bei sehr verdünnten Lösungen erhaltenen Resultate auch an solchen Muskeln zeigte, welche durch den Elektrotonus ihrer Nerven vorübergehend beraubt waren. Indessen habe ich auch häufig die Zuckungen an diesen Muskeln eintreten sehen durch Kalilauge von 0,1 pCt. Durch eine Lösung von 0,4 und 0,3 pCt. entstehen dieselben aber jedes Mal, und zwar ganz so wie bei allen anderen Muskeln.[1]) Das Kalkwasser, das auf die motorischen Nerven niemals erregend wirkt, aber ebenfalls für den Muskel ein kräftiger Erreger ist, zeigt ganz dieselbe Wirkung auch bei den Muskeln, deren Nerveneinfluss durch die angegebene Methode beseitigt wurde.

Eine andere Base, das Ammoniak, welches niemals den motorischen Nerven in den Zustand der Erregung versetzt, veranlasst einen Muskel unter allen Umständen schon durch die bei gewöhnlicher Temperatur entweichenden Dämpfe anfänglich zu stossweisen Zuckungen, welche später in wahren Tetanus übergehen. Alle diese Erscheinungen treten nun auch hier in derselben Weise ein, wo die Umstände eine Abnahme der Erregbarkeit vermuthen lassen sollten, und ich habe bei Beobachtung aller erörterten Vorsichtsmassregeln den Tetanus durch Ammoniakdämpfe 3—4 Mal an ein und demselben Muskel eintreten und nach Entfernung des Reizes wieder verschwinden sehen, ohne dass durch den im Nerven kreisenden Strom irgend eine Abnahme jener auffälligen Erscheinungen hätte bewirkt werden können.

Dies sind die nackten Resultate meiner Versuche, und

1) Die Unregelmässigkeit erklärt sich vielleicht dadurch, dass die verdünnten Lösungen an der Oberfläche sehr rasch in kohlensaure Lösungen verwandelt werden, und dass der meist tiefer eingetauchte Nerv mehr von den tieferen Schichten, welche noch kaustisches Kali im Ueberschuss enthielten, empfing, während der Muskel durch das Zurückfahren bei der Berührung mit der Oberfläche an einer erfolgreichen Berührung mit den ätzenden Schichten verhindert wurde.

ich erlaube mir jetzt denselben eine Folgerung hinzuzufügen, welche uns mit Nothwendigkeit zum Beweise der Muskelirritabilität zu führen scheint. So lange die Modificationen der Erregbarkeit des motorischen Nerven in diesem Sinne angewendet werden, bestehen gegen die Zulässigkeit und die Beweisfähigkeit der directen Reizversuche am Muskel zwei Bedenken, welche beide von Eckhard selbst aufgeworfen sind. Das erste liegt in der Annahme, dass die Verminderung der Erregbarkeit durch den aufsteigenden constanten Strom sich nicht allein auf den Nerven beschränke, sondern von diesem auf den Muskel übergehe, ein Umstand, der allerdings, im Falle er wirklich stattfände, dieser Methode alle Anwendbarkeit zur Entscheidung der Irritabilitätsfrage nehmen würde. Eckhard hat nun allerdings durch seine Versuche diese Annahme keineswegs beseitigen können, wir wollen derselben aber trotzdem keinen zu grossen Werth beilegen, da wir uns nach den eben mitgetheilten Versuchen ganz der von Pflüger (Physiologie des Elektrotonus, S. 35 u. 36) erörterten Anschauung anschliessen können, wonach ein Zustand der Ruhe im Nerven nicht mit Nothwendigkeit auch den gleichen Zustand im Muskel bedingen müsse, und wir brauchen hier nur wieder daran zu erinnern, dass selbst diejenigen Reize, welche jedenfalls zu den allergeringsten Veränderungen gehören, die einen erregenden Einfluss auszuüben vermögen, wie z. B. die Benetzung des Muskelquerschnittes mit tausendfach verdünnter Salzsäure, einen Muskel zum Zucken bringen, dessen Nerv in den Zustand des Elektrotonus durch den aufsteigenden Strom versetzt war. Gegenüber dieser Thatsache kann es wohl nicht mehr bezweifelt werden, dass der Muskel selbst durch den letzteren Umstand nicht merklich an Erregbarkeit verloren haben konnte. — Das zweite Bedenken, das aber von ungleich grösserer Wichtigkeit ist, besteht in der Zulässigkeit der chemischen Reizung überhaupt. In Bezug hierauf bin ich indessen so glücklich, zuvörderst direct auf die Versuche Pflüger's verweisen zu können (a. a. O.), aus welchen hervorgeht, dass die Veränderungen der Erregbarkeit eines Nerven durch constante Ströme nicht bloss für die elektrischen Reize in Betracht kommen, sondern ganz ebenso auch für die chemischen. Pflüger hat gezeigt, dass gerade die durch die Reizung des motorischen Nerven mittelst Chlornatrium bewirkten Zuckungen vielleicht noch klarer und einleuchtender die verschiedenen Abstufungen der Erregbarkeit zur Erscheinung bringen, und dass der den Nerven durchfliessende Strom bei aufsteigender Richtung auch jede tiefer liegende Strecke der Art beherrscht, dass der durch Kochsalz bewirkte Tetanus augenblicklich dadurch aufgehoben werden kann. Es dürfte also über die Zulässigkeit der chemischen Erreger unter den in Rede stehenden Bedingungen gar kein Zweifel mehr obwalten, wenn nicht dagegen immer noch das Bedenken erhoben werden könnte, dass die grössere Mehrzahl chemischer Körper, welche sich erregender Wirkungen erfreut, zugleich so beschaffen seien, dass sie den Nerven sehr rasch zerstören, mithin jede Strecke des Nerven unterhalb der der directen Erregung ausgesetzten sehr bald dem Einflusse des lähmenden Stromes damit entzogen werden könnte. Für das Kochsalz, das gebräuchlichste chemische Reizmittel, findet dies nun wirklich statt, aber, was wohl zu bedenken ist, erst nach einer ziemlich langen Zeit, während welcher der Nerv allerdings durch den chemischen Eingriff seine Continuität verliert. Eckhard ist daher nicht ganz im Unrecht, wenn er glaubt, dass die Zuckungen eines mit Na Cl Lösung benetzten Muskels während der Dauer des im Nerven aufsteigend fliessenden Stromes nicht unbedingt von ausschliesslicher Reizung der contractilen Substanz herzurühren brauchen, und wenn er voraussetzt, dass dieser Versuch die Muskelirritabilität schwerlich ausser Zweifel zu setzen vermöchte. Ich glaube annehmen zu dürfen, dass die chemische Reizung der Muskeln bisher und auch wohl nicht von Eckhard in der von mir beschriebenen Weise versucht worden ist, und ich glaube daher hier die Competenz derselben um so mehr in Schutz nehmen zu müssen.

Es ist natürlich vor allen Dingen nothwendig, den Verlauf der Nerven in einem dem Versuche dienenden Muskel so genau wie möglich zu kennen, und glücklicher Weise bietet der von mir verwendete Musc. sartorius des Frosches dazu eine vortreffliche Gelegenheit, da derselbe bei kleinen nicht über 2 und 3 Centimeter messenden Thieren seiner ganzen Ausdehnung nach mikroskopisch untersucht werden kann. Man sieht an solchen durch HCl von 0,1 pCt. fast glasartig durchsichtig gemachten Muskeln das Nervenstämmchen etwas unter der Mitte des inneren Randes rechtwinklig zum Verlauf der Primitivbündel eintreten, und gleich darauf sich so theilen, dass zwei stärkere Aeste schräg nach aussen, oben sowohl wie unten, nach beiden entgegengesetzten Enden abgehen. Verfolgt man nun diese Nervenäste weiter, so sieht man, wie die einzelnen Primitivfasern allmälig auseinander treten, oberhalb der Nerveneintrittsstelle, ungefähr in der geometrischen Mitte des Muskels, bisweilen noch wieder zu Plexus sich vereinigen, dann aber unter zahlreichen dichotomischen und trichotomischen Theilungen sich nach und nach dem Auge entziehen. Die Fasern scheinen ferner ausserhalb des Sarkolemms niemals weiter zu gehen, als etwa bis Beginn des oberen und unteren Achtels des Muskels, so dass die beiden äussersten Enden desselben immer für die Länge von einigen Millimetern gar keine Nerven mehr zu enthalten scheinen. Mit Sicherheit lässt sich an diesen Theilen des Muskels entscheiden, dass wenigstens ausserhalb der Primitivbündel keine Nerven mehr existiren. Reizt man also einen Muskel, indem man nur auf den tief unter der Gegend, wo die Nervenröhren sich theilen, gelegenen Querschnitt eine chemische Substanz applicirt, so ist es kaum zu bezweifeln, dass dieselbe, falls sie für den Nerven erregende Eigenschaften besitzt, fast das äusserste, wahre intramusculare Ende desselben trifft. Setzen wir nun den Fall, dass der chemische Reiz wirklich, wie Eckhard meint, sogleich diesen Nerven abätze, so wird doch dazu jedenfalls einige Zeit erforderlich sein, zumal wenn der Vorgang so vollständig erfolgen sollte, dass dieses Nervenstück ganz von seinem centralen Zusammenhang abgelöst würde. Wie man sieht, könnte dies nun recht gut so sein, ohne dass unsere Versuche alle

Beweiskraft verlören, da ja das abgeätzte Nervenstück gar kein Organ mehr besässe, um seine flüchtige Erregung zu äussern, indem es ja gerade so gut durch die Aetzung auch allen Zusammenhang mit der contractilen Substanz verlieren könnte. Die weitere Widerlegung dieser Ansicht würde uns eben dahin führen, Hypothesen als unrichtig zu bezeichnen, welche bis jetzt zum Glück noch von Keinem im Ernste gemacht worden sind, wie z. B. die, dass der im Inneren des Primitivbündels befindliche Nerv am äussersten Ende desselben schlingenförmig umbiege, denn nur so dürfte vielleicht die Eckhard'sche Ansicht zu retten sein. Dieser Mühe glaube ich mich daher überheben zu können. Es wäre eine Absurdität zu denken, dass eine so wenig ätzende Flüssigkeit, wie Salzsäure im Zustande tausendfacher Verdünnung, bei momentaner Berührung mit dem Muskelquerschnitt erst den Nerven von seinem Zusammenhange mit dem oberen Theile abfresse, dann das glücklich erbeutete Stückchen in den Zustand der Erregung versetze, und auf diesem Wege momentan bei der flüchtigsten Berührung eine Zuckung in der ganzen Länge und Breite des Muskels bewirke. Ich stehe somit nicht an, die aufgeführten Versuche als einen schlagenden Beweis für die Existenz der Muskelirritabilität zu bezeichnen, oder besser gesagt, für eine von der Reizbarkeit der Nerven chemisch differente und selbständige Erregbarkeit der Muskelfaser, welche gerade in dem chemisch verschiedenen Bau der beiden Organe ihre Erklärung finden muss.

Nach diesen Erörterungen ist es nicht überflüssig, noch einige Versuche anzuführen, welche freilich nichts wesentlich Neues zu diesem Schlusse mehr hinzufügen können, welche aber die von der Abnahme der Erregbarkeit des Nerven durch den aufsteigenden constanten Strom unabhängig erzeugten Muskelcontractionen noch weiter beleuchten werden. Die Umständlichkeit der Präparation und die Schwierigkeiten, so zierliche Organe, wie den Sartorius mit seinem Nerven, längere Zeit für einen Versuch zu conserviren, bringt es mit sich, dass ohne Aufwand einer übermässigen Zeit nicht alle jene Reizversuche wiederholt werden konnten, deren Resultate ich in meiner früheren Mittheilung über chemische Reizung publicirt habe. Ich kann daher hier nur noch hinzufügen, dass alle Flüssigkeiten, welche ich untersucht habe, und von denen mir die erregenden Fähigkeiten aus früheren Beobachtungen schon bekannt waren, in gleicher Weise auch erregend auf die Muskeln mit gelähmten Nerven wirkten. So erzeugten Lösungen von Chlornatrium, von schwefelsaurem Kupferoxyd, von Chlorcalcium oder von verdünntem Glycerin Zuckungen, welche in den von gewöhnlichen Muskeln erhaltenen ganz zur Seite stellen möchte. Flüssigkeiten, welche bei momentaner Berührung mit dem Muskelquerschnitt keine Zuckungen erzeugen, also z. B. destillirtes Wasser, sind natürlich auch ohne Wirkung für den Sartorius, dessen Nerv durch den Strom gelähmt wird. Aus Wittich's Untersuchungen ist es bekannt, dass das destillirte Wasser aber bei längerer Einwirkung Zuckungen erzeugt, und Schiff hat darüber (Schiff, s. Lehrbuch der Physiologie) bemerkt, dass dieselben von einer Erregung des Nerven herrührten, da sie durch die Anwendung des constanten Stromes beseitigt werden könnten. In der Form, in welcher ich den Versuch angestellt, nämlich beim Eintauchen einer längeren unterhalb des Nerven-Eintritts gelegenen Strecke des Sartorius in destillirtes Wasser, habe ich indessen niemals das Resultat bestätigen können. Nach einiger Zeit begann der Muskel sich zu contrahiren, und wenn ich dann die Kette für den Nerven schloss, erfolgte niemals Ruhe, sondern die Zuckungen blieben nach wie vor bestehen. Bei Oeffnung der Kette markirte sich dann die Oeffnungszuckung sehr scharf von den schwächeren durch die allmälige Einwirkung des Wassers erzeugten fibrillären Contractionen. Ich muss daher in diesem Punkte Wittich beistimmen, dass die durch Wasser hervorgerufenen Zuckungen zum Theil gewiss aus einer directen Muskelreizung abgeleitet werden müssen, bei welcher die Nerven unbetheiligt sind. Ob dagegen letzteres bei Injectionen des Wassers in die Blutgefässe doch stattfinden könnte, mag vorläufig unermittelt bleiben.

Ausser den durch künstliche chemische Reizung hervortretenden Erscheinungen giebt es, wie mir scheint, übrigens noch eine ganze Anzahl sogenannter spontaner Muskelzuckungen, welche durch irgend eine in der Muskelsubstanz selbst liegende, sei es durch Absterben oder durch mechanische Misshandlungen bei der Präparation bewirkte Veränderung begründet sind. Man beobachtet namentlich im Winter, dass Froschschenkel plötzlich nach Durchschneidung ihrer Nerven in den heftigsten Tetanus gerathen,[1]) welcher einige Zeit anhält, um später ein Präparat von sehr geringer Erregbarkeit zu hinterlassen.

In den allermeisten Fällen kann der so entstandene Tetanus nun augenblicklich entfernt werden, wenn der Nerv von einem starken aufsteigenden constanten Strome durchflossen wird; ich habe aber oft gesehen, dass diese Zuckungen auch unzweifelhaft in den Muskeln ohne Vermittelung des Nerven spontan entstanden, da dieselben selbst bei Anwendung sehr kräftiger Ströme und bei einer Anordnung, in welcher der Nerv dicht hinter der oberen negativen Elektrode abgeschnitten war, in unverminderter Energie bestehen blieben. Der Muskel kann also auch ohne künstliche Mittel unabhängig von seinem in ihm liegenden Nerven in Zuckung verfallen, was ich hier schon darum erwähnen möchte, um darauf aufmerksam zu machen, dass die selbständige Reizbarkeit der Muskelfaser auch bei nicht direct darauf gerichteten Untersuchungen wohl berücksichtigt zu werden verdient.

Wie erwähnt, hat Pflüger den Beweis geliefert, dass die lähmende Wirkung des constanten Stromes auch der chemischen Reizung des Nervenstammes, einerlei an welchem Orte sie angebracht wird, ihren Einfluss nimmt. Ich bin so glücklich, einen Versuch anführen zu können, welcher dasselbe Gesetz auch für die letzten Ausbreitungen der Primitivfaser im Muskel darthut. Um Zuckungen durch den Strom verschwinden

---

1) Die Erscheinungen sind, soweit sie von Veränderungen im Nerven herrühren, auch von Pflüger sehr naturgetreu geschildert worden. S. a. a. O. S. 134.

zu sehen, welche durch directe Reizung des Gemisches von Muskel und Nerv erzeugt sind, bedarf es selbstverständlich eines Erregers, welcher nur das eine Glied dieser Combination, nämlich nur den Nerven erregt, nicht aber den Muskel. Erregte der Körper beide, so hätte man eine Zuckung aus doppeltem Grunde, man dürfte also nicht erwarten, durch die blosse Beobachtung den Ausfall der einen Bedingung, nämlich die Eliminirung des Nerven wahrzunehmen, da der Muskel eben fortfahren würde, gegen den ihm selbst zukommenden Reiz zu reagiren. Bis jetzt habe ich erst Eine Flüssigkeit auffinden können, welche wohl den intramuscularen Nerven, nicht aber den Muskel selbst in den erregten Zustand versetzt. Es ist das concentrirte Glycerin, das, wie ich gezeigt habe, vom Nerven aus den heftigsten Tetanus erzeugt, beim Eintauchen des unteren Muskelquerschnittes aber niemals Zuckungen hervorruft. Taucht man den Musc. sartorius hingegen mit einem etwa 3—4 Millim. über seinem äussersten oberen Ende angelegten Querschnitt in concentrirtes Glycerin ein, so sieht man denselben nach einiger Zeit in Zuckungen gerathen, was von weiter dem Ende zu gelegenen Querschnitten aus, also (bei umgekehrter senkrecht herabhängender Lage) bei tiefer gelegenen Punkten, selbst nach stundenlanger Berührung niemals geschieht, aus Gründen, deren Mittheilung ich mir für eine andere Gelegenheit vorbehalte. Hier kommt es nur auf die andere Thatsache an, dass der weiter vom Ursprunge am Os ilium gelegene Querschnitt ohne Ausnahme durch concentrirtes Glycerin erregt werden kann. Die Zuckungen, welche dort entstehen, rühren nun unzweifelhaft von der Erregung der intramuscularen Nerven her, uud zwar ohne alle directe Betheiligung der contractilen Substanz selbst, was durch folgenden Versuch erwiesen wird.

Man richte, wie oben beschrieben, einen Sartorius mit seinem Nerven her, lege etwa 4 Millim. oberhalb des nach unten herabhängenden Endes den Querschnitt an, und lasse diesen die Oberfläche des Glycerins berühren. Anfangs bleibt alles in Ruhe, nach einiger Zeit aber sieht man fibrilläre

Zuckungen eintreten, ganz im Gegensatze zu der die ganze Länge und Breite, kurz alle Dimensionen des Muskels gleichzeitig ergreifenden Zuckung, welche durch andere chemische Reize, z. B. durch verdünnte Salzsäure, entsteht. Sobald diese Contractionen beginnen, schliesse man den Strom für den Nerven, und augenblicklich wird man den Muskel zur Ruhe zurückkehren sehen. Nach Oeffnung des Stromes entsteht die Oeffnungszuckung, welcher sofort die durch das Glycerin bewirkten nachfolgen. Dieselben verstärken sich mit der Zeit immer mehr; der Muskel, welcher anfänglich nur ein leises Flimmern zeigte, biegt sich zuckend bald nach links, bald nach rechts, geräth dann seiner ganzen Breite nach in eine tanzende Bewegung, um schliesslich in wahren Tetanus zu verfallen, und so in den Zustand der Starre überzugehen. Dass die gleich nach der Oeffnungszuckung andauernden Contractionen nichts mit dem Ritter'schen (Oeffnungs-) Tetanus gemein haben, erhellt erstens daraus, dass sie auch ohne Anwendung des Stromes, also bei jeder Form des Versuches erscheinen, und zweitens daraus, dass die Dauer der Ströme in dem Nerven niemals in allen meinen Versuchen so weit ausgedehnt werden konnte, um jenen Tetanus zur Erscheinung kommen zu lassen, da ich anderen Falls hätte fürchten müssen, meinen verzweifelt dünnen Nerven durch das Umsichgreifen der electrolytischen Zersetzung sehr bald zu vernichten. Der Glycerin-Tetanus kann indessen nicht bis zu Ende durch den Strom beseitigt werden, da nach Verlauf einer Minute in der That das einzutreten scheint, was Eckhard so leicht über die Muskelirritabilität hinweghalf, nämlich eine Zerstörung des Nerven, welche einzelne peripherische Enden wirklich der Einwirkung des Stromes entzieht. Nie tritt aber dieser Umstand sogleich ein, bisweilen sogar erst nach mehreren Minuten, wodurch die Annahme derselben experimentellen Calamität bei momentan nach der Reizung erfolgender einmaliger Zuckung in eine noch viel bedenklichere Position geräth. Dass der bezeichnete Umstand übrigens für alle momentan auf den Muskelquerschnitt wirkender vorher beschriebenen Reize ganz ohne Belang ist, erhellt ferner daraus, dass alle jene Körper denselben Erfolg während der Nervenlähmung durch den Strom bewirken, wenn sie an einem beliebigen einerlei ob hoch oder tief unterhalb der Nerveneintrittsstelle gelegenen Querschnitt applicirt werden, in Fällen also, wo die reizende Substanz sehr verschiedenartige Combinationen von Muskel und Nerv in einer Fläche antreffen musste. Gleichzeitig wird damit noch ferner erklärt, dass weiter nach dem centralen Ende des Nerven an einem weniger peripherischen Stück desselben die lähmende Wirkung des constanten Stromes ebenfalls nicht auf den Muskel übergeht, und durch die Uebereinstimmung sämmtlicher an allen verschiedenen Querschnitten gewonnener Resultate tritt es dann deutlich zu Tage, dass die Unterschiede der Entfernung der Nervenenden von der unmittelbar durchflossenen Strecke für die gewählte Stromstärke von gar keiner wesentlichen Bedeutung sein können, dass mithin in allen Versuchen wirklich auch die letzten äussersten peripherischen Ausbreitungen des motorischen Nerven leistungsunfähig gemacht worden seien.

Wir glauben darum jetzt unbedenklich behaupten zu dürfen, dass der constante aufsteigende Strom bei seinem Durchgange durch den Nerven ohne Einfluss auf die Erregbarkeit des Muskels selbst ist, dass derselbe vielmehr nur die Nerven, diese aber bis an ihre äussersten Spitzen unerregbar macht, und dass der so von allem Nerveneinfluss befreite Muskel irritabel, nämlich für mehrere chemische Einflüsse selbständig reizbar sei. Ebenso unzweideutig glauben wir hinzufügen zu können, dass der Muskel die Erregung auch ohne Nerven-Vermittelung von Querschnitt zu Querschnitt seiner eigenen Substanz überträgt, dass also local beschränkte Contractionen innerhalb der Länge eines Primitivbündels bei unversehrten Muskeln niemals stattfinden, und dass der Muskel offenbar mit dem Nerven jene merkwürdige Eigenschaft der Leitungsfähigkeit theilt, welche die Bewegung und Empfindung vermittelnden Apparate des Thierleibes so scharf von allen übrigen Einrichtungen sondert.

III.

Untersuchungen über Bewegungen und Veränderungen der contractilen Substanzen.

I. Ueber die Endigungsweise der Nerven in den Muskeln.

Um die physiologische Leistung eines Muskels kennen zu lernen, ist es durchaus nöthig zu wissen, durch welche Einflüsse seine Thätigkeit erweckt werden könne. Dass in den meisten Fällen der erregte motorische Nerv diese Rolle übernimmt, ist unzweifelhaft, und es ist daher eine der grössten Aufgaben, den näheren Vorgang bei der Uebertragung der Erregung vom Nerven auf den Muskel kennen zu lernen. In so weiter Ferne dieses Ziel auch noch liegen mag, dürfen wir gleichwohl hoffen, den richtigen Weg dahin zu finden. Die anatomische Untersuchung und das Experiment müssen beide den Nerven bei seinem Eintritt in den Muskel verfolgen, es wird sich dann zeigen, ob die eine Methode weiter reicht als die andere. Wir beginnen mit der einfachsten auf Beschauung begründeten:

Anatomischen Untersuchung.

Seit längerer Zeit mit Beobachtungen über Reizung der Muskeln beschäftigt, bin ich bei dem dazu verwendeten Musc. Sartorius des Frosches auf einen so glücklich organisirten Apparat gestossen, dass ich Veranlassung nehmen musste, grade hier die Nervenverbreitung genauer zu studiren. Der Sartorius ist ein Muskel, welcher etwa an seinem mittleren

Dritttheil etwas nach unten zu, an der Seite seines inneren scharfen Randes einen einzigen sehr dünnen motorischen Nervenstamm (a. Fig. 1) empfängt, der in senkrechter Richtung zum Verlauf der Muskelprimitivbündel in denselben eintritt. Schon mit dem unbewaffneten Auge erkennt man, dass der Nerv gleich nach seinem Eintritt mehrfache Theilungen erfährt, aus welcher sehr zarte Fäden hervorgehen, die sich nach beiden Seiten hin allmälig dem Blicke entziehen. Um diese Theilung besser verfolgen zu können, ist es nöthig, das Mikroskop zu Rathe zu ziehen, und da der Muskel selbst im günstigsten Falle, wenn man über äusserst kleine Frösche disponiren kann, an Durchsichtigkeit mit manchen anderen platten Muskeln nicht wetteifern kann, so muss man ihn vorher so zubereiten, dass er diese Eigenschaft in mehr oder minderem Grade erhält. Sartorii von sehr kleinen jungen Fröschen werden nach 24 Stunden in Salzsäure von 0,1 pCt. fast so durchsichtig wie Glas und da diese Veränderung vorzugsweise die contractile Substanz und das Bindegewebe betrifft, so erscheinen die Nerven darin ausserordentlich deutlich als feine weisse Stränge und Fäden, welche mit grösster Leichtigkeit innerhalb des ganzen Muskels verfolgt werden können. Das Bild, das sich an einem so hergerichteten Muskel bei 250facher Vergrösserung entfaltet, ist folgendes: Gleich nachdem der Nerv eingetreten, theilt er sich in 2 Aeste, einen oberen und einen unteren (c), welche in entgegengesetzter Richtung nach den beiden Enden des Muskels hin ihrem Ziele zugehen. Schon sogleich nach der ersten Theilung aber weichen wieder einige Fasern (f. f.) von ihrem ursprünglichen Wege ab, um sich auf die entgegengesetzte Seite zu begeben, und bei der folgenden Theilung der beiden genannten Nervenstämmchen wiederholt sich dieselbe Anordnung zum zweiten Male in der Weise, dass die für die beiden seitlichen Flächen des Muskels bestimmten Fäden manchmal unter Erzeugung wahrer Kreuzungen (xx) auf die entgegengesetzten Seiten übertreten. So entsteht das Bild von Nervenschlingen, in welchen wir nichts weiteres erkennen, als eine hartnäckige Neigung zur Plexusbildung, welche allen Nervenstämmen gemeinsam ist,

Fig. 1. 1)

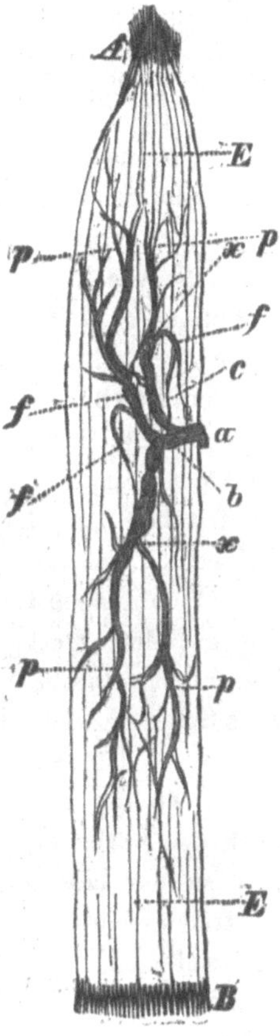

und welche sich bis dicht vor dem Ziele oder dem Endapparate derselben erhält. Seit den folgenreichen Entdeckungen R. Wagner's aber sind alle diese Bildungen ausschliesslich auf das Bereich der Stämme und selbst der intramuscularen Stämmchen verwiesen. Die eigentliche Endigung der motorischen Nerven besteht in Theilungen der einzelnen Primitivfasern, welche sich ohne Mühe in allen Muskeln nachweisen lassen. So ist also auch in dem Sartorius das eben geschilderte Bild der Schlingen auf einen sehr engen Raum beschränkt, indem dasselbe nur in der nächsten Umgebung der Nerveneintrittsstelle beobachtet werden kann. Nach beiden Seiten davon, nach oben und unten also, bei der vorwiegenden Längsdimension dieses Muskels, erkennt das Auge aber ein ganz verschiedenes Verhalten. Die einzelnen aus den Schlingen hervorkommenden Primitivfasern (p. p.) beginnen ihren Weg nun gemeinsam mit den Muskelbündeln, fast parallel zwischen ihnen liegend fortzusetzen, um immer weiter nach den Endpunkten des Muskels zu, jede einzeln in secundäre Röhren durch gabelförmige Theilungen zu zerfallen, häufig unter Bildung von nachweisbaren tertiären Röhren, welche aus

1) Fig. 1. Ein Sartorius $2^1/_2$ Mal vergrössert. Die Zeichnung ist nach mehreren mikroskopischen Bildern zusammengesetzt. A. Die untere spitze Sehne am Kniegelenk. B. Die kurze breite Sehne, mit welcher der Muskel vom Os ilium entspringt.

der Theilung der secundären hervorgegangen. Plötzlich aber verschwinden diese Fasern ganz und das beste Mikroskop zeigt in der Nähe der Endpunkte des Muskels selbst mehrere Millimeter vor denselben (in E.E.), gar keine Nervenelemente mehr. Man wird einwenden, dass die Betrachtung des ganzen unzerfaserten Muskels hier nicht mehr competent sei, und ich habe mich deswegen zur feineren Untersuchung eines anderen Verfahrens bedient. Ich kenne kein besseres Mittel, um die Muskeln mit ihren Nerven klarer vor dem Auge auszubreiten, als die Betrachtung ganz frischer noch zuckungsfähiger Fasern. Ich reisse oder schneide aus dem Sartorius einen langen und schmalen Streifen heraus und isolire die einzelnen Primitivbündel mittelst der Nadel der Art, dass sie alle nur in einem Punkte an einander haften bleiben. So kann man an einem frischen und darum sehr weichen Muskel viele einzelne Primitivbündel sternförmig um einen Punkt herum gruppiren. Ohne eine Flüssigkeit zuzusetzen und ohne das Präparat mit dem Deckgläschen zu bedecken, beschaue ich es hierauf bei starker Vergrösserung und da findet man dann auf's Schönste viele Nervenfasern ganz isolirt zwischen den Muskelbündeln liegen, häufig sogar an den Stellen isolirt, wo die Primitivfasern sich theilen, und wenn das Glück den Suchenden begünstigt, ereignet es sich auch wohl, dass man eine secundäre Faser an ein Muskelbündel heran treten sieht, um mit diesem unter Bildung einer schwachen kolbigen Anschwellung scheinbar zu verschmelzen. Dass diese Verbindung von Muskel und Nerven ziemlich solider Natur sei, konnte ich einige Male dadurch erkennen, dass der Nerv mit dem abgeschnittenen ganz isolirten Muskelprimitivbündel eben so gut in der nachträglich zugesetzten Flüssigkeit (Na Gl von 0,5 pCt.) herumgeschwenkt werden konnte, wie letzteres durch Zerren an der mit dem Nervenstamme noch zusammenhängenden Nervenröhre, ohne dass eine Verknüpfung durch umliegendes Bindegewebe nachzuweisen gewesen wäre. Alle Bemühungen, welche ich angewendet, um in das Muskelrohr hineinzuschauen, blieben indessen erfolglos, da es mir mit keinem Reagens gelingen wollte, den Nerven auf der inneren Seite des Sarkolemms wieder zu finden. Die Beobachtung ganz frischer Froschmuskeln gestattet also einigermassen den Verlauf der Nerven im Muskel zu erkennen, so lange sich jene ausserhalb des Sarkolemms befinden und deswegen sei hier noch hinzugefügt, dass man bei der gewissenhaftesten Durchmusterung aber auch Stellen im Muskel findet, welche niemals Nerven enthalten. Im Sartorius des Frosches ist dies constant der Fall dicht vor den beiden Endpunkten, so zwar, dass der ganze Muskel nervenhaltig befunden wird, mit Ausnahme einer Strecke von 2—5 Mm. für das obere breite Ende von 1—3 Mm. für den unteren spitzen Zipfel, je nach der Grösse des angewendeten Frosches. Dasselbe, was sich hier bei der Zerfaserung dieser Theile zeigt, tritt ebenfalls sehr deutlich bei der Betrachtung des ganzen mit stark verdünnter HCl durchsichtig gemachten Muskels hervor, selbst an grösseren Exemplaren, welche eben so gut untersucht werden können, wenn man sich des einfachen Kunstgriffes bedient, dieselben ihrer ganzen Länge nach mit einem haarscharfen Rasirmesser in 2 Platten zu spalten, was ohne wesentliche Zerreissungen von Muskelbündeln oder Nervenfasern ausgeführt werden kann.

Weit entfernt dem mitgetheilten Befund irgend welche Bedeutung beizulegen, muss ich noch daran erinnern, dass derselbe Niemanden befremden kann, der überhaupt Muskeln auf ihre Nervenverbreitung untersucht hat. Kölliker behauptet sogar gradezu, dass selbst an dem so äusserst nervenreichen, bekannten und von Reichert genauer beschriebenen Brusthautmuskel des Frosches Stellen zu finden seien, wo in grösserer Ausdehnung gar keine Nerven vorkämen[1]), und dass die Nervenverbreitung im Omohyideus des Menschen eine ganz beschränkte, fast nur an der Eintrittsstelle des Nerven gelegene Vorrichtung sei.[2])

---

1) Kölliker, Untersuchungen über die Wirkung der Gifte. Virchows Archiv Bd. X. S. 63.

2) Kölliker, Handbuch der Gewebelehre.

Da die letzten anatomischen Formen, durch welche der Nerv mit der contractilen Substanz verbunden ist, noch nicht bekannt sind, so lässt sich aus dem nicht mehr Sehen oder Aufhören der Nerven, wie es bisher beschrieben ist, nur wenig Verwerthbares für die Physiologie schliessen, und ich habe deswegen alle mögliche Mühe aufgewendet, um das wirkliche intramusculare Ende zu finden. Alle Muskeln der Wirbelthiere zeigten mir immer wieder dasselbe Bild; es war unmöglich andere Nerven als diejenigen ausserhalb des Sarkolemms zu sehen, bei den höheren Wirbelthieren gelang es nicht einmal, den beim Frosch unzweifelhaften organischen Zusammenhang zwischen der Primitivfaser und dem Muskelprimitivbündel isolirt zu erkennen. Das Bindegewebe, welches letztere an einander heftet, ist hier viel derber, und die Isolirung der Bündel ohne sehr kräftig wirkende Reagentien kaum möglich. Trotz alledem gewinnt man leicht die Ueberzeugung, dass alle Nerven markhaltig sind. Entzieht sich die letzte Ausbreitung dem Blicke, so geschieht dies nie der Art, dass man zuerst das Mark verschwinden sieht, vielmehr scheinen sich die doppelten Contouren gleichmässig zu verlieren. Eigenthümliche Form des Bindegewebes, theils geschlängelte, theils straffe, vielfach anastomosirende Fasern, welche in mannichfachen Windungen die Primitivbündel umziehen und welche wohl kaum als künstliche Producte einer ganz homogenen Bindesubstanz betrachtet werden dürfen, scheinen Veranlassung zu der Meinung gegeben zu haben, dass die Nerven in den Muskeln Scheide und Mark verlören, so dass sie zuletzt als nackte Axencylinder zwischen den Primitivbündeln verliefen. Schiff, der dieser Ansicht huldigt, erwähnt übrigens selbst, dass jene nackten Axencylinder sehr leicht mit Bindegewebe verwechselt werden könnten. Da er sich aber jeder weiteren Andeutungen enthält über die Unterschiede, welche ihn selbst beide Formen trennen liessen, so muss seine Angabe gewiss mehr für ein subjectives Bedünken, als für das Resultat einer Untersuchung angesehen werden. Bei den Froschmuskeln sieht man ganz bestimmt, dass der Nerv seine Markscheide nicht verliert, überall, wo man ihn unzweifelhaft an das Sarkolemm herantreten sieht, besitzt er seine ganz unveränderte Structur, ja es scheint sogar, als wenn die Scheide hier meist stärker entwickelt sei.

Wenn ich nicht irre, sind es Meissner[1]) und Munk[2]), welche bei wirbellosen Thieren zuerst ein unzweifelhaftes Durchbrechen des Nerven durch das Sarkolemm beobachtet haben, Thatsachen, welche bisher noch nicht genügend berücksichtigt worden, bei ihrem grossen allgemeinen Interesse.

Die ausserordentliche Durchsichtigkeit der Muskeln vieler Wirbellosen, sowie die lange Dauer ihrer Erregbarkeit bestimmte mich auch bei diesen Thierclassen die Nervenverbreitungen in den Muskeln zu studiren. Durch die herrliche Arbeit Brücke's über das Verhalten der Muskeln in polarisirtem Lichte, in welcher recht augenscheinlich gezeigt ist, bis zu welcher ausserordentlichen Feinheit die Form erkannt werden kann, wenn alle optischen Hülfsmittel mit Geschick dem Objecte angepasst werden, wurde meine Aufmerksamkeit namentlich auf die Muskeln der Käfer hingeleitet. Die contractile Substanz bleibt hier selbst an sehr kleinen isolirten Muskelstückchen so lange im Besitze der Erregbarkeit, und bewahrt ihren durchsichtigen Zustand der Art, dass es ganz überflüssig ist, irgend welche Reagentien anzuwenden, falls man das Innere des Sarkolemms erkennen will. In den tracheenarmen Beinmuskeln von *Hydrophilus piceus* oder von *Oryctes nasicornis* findet man ein Object, das zur Erkennung des Endapparates des motorischen Nerven ungemein geeignet ist. Um unnöthiges Zerreisen der Nervenfasern zu vermeiden, thut man gut, die kleinen Muskelstückchen, welche man unter das Mikroskop bringt, sehr schmal, dafür aber möglichst lang zu nehmen, und dieselben auf dem Objectträger nur sehr schwach aus einander zu zerren. Ein solches Präparat bleibt dann noch mehrere Stunden in demselben Zustande, wie während des Lebens, zumal wenn man es in dem eigenen Blute der Thiere bewahrt.

1) Zeitschr. f. w. Zoologie Bd. V.

2) Göttinger Nachrichten. J. 58. 1.

Alle einzelnen Muskelbündel zeigen die vielfach beschriebenen wellenförmigen Bewegungen der contractilen Substanz, so dass das Bild ein beständig wechselndes wird. Das Sarkolemm ist hier von ausserordentlicher Feinheit und wie es scheint, auch ganz structurlos. Hier und da sieht man aber auf demselben eingezogene krause Stellen, in deren Umgebung sich lappige Anhängsel finden, mit einem oder mehreren blassen Kernen versehen. Es ist nicht zu bezweifeln, dass diese Gebilde die Reste von abgerissenen Nerven sind, sie führten mich zuerst dahin, grade hier auf die Letzteren genauer Acht zu geben, und es ist in der That nicht schwer, in einem mit Schonung hergerichteten Präparat eine Menge von Nerven zu finden, welche man eine grosse Strecke weit über das Gesichtsfeld verfolgen kann, und welche man endlich an den Ort ihrer Bestimmung ankommen, d. h. mit Zurücklassung der Scheide das Sarkolemm durchbrechen sieht. Nicht selten ist es mir gelungen, ein Muskelstückchen so herauszuschneiden, dass dasselbe noch an einem Stück des ansehnlichen Beinnerven hing und beide zusammen dann der Beobachtung zu unterwerfen.

Die Nerven von *Hydrophilus piceus* lassen eine deutliche kernhaltige Scheide erkennen, welche schwach längsstreifig ist und den ziemlich dicken Nerven wie ein straffes Gewand umgiebt. Obgleich die Ansicht sehr verbreitet ist, dass die peripherischen Nerven der Wirbellosen mehr den sogenannten grauen sympathischen Fasern des Wirbelthieres entsprechen, muss ich doch ganz bestimmt hervorheben, dass in den unzweifelhaft motorischen Fasern der Beine bei den Insecten ganz entschieden dunkelrandige, markhaltige Primitivfasern vorkommen, welche die grösste Masse derselben bilden. Es wäre möglich, dass die motorischen und sensibeln Fasern bei den Wirbellosen verschiedene Structur besitzen, wenigstens ist es unzweifelhaft, dass neben den allgemein bekannten grauen Fasern auch häufig breite markhaltige vorkommen, wie beim Flusskrebs nach Haeckel, Remak u. A. oder bei *Lampyris splendidula* nach Leydig. Das im Innern der Scheide liegende Mark ist minder glänzend als das der höheren Thiere, gerinnt auch in weniger seltsamen Formen als bei jenen, es characterisirt sich aber immer sehr deutlich gegen die Scheide hin, wo man eine sehr dicke und breite Linie die Grenze bezeichnen sieht. Nach der Axe der Röhre zu erscheint es schwach granulirt und nur selten sieht man hier bei der Gerinnung nochmals eine zarte dunkle Linie entstehen, welche das Mark von dem Axencylinder abgrenzt. Bei alledem bieten diese Nervenfasern doch immer ein Bild dar, welches sehr viel blasser als bei den Wirbelthieren ist, wenn auch der Strang als Ganzes, in welchem viele solcher Primitivfasern neben und über einanderliegen, gar nicht verkannt werden kann. In einem anderen Punkte weichen indessen die motorischen Nerven der Käfer sehr von denen der höheren Thierwelt ab, das ist in Betreff ihrer ausserordentlich zahlreichen Theilungen. Man sieht bisweilen eine Nervenröhre in weiten Abständen 5 bis 6 secundäre Aeste abgeben, welche nicht selten in rechtwinkliger Richtung die Mutterröhre verlassen. Nach der Peripherie zu werden sie etwas schmaler, wie auch die secundären Nerven nie so breit sind als die Stammfaser. In der Structur dagegen tritt gar keine Veränderung ein, man unterscheidet dicht vor dem Eintritt in das Sarkolemm noch sehr gut Scheide und Mark, ja auch mitunter ohne Anwendung von Reagentien einen verhältnissmässig breiten Axencylinder. Nach dem Durchtritt der Nerven durch das Sarkolemm sieht man auf der inneren Seite des Letzteren bei guter Einstellung in der Regel den nackten Axencylinder als ganz kurzen Stumpf in die contractile Substanz hineinragen, dicht daneben aber eine von der klaren einfach brechenden Grundsubstanz der Muskeln unterschiedene trübe Masse, welche mit einer anderen gleich zu beschreibenden Einrichtung in engster Verbindung zu stehen scheint.

Man erinnert sich, dass Leydig für die Muskeln ein besonderes System von Hohlräumen aufgestellt hat, unter welchem er alle bisher in den Muskel als Kerne oder Muskelkörperchen benannten, von der contractilen Substanz verschiedenen Bildungen zusammenfasste. Diese Lehre hat durch

Kölliker die heftigsten Angriffe erfahren, der seinerseits Leydig's Hohlräume allein auf die Kerne zurückführt, sich selbst aber als den Entdecker wirklicher Lücken bezeichnet, in welchen eine feine körnige Masse eingelagert sei. Es kann nicht darüber gestritten werden, woran der Eine oder der Andere eine Lücke erkannt habe, denn es ist gewiss, dass der Inhalt der Lücke durch irgend etwas von den umgebenden Geweben verschieden in der Lichtbrechung oder Durchsichtigkeit gewesen sein müsse, da man sie sonst eben nicht hätte sehen können. Kommen jene Körnchenreihen Kölliker's nicht in gesonderten Gebilden vor, sondern liegen sie nur einfach in der Muskelsubstanz eingebettet, so ist es schliesslich dasselbe, ob man sagt: eine Lücke mit einem Körnchen darin, oder Körnchen in der umliegenden Substanz. Nach meinen eigenen Beobachtungen kann ich nicht zweifeln, dass alle 3 Dinge constant in den Muskeln vorkommen, nämlich grosse, bläschenartige Kerne, feine reihenweis angeordnete Körnchen und endlich Lücken von verschiedener Grösse, in welchen keine Körnchen liegen — Vacuolen.

Die Vacuolen sieht man vorzugsweise an ganz frischen Muskeln. Sie sind in der Regel spindelförmig, scheinen zuweilen durch einen Canal je 2 oder 3 zusammenzuhängen und verschwinden durch einen mässigen Druck fast alle. Man sieht sie häufig an ganz frischen Froschmuskeln, welche man noch zuckend ohne Deckglas unter das Mikroskop bringt. Legt man das Deckglas auf, so verschwindet der grösste Theil, nur einige wenige bleiben, welche nicht alle dem stärkeren Drucke weichen. Immer aber sind diese Vacuolen, selbst wenn sie beständig bleiben, sehr gut von den Kernen zu unterscheiden durch ihren eigenthümlichen röthlichen Glanz, um so mehr als Froschmuskeln ohne Behandlung mit Reagentien nur sehr schwierig die im Innern liegenden Kerne erkennen lassen. Die Reihen feiner Körnchen, welche Kölliker zuerst beschrieben, finden sich in jedem Muskel überall in seiner ganzen Länge und dürften schwerlich übersehen werden können, wenn man darnach sucht. Bei den Muskeln von *Hydrophilus* oder *Oryctes* sieht man nun von allen diesen Dingen sehr wenig, die grossen bläschenförmigen Kerne sind sehr selten, und auch die feinen Körnchen Kölliker's finden sich nur sehr vereinzelt. Jedes Primitivbündel zeigt dagegen, und zwar während es noch reizbar und ganz unverändert ist eine oder mehrere Reihen von höchst regelmässig angeordneten Körnerzügen, welche, wie es scheint, von Amici, dessen Originalabhandlung mir leider nicht zugänglich ist, genauer berücksichtigt wurden. Diese Gebilde durchziehen das Primitivbündel für mehr oder minder grosse Strecken meist der Art, dass ein Streifen in der Axe und 2 andere am Rande hart unter dem Sarkolemm liegen, zwischen welchen sich hie und da Anastomosen befinden, aus denen manchmal noch ein 4ter Streifen hervorgeht.

Die Abbildungen werden besser als jede Beschreibung die Beschaffenheit dieser Organe darstellen. Man sieht eine Reihe von schwach vierkantig verdrückten kernartigen Körpern hinter einander liegen, durch Zwischenräume getrennt, welche von sehr verschiedener Länge sind, zuweilen die Grösse der Körperchen (etwa 0,003''') um das 4fache übertreffen, häufig aber auch so gering sind, dass 2 Körperchen sich fast unmittelbar berühren. Diese Räume werden dadurch sichtbar, dass in ihnen eine Substanz liegt, welche von der contractilen Materie des Muskels verschieden aussieht, nämlich weniger klar und schwach granulös oder staubig. Ob die reihenweis angeordneten Körner, an welchen man nur sehr selten etwas dem Kernkörperchen Analoges sieht, mit den zwischen ihnen liegenden trüben band- oder canalartigen Räumen von einer Membran umschlossen sind, lässt sich nicht sagen, wohl aber sieht man zuweilen eine Reihe solcher Körner aus dem Querschnitt des Primitivbündels herausragen, wenn auch meist so, dass eine diffuse Masse von coagulirter Muskelsubstanz darum herumliegt. Beim Zusetzen von sehr verdünnter Salzsäure oder einer äusserst schwachen Kalilauge, welche die Insectenmuskeln fast bis zum Verschwinden durchsichtig machen, erkennt man die geschilderten Bildungen besonders deutlich, namentlich bei kurzer Einwirkung des Reagens. Nach längerer Zeit leidet die Deutlichkeit aber ebenso wie die der Muskelsubstanz selbst. Durch diese Behandlung werden die Körner etwas runzlicher, was indessen zum Theil von der Zusammenziehung der Muskeln herrühren mag. Man sieht z. B. häufig, dass beim Uebergleiten einer Contractionswelle über das Primitivbündel, oder bei der allmäligen Formveränderung während des Eintritts der Todtenstarre die Zwischenräume zwischen den Körnern breiter und kürzer werden, und auch diese selbst ihre Form etwas ändern. In diesem Zustande bringen sie eine Erscheinung hervor, als ob in dem quergestreiften Muskel Bänder mit noch breiteren Querstreifen lägen.

Wie sich nachweisen lässt, stehen die beschriebenen Organe mit den das Sarkolemm durchbrechenden Nervenfasern in Verbindung, im innigen Contacte. Jedes Mal, wenn man einen Nerven in das Sarkolemm eintreten sieht, findet man ihn gewöhnlich unmittelbar da, wo grade unter dem Sarkolemm ein solcher Körnerzug entlang läuft. Von dem Axencylinder sieht man dann, wie erwähnt, nur einen kurzen Stumpf, er scheint selbst granulös zu werden und in diesem Zustande identisch zu sein mit der zwischen den Körnern liegenden Zwischensubstanz. Im Falle der Axencylinder nicht an einer solchen Stelle eintritt, gelingt es bisweilen dadurch über sein Verbleiben Auskunft zu erhalten, dass das Muskelprimitivbündel an diesem Orte auseinanderreisst, wo man ihn dann mit einer kurzen Biegung an eine mittlere Körnerreihe sich anschliessen sieht.

Nach dem Vorgebrachten wird nun wohl die Annahme berechtigt sein, dass die Körnerreihen der Insektenmuskeln nichts anderes sind, als Ausbreitungen des wahren intramuscularen Axencylinders der motorischen Nervenfasern. Die allerletzte Endigung dieser Apparate besteht darin, dass die reihenförmig angeordneten Körner immer kleiner und kleiner werden, bis endlich das Auge die in regelmässiger Anordnung mit den Disdiaklassen durchsetzte contractile Substanz nicht mehr von den äussersten Spitzen zu trennen vermag. Erwähnt mag noch werden, dass eine einzige motorische Nervenfaser durch mehrere secundäre Aeste mit ein und demselben Muskelprimitivbündel auf diese Weise in Verbindung treten kann.

Welches Organ bei den Wirbelthieren die Vermittlung zwischen dem Nerven und dem Muskel übernimmt, ist noch vollkommen unbekannt. Möchten die Histologen diese die ganze Nerven- und Muskelmechanik auf's Tiefste berührende Frage einer baldigen Entscheidung entgegen bringen. Es wäre möglich, dass ein Theil der bisher als Kerne oder Hohlräume beschriebenen Formen für die Erkenntniss des intramuscularen Nerven einen Anhalt geben könnte. Wer dieselben einer nähern Betrachtung unterwirft, wird finden, dass grosse Verschiedenheiten darunter existiren. Es giebt ganz platte, olivenförmige, schraubenartig gedrehte und gerunzelte, matt granulirte und dabei sehr blasse Kerne. In den feinen vielfach verästelten Muskeln der Froschzunge kommt sogar eine Art von centralem Canal vor, der platte, wie Scheiben über einander geschichtete Kerne oder „Körner" enthält, bei denen eine gewisse Aehnlichkeit mit den Körnerreihen der Insectenmuskeln unverkennbar ist. Dasselbe sieht man auch mitunter bei den Fasern des platten Brustmuskels der Frösche.

In Uebereinstimmung mit der beim Frosch am Sartorius sich darstellenden Weise, verhalten sich auch die wirklich innerhalb des Sarkolemms befindlichen Nerven bei Insecten. Hier wie dort ist der Muskel in der Nähe der Nerveneintrittsstelle ungemein reich an Nervensubstanz, während weiter davon entfernt, nach beiden Richtungen hin die Nerven verschwinden, so dass die anatomische Untersuchung eine auffallende Armuth oder sogar ein gänzliches Fehlen der Nerven für gewisse Theile des Muskels oder des einzelnen Primitivbündels ergiebt.

Nach dieser anatomischen Darstellung will ich jetzt versuchen zu zeigen, wie die

Experimentelle Untersuchung

ebenfalls auf denselben Gegenstand ihr Ziel richten kann. Sicherlich giebt es keine physiologische Aufgabe, welche nicht auch von dieser Seite angegriffen werden könnte. Die mannichfache Abwechselung, welche die künstliche Veränderung der natürlichen Bedingungen gestattet, worin doch nur das Experiment besteht, dient auch hier zu einem sicheren Führer und Prüfstein. Wir schliessen uns zu dem Ende hier ganz an Das an, was die Anatomie lehrt, und beginnen Schritt für Schritt den Nerven bei seinem Eintritt in den Musc. Sartorius zu verfolgen.

Ein sehr einfacher Versuch beweist zunächst, dass die Punkte des Sartorius in der Nähe der Nerveneintrittsstelle in wirksamer Verbindung mit dem motorischen Nerven sind. Man braucht eben nur allmälig Stücke von beiden Enden des Muskels abzuschneiden, um zu finden, dass das jedesmal gewonnene Mittelstück durch schwache elektrische, chemische oder mechanische Reizung des Nervenstammes zur Contraction gebracht werden kann, und dass selbst das kleinste Muskelstückchen, welches man dem Nerven ohne Zerstörung der Theile anhaften zu lassen vermag, ganz dasselbe Phänomen zeigt. Es kann also kein Zweifel darüber sein, dass der Nerv bei seinem Eintritt in das Paquet von Muskelprimitivbündeln sofort zur Herrschaft über dieselben gelangt, dass also die erforderliche Verknüpfung von Muskel und Nerv nicht ausschliesslich an die beiden Enden des Sartorius verlegt ist, bei welchen sich sogar sehr wesentliche Verschiedenheiten gegenüber der Anordnung in dem Mittelstück nachweisen lassen.

J. Rosenthal hat den interessanten Nachweis geführt,[1]) dass der motorische Nerv viel leichter durch geringere elektrische Stromesschwankungen erregt werden kann, als der Muskel selbst bei directer Reizung, dass der Nerv nämlich erregbarer ist als der Muskel. Bei ausschliesslicher Anwendung des elektrischen Reizes darf also von vornherein vor-

1) Moleschott's Untersuchungen z. N. d. M. u. d. Th. 1857.

ausgesetzt werden, dass ein Muskel, welcher viele intramusculare Nerven enthält, erregbarer sei, als ein anderer, welcher deren weniger besitzt, oder dass ein und derselbe Muskel von den Punkten aus leichter zur Zuckung veranlasst werden könne, wo er reich an Nerven ist, als von solchen, wo dies nicht der Fall ist. Die Voraussetzung bestätigt sich nun für den Sartorius des Frosches in auffallender Weise.

Wir legen den sorgfältig präparirten und ohne jede Verletzung, selbst ohne Anlegung eines Querschnittes isolirten Muskel, welcher nach unten von seiner spitzen Sehne am Kniegelenk, nach oben von seinem sehr kurzen und breiten sehnigen Ansatze am Os ilium begrenzt ist, auf die durch 2 feine Platindrähte gebildeten Elektroden der secundären Spirale des du Bois'schen Schlittenelektromotors. Die Anordnung ist der Art, dass die constant um 2 Mm. von einander entfernten parallelen Elektroden (eeee Fig. 2), welche der Bequemlichkeit wegen mit halber Dicke in eine feste Guttapercha- oder Glasplatte eingelegt sind, dem Muskel etwas oberhalb der Nerveneintrittsstelle anliegen (in a), und zwar in einer zum Verlauf der Faserung senkrechten Richtung. Nach dem Vorgange Rosenthal's entfernen wir nun die secundäre Spirale des Inductionsapparats, dessen Elektromotor in einem Grove'schen Element besteht, so weit von der primären Rolle, dass das Hinwegräumen einer in den secundären Kreis vor dem Muskel angebrachten Nebenschliessung keine Zuckung verursacht. Während der Apparat in Thätigkeit bleibt, wird nun die secundäre Spirale langsam an die primäre angeschoben und erst dann in Ruhe gebracht, wenn der Muskel die ersten Spuren von

Fig. 2.

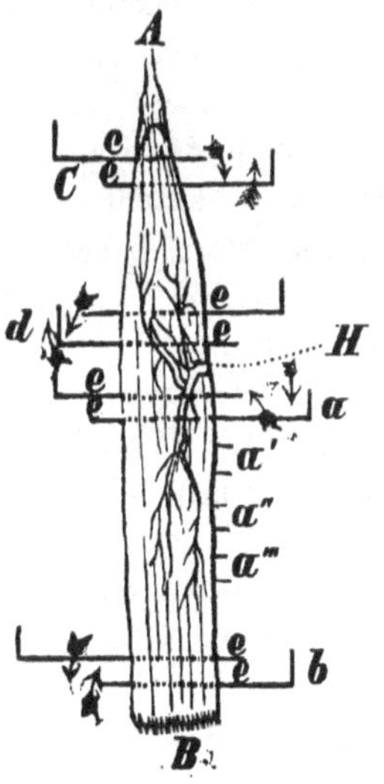

Zuckungen zeigt. Für den Fall, dass die Präparation ohne Fehl war, dass der verwendete Frosch sich in den günstigsten Umständen befand, beginnen diese Zuckungen sogleich in der ganzen Länge und Breite des Muskels, während anderen Falls die Zuckungen nur fibrillär sind, wenn der Werth der durch die jedesmalige Stellung der secundären Rolle bedingten Stromesschwankungen diejenige Grösse erreicht, bei welcher zuerst Reizung erzielt wird. Jetzt lege man den Muskel statt mit irgend einer Stelle seiner Mitte mit einer dicht vor dem oberen Ende gelegenen Strecke (b) auf die Elektroden und lasse denselben Reiz durch Aufhebung der Nebenschliessung einwirken. Ohne Ausnahme entsteht nun in diesem Falle niemals Zuckung, die Erregung ist für diese Anordnung nicht mehr ausreichend und man ist in der Regel genöthigt, die secundäre Rolle noch um mehrere Centimenter der primären zu nähern, um Zuckung zu erhalten, welche dann aber ebenfalls sogleich über die ganze Länge des Muskels sich verbreitet. Der erste Einwurf, welcher sich hier nun entgegenstellt, besteht darin, dass der Musc. Sartorius schwach pyramidal geformt ist, und dass seine breitere Basis am oberen Ende liegt, während die Spitze der Pyramide vom unteren Ende eingenommen wird. Bei näherer Betrachtung überzeugt man sich aber, dass der Querschnitt des Muskels fast von der Stelle des Nerveneintritts an, bis zum oberen Ansatze hin nahezu derselbe bleibt, und dass die pyramidale Zuspitzung erst unterhalb des Hilus (H) beginnt. Der grössere Querschnitt und die dadurch bedingte geringere Stromdichte in den einzelnen Punkten des oberen Muskelstücks kann also nicht gut der Grund sein für die Nothwendigkeit stärkerer Inductionsschläge, wenn Zuckung eintreten soll. Da die Messung des frischen Muskelquerschnitts indessen mit erheblichen Schwierigkeiten verknüpft ist, so kommt es erwünscht, dass der Versuch auch unter den entgegengesetzten Umständen stets denselben Erfolg darbietet. Um dies zu zeigen legen wir statt der oberen breiten Basis der Muskelpyramide die untere Spitze (c) derselben, deren Querschnitt vielleicht nur die Hälfte von dem der

Mitte des Muskels entspricht, auf die Elektroden, und eben so ausnahmslos findet sich auch dann, dass der Abstand zwischen den beiden Spiralen des Inductionsapparats vermindert werden muss, um Zuckung zu erzeugen, wenn derselbe grade so gross war, dass der Muskel bei Anlegung der Elektroden auf seine mittleren Punkte (d) mit den ersten Anfängen der Zuckung antwortete. Die Differenz ist bei dieser Abänderung des Versuchs natürlich nicht so bedeutend, wie bei dem Vergleiche zwischen der Mitte und dem oberen Endstück, sie beträgt aber immer mindestens die Grösse eines Centimeters, um welchen der Abstand der beiden Inductionsrollen verkürzt werden muss. Man könnte geneigt sein, diese Thatsachen mittelst einer durch die 3 Reizversuche allmälig verminderten Erregbarkeit des Muskels zu erklären, wenn nicht dagegen der Umstand spräche, dass das Resultat dasselbe bleibt, gleichviel ob die Reihenfolge der 3 Versuche auf jede beliebige Weise verändert wird, so wie die andere Thatsache, dass die Abnahme der Erregbarkeit eines zu vielen Versuchen benutzten Muskels innerhalb einer Viertelstunde durch diese relativ grobe Methode kaum zur Wahrnehmung gebracht werden kann.

Die geringere Erregbarkeit der beiden Endstücke des Muskels im Vergleich zu den mehr in der Mitte gelegenen Punkten stimmt nun in auffallender Weise überein mit dem durch das Mikroskop wahrscheinlich gemachten Mangel der Nerven in jenen Theilen; es sind aber bei diesem verwickelten Gegenstande noch so viele andere Möglichkeiten denkbar, dass es gut sein wird, alle Erklärungen herbei zu ziehen, welche nur irgend auf die vorliegenden Erscheinungen angewendet werden können. Meiner Meinung nach giebt es 3 Umstände, welche Unterschiede in der Erregbarkeit für verschiedene Punkte eines und desselben Muskels bedingen können, und welche alle zusammen grade am Sartorius besonders deutlich sich ausprägen müssen. Der Muskel sowohl wie der Nerv sind beide erregbar, und der Grad der Erregbarkeit der Combination von Muskel und Nerv ist daher nothwendig abhängig von der Grösse der Erregbarkeit dieser beiden Factoren. Da nun in dem Sartorius, von der Eintrittsstelle des Nerven bis zu seinem oberen Ende hin, die contractile Substanz nahezu auf allen Querschnitten sich gleich bleibt, so können in diesem Theile des Muskels Unterschiede nur bedingt sein durch eine grössere oder geringere Menge der zwischenliegenden Nerven, ausserdem aber nur durch qualitative Verschiedenheiten der contractilen Substanz selbst, oder durch eben solche Unterschiede der Nervensubstanz. Es ist leicht nachzuweisen, dass der erstere Umstand wirklich stattfindet. Dort, wo der Nerv eintritt, ist der Muskel sehr reich an Nerven, und da diese allmälig mit den Primitivbündeln in Verbindung treten, so nimmt die Zahl der Nerven in den von unten nach oben hin der Reihe nach angelegt gedachten Querschnitten allmälig ab. Es ist ferner im höchsten Grade wahrscheinlich, dass die von Pflüger und Rosenthal entdeckte Abnahme der Erregbarkeit der motorischen Nerven nach der Peripherie zu, auch für die intramuscularen Aeste gilt, und daraus allein würde es erklärlich werden, warum der Sartorius an einem von der Nerveneintrittsstelle entfernteren Punkte weniger erregbar ist, als an einem diesem näher gelegenen. Bis zu einem gewissen Grade kann der Werth dieser beiden Umstände für die Erregbarkeit des Sartorius erkannt werden, indem man die Grösse der Reizung an den verschiedensten Punkten so genau als möglich zu schätzen sucht; die 3te Möglichkeit, dass die contractile Substanz selbst nicht an allen Orten gleich erregbar sei, fällt von selbst, wenn nachgewiesen werden kann, dass ein Muskel, der durch irgend ein Mittel seiner Nerven beraubt worden, keine Punkte verschiedener Erregbarkeit mehr darbietet. Ich hoffte, durch die nachfolgenden Versuche eine richtige Vorstellung aller Verhältnisse geben zu können.

Um ein genaueres Maass für die Erregbarkeit zu haben, wird die Reizung nicht durch Inductionsschläge, sondern durch Schliessung und Oeffnung einer constanten Kette ausgeführt, deren Stromstärke durch einen zur Nebenschliessung angeordneten Rheochord beliebig abgeschwächt werden kann.

Der Muskel wird ebenfalls wieder auf die in eine Glasplatte eingelassenen, um 2 Mm. einander genäherten Elektroden gelegt, und die Schliessung und Oeffnung der Kette mittelst eines in ein Quecksilbernäpfchen getauchten verquickten Kupferhakens bewerkstelligt. Bei dieser Einrichtung des Versuches und bei Anwendung von einem Grove'schen Element, erhielt ich durchschnittlich bei den meisten Muskeln eine Differenz von 30 Ctm. des 0,5 Mm. dicken Neusilberdrahtes am Rheochord, um welche der eingeschaltete Draht vermehrt werden musste, wenn der Rheochordschieber zu Anfang des Versuches so stand, dass grade Zuckung von einem 1 Mm. oberhalb der Nerveneintrittsstelle gelegenen Punkte aus erhalten war, und wenn dann die Elektroden dem oberen, 1 Mm. vor dem Ende gelegenen Theile des Muskels angelegt wurden. Also abermals dieselbe Differenz in der Erregbarkeit für dieselben Muskel-Abtheilungen wie vorher. Sehen wir zu, ob alle diese Erscheinungen aus der absteigenden Curve der Erregbarkeit der motorischen Nerven vom Centrum nach der Peripherie zu erklärt werden können. Unter dieser Voraussetzung müsste die Erregbarkeit des Muskels von dem Hilus nach den beiden Enden zu auch allmälig abnehmen entsprechend der Gestalt jener Curve. Das ist aber durchaus nicht der Fall. Zur Vereinfachung soll nur die Strecke zwischen dem Hilus und dem oberen Ende (B) betrachtet werden. In a (Fig. 2) ist die Erregbarkeit am grössten, in a' aber wird sie allerdings geringer, so dass die Differenz am Rheochord nicht selten 10 Ctm. beträgt. Verschiebt man jetzt die Elektroden von a' durch a'' nach a''', so ist das Minimum der Reizung für alle diese Strecken durchaus dasselbe, sehr geringe Differenzen abgerechnet, welche sich gewiss aus ganz geringen Schwankungen der Grösse des Muskelquerschnitts erklären lassen. Nie betragen diese Differenzen zwischen den innerhalb a' und a'' gelegenen Stellen an dem Drahte des Rheochords mehr als 2 bis 3 Ctm. Augenblicklich aber, so wie die Elektroden a''' überschreiten, stösst man auf den Theil des Muskels, wo die Erregbarkeit plötzlich abfällt, wo bis 20 Ctm. neuen Neusilberdrahts vor dem Schieber des Rheochords gelegt werden müssen. Von a''' bis zu dem sehnigen Ende B bleibt dann die Erregbarkeit abermals wieder in allen Punkten dieselbe.

Man frägt sich, woher es komme, dass bei dem zweifellosen Ansteigen der Curve der Erregbarkeit des Nerven nach dem Cerebrospinalcentrum zu die Erregbarkeit in a', a'' und a''' gleichbleiben können und man könnte glauben, dass die für die extramuscularen Nerven gefundenen Thatsachen keinen Schluss auf ein analoges Verhalten der intramuscularen Aeste gestatten. Es möchte aber dabei wohl zu bedenken sein, dass die Erregbarkeit eines gegebenen Muskelstücks, selbst für den Fall, dass das Minimum der Reizung nur den darin eingebetteten Nerven treffe, nicht von der Zahl der Nervenprimitivfasern abhänge, welche sich nach Reichert's Untersuchungen am Brusthautmuskel des Frosches, von der Nerveneintrittsstelle aus ganz beträchtlich vermehrt, was ich für den Sartorius durchaus bestätigen kann. Diese Vermehrung der Angriffspunkte, welche der Nerv durch die Theilung der Primitivfasern darbietet, dürfte dann wohl mindestens hinreichend sein, um seine Abnahme der Erregbarkeit gegen die Peripherie hin auszugleichen, vielleicht könnte sie wohl gar das Umgekehrte bewirken, wenn nicht eine ansehnliche Menge der Fasern schon vorher, nahe am Hilus, in der contractilen Substanz ihr letztes Ende fände. — Durch den Umstand, dass die Erregbarkeit des Muskels auf längere Strecken fast dieselbe bleibt, sei es da, wo Nerven zu sehen sind, oder da, wo das Mikroskop keine nachzuweisen vermag, sind also die Annahmen nahezu beseitigt, welche die Unterschiede in der Erregbarkeit zwischen je 2 derartigen Strecken auf Differenzen in der Nervenbahn selbst oder in der contractilen Substanz allein beruhend erscheinen lassen konnten. Es bleibt jetzt nichts übrig als den Grund zu suchen in der absoluten Vertheilung der Nerven, und zwar im Anschluss an die anatomische Beobachtung, in dem gänzichen Fehlen der Nerven an den Enden des Sartorius. Folgendes ist der Versuch, der mir dies auf's Schlagendste zu beweisen scheint.

Ich richte einen Sartorius im Zusammenhange mit einer längeren Strecke seines Nerven her, und brücke den letzteren über die Zinkelektroden einer kräftigen 4—6 gliedrigen kleinen Grove'schen Kette, deren Strom den Nerven hart vor seinem Uebergange in den Muskel in aufsteigender Richtung durchfliesst.[1]) Auf diese Weise können wir uns beliebig einen Muskel verschaffen, dessen Nerveneinfluss so gut wie eliminirt ist, wenn die Reizung eine bestimmte Grenze nicht übersteigt. Die letztere wird an dem Sartorius jetzt wieder ebenso wie vorher bewerkstelligt, mittelst Schliessung und Oeffnung des Stromes von einem Grove'schen Element, das durch den Rheochord unvollkommen geschlossen erhalten wird. Der Muskel befindet sich in dem Zweigstrome des Rheochords innerhalb desselben die Schliessung und Oeffnung durch Eintauchen und Herausziehen eines verquickten Kupferhakens aus einem mit dem einen der beiden Leitungsdrähte verbundenen Quecksilbernäpfchen geschieht. Die auf 2 Mm. constant genäherten Platindrahtelektroden dienen wiederum für die directe Muskelreizung; sie werden dem Muskel zuerst in a (Fig. 3) angelegt, und dem Strome die durch die Pfeile bezeichnete mit dem constanten Strome

Fig. 3.

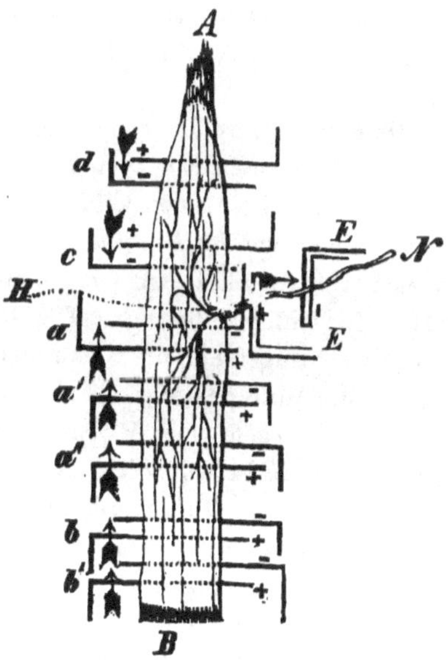

1) Näheres über die Präparationsmethode und die Apparate in meiner Mittheilung über Muskelzuckungen ohne Betheiligung der Nerven.

im Nervenstamme gleiche Richtung gegeben. Im Muskel ist der Strom also absteigend von dem oberen Ursprunge B nach dem unteren Ansatze A hin, während er in dem intramuscularen Nerven aufsteigend ist. Zur Vermeidung von Einwänden sei noch erwähnt, dass die Anlegung irgend eines gleichartigen metallischen Bogens an den Muskel keine Zuckung erzeugte, während der starke constante Strom in dem Stamme des Nerven kreiste.

Der Kreis der 6gliedrigen Säule sei nun geöffnet, der Nerv also nicht im Zustande des Elektrotonus, womit der Versuch beginnt. Durch Hin- und Herschieben des Rheochordschiebers wird nun diejenige Stromstärke gesucht, bei welcher der Muskel durch Schliessung und Oeffnung grade zu zucken beginnt. Ist es geglückt, Alles so einzurichten, dass der Muskel fast in seiner ganzen Breite und Länge bei einer bestimmten Stellung grade deutlich zu zucken beginnt, so wird die Länge des eingeschalteten Neusilberdrahts gemessen und notirt.

Verschiebt man sodann die Platinelektroden von der Mitte des Muskels nach dem oberen Ende desselben, von a nach b, so zeigt sich, was nach dem Vorhergehenden keiner weiteren Erörterung bedarf, dass die Länge des Neusilberdrahts für diese Anordnung vermehrt werden muss, um jetzt abermals Zuckungen hervorzurufen. Die Differenz beträgt im Durchschnitt immer etwa 30 Ctm. Wir bringen nun die Elektroden wieder auf ihre vorige Lage in die Mitte des Muskels zurück (nach a) und lassen nun durch Umlegen einer Pohl'schen Wippe den Strom der constanten Kette plötzlich in den Nervenstamm hereinbrechen. Hat der Rheochordschieber wieder denselben Platz wie zu Anfang des Versuchs erhalten, so tritt durch Schliessung und Oeffnung des 2. Kreises jetzt keine Zuckung mehr ein. Der Muskel bleibt ganz in Ruhe, da die Schliessung des Stromes für den Nerven bei aufsteigender Richtung keine Schliessungszuckung erzeugt. Durch Probiren mittelst Verrückung des Rheochordschiebers wird diejenige Länge des eingeschalteten Neusilberdrahts gefunden, bei welcher der Muskel jetzt zum Zucken kommt, und diese entspricht wiederum etwa der Verlängerung um durchschnittlich 30 Ctm. unter den angegebenen Umständen. Wird der Rheochordschieber jetzt abermals auf seine ursprüngliche Lage zurückgebracht, und die Platinelektroden nach dem oberen Ende b des Muskels verrückt, so entstehen begreiflicher Weise jetzt ebenfalls keine Zuckungen, sondern der Schieber muss weiter von der Theilungsstelle des Stromes entfernt werden. In der Regel zeigt sich hier dann, dass der Muskel auch bei dieser Elektrodenlage zum Zucken kommt, und zwar fast genau bei derselben Stellung des Schiebers, bei welcher Schliessung und Oeffnung an jedem beliebigen anderen Puncte in der Länge der Primitivfasern Zuckung erzeugt. Der Fall tritt am reinsten und deutlichsten ein, wenn die Erregbarkeit sämmtlicher einzelnen Primitivbündel nahezu gleich ist, wenn also die ersten Anfänge der Zuckung sich nicht blos hie und da zeigen, also nur fibrilläre Zuckungen bei dem Minimum der Reizung eintreten, sondern wenn der ganze Muskel sogleich zu zucken beginnt. Der Strom für den Nerven wird nach beendetem Versuch geöffnet, worauf die Erscheinungen mit der Oeffnungszuckung abgeschlossen sind.

Derselbe Versuch kann nun auch so wiederholt werden, dass der untere Abschnitt des Sartorius H. A. Fig. 3 auf den Platinelektroden verrückt wird, wofür dem Strome durch Umlegen eines Commutators die aufsteigende Richtung im Nerven und Muskel zugleich gegeben werden muss. Das Resultat ist dann natürlich nicht genau dasselbe, da der Muskel beim Aufliegen auf den Elektroden nahe an dem sehnigen Ende (bei d) schon zuckt, wenn der Rheochordschieber so placirt ist, dass die in c oder a angelegten Elektroden noch keine Zuckungen erzeugen, vorausgesetzt, dass der Elektrotonus des Nerven nur den Rest der Erregbarkeit des Muskels zur Erscheinung kommen lässt. Das Resultat erklärt sich daraus, dass das untere spitze Ende des Sartorius eben einen so viel geringeren Querschnitt besitzt als die Mittelstücke c und a. In dem Versuche spiegelt sich also die reine Erregbarkeit der contractilen Substanz wieder, welche ganz unabhängig von dem Nerven ist und derselbe beseitigt unmittelbar die Annahme, dass die verschiedene Erregbarkeit einzelner Muskelpartien in Differenzen der contractilen Substanz selbst gelegen seien.

Die Sache ist also kurz folgende. Der Muskel, welcher erregbare Nerven enthält, zeigt in Uebereinstimmung mit der Nervenverbreitung Punkte verschiedener Erregbarkeit. Bei dem Sartorius (She. Fig. 3) ist dieselbe am grössten in a, sinkt darauf etwas oberhalb a und bleibt dann wiederum gleich in a' und a''. Weiter nach dem Ende zu in b sinkt dann die Erregbarkeit beträchtlich und bleibt von dort an wieder dieselbe bis b'. Alle diese Unterschiede fallen plötzlich weg, wenn die im Innern liegenden Nerven durch den constanten Strom, welcher den Stamm N bei EE durchfliesst, gelähmt werden. Ein bestimmtes Minimum der Reizung genügt, um den Muskel nunmehr von allen Punkten aus in Zuckung zu versetzen und zwar ist dieses Minimum gleich mit dem Werth der Reizung der vorher für die Orte b und b' gefunden war. Die Gesammterregbarkeit des Muskels wird also durch den Elektrotonus im Nerven nur herabgesetzt bei a, a' und a'', bleibt aber in b und b' dieselbe, so dass der lähmende Strom über ein grosses Muskelgebiet gar keinen Einfluss hat.

Es ist natürlich, dass die lähmende Wirkung des aufsteigenden constanten Stromes mit zunehmender Entfernung von der unmittelbar durchflossenen Stelle an Macht verliert, und da diejenige Muskelpartie, welche der in EE kreisende Strom nicht mehr beeinflusst, grade am weitesten nach der Peripherie zu gelegen ist, so könnte man meinen, dass der Erfolg des Experimentes einfach darin seinen Grund habe. Diese Vorstellung ist indessen nicht richtig, denn wie sollte es sonst kommen, dass die Erregbarkeit in aa' und a'' dieselbe wird; weshalb machte sich nicht schon dieser Umstand zwischen H und a'' geltend. Bei dieser Sachlage, sowie bei der ganz constanten Thatsache, dass der lähmende Strom im Nerven ebenfalls auf die Erregbarkeit der unteren so viel näher gelegenen Muskelspitze d gar keinen Einfluss auszuüben vermag, zeigt sich klar, dass hier ein ganz anderer

Grund vorhanden sein müsse, und dieser Grund kann in nichts anderem bestehen, als darin, dass die Nerven einfach nicht bis an die beiden Enden des Muskels hinreichen. So oft ich auch die angegebenen Versuche wiederholt habe, immer haben sich mir dieselben Verhältnisse dargestellt. Der Eckhard'sche Versuch gelang nie an den beiden Enden des Sartorius, gleichviel wie mächtige constante Ströme auch durch den Nervenstamm gesendet werden mochten, und immer wurde die Erregbarkeit der übrigen Muskeltheile, nahezu der seiner Enden gleich, wenn den Veränderungen des Querschnitts Rechnung getragen wurde.

Ich muss hier erwähnen, dass zum guten Gelingen der Versuche eine höchst sorgfältige Präparation nothwendig ist, namentlich muss man darauf achten, dass der Muskel an seinem Ende B nicht verletzt werde, sondern dass er hier überall von seiner Sehne begrenzt bleibe. Die Letztere ist sehr kurz und es ist daher anzurathen, sie nicht zu durchschneiden, sondern lieber den Muskel so zu isoliren, dass man ein Stück des Beckens abschneidet, an welchem man den Muskel ausserdem immer noch besser anfassen kann. Wird diese Vorsicht versäumt und werden Muskelfasern verletzt, so sinkt die Erregbarkeit von der Schnittwunde aus in eigenthümlicher Weise, und man kann nicht verlangen, dass die übrigen Fasern mit den verletzten gleiche Eigenschaften besitzen werden. Am besten gelingen die Versuche, wenn namentlich die Erregbarkeit des Muskels in seiner ganzen Breite dieselbe ist, ich habe sie so eintreffen sehen, dass bei der Elektrodenlage in a während der Dauer des constanten Stromes im Nerven die Lage des Rheochordschiebers ganz genau gleich sein musste derjenigen, bei welcher von b und b' aus zuerst Zuckung entstand. Wenn der Neusilberdraht um ein ganz Geringes verkürzt, also der Widerstand in der Nebenschliessung vermindert wurde, blieben an beiden Stellen die Zuckungen aus.

Fassen wir jetzt zusammen, was die anatomische und experimentelle Untersuchung für die Nervenverbreitung am Sartorius ergeben, so stossen wir auf eine ausserordentliche Uebereinstimmung in den Resultaten beider Methoden. Die Erregbarkeit des Muskels steht im engsten Zusammenhange mit seiner Nervenverbreitung. Ich unterscheide demnach an einem Sartorius 5 verschiedene Zonen. Diejenigen Muskelquerschnitte, welche in der Zone A (Fig. 4) angelegt gedacht werden können, enthalten auf gleiche Mengen contractiler Substanz die meisten Nerven. Hier ist die Erregbarkeit am grössten. In den Abtheilungen C und B ist dieselbe etwas geringer, bleibt aber in allen innerhalb derselben gedachten Querschnitten nahezu dieselbe. In E und D dagegen ist die Erregbarkeit bedeutend vermindert, bei D aber wiederum für alle Punkte dieselbe. Die in die Figur hineingezeichnete Nervenvertheilung kann vielleicht als ganz der Natur entsprechend betrachtet werden.

Für die directe elektrische Muskelreizung ergiebt sich nach diesen Erfahrungen das Resultat, dass das Minimum der Reizung in einem nervenenthaltenden Muskel nur so die Zuckung bewirkt, dass sie allein die Nerven erregt, dass aber höchst wahrscheinlich beim Ueberschreiten jenes Minimums die wahre directe Reizung eintritt, d. h. dass der Reiz beide Organe, den Muskel sowohl wie den Nerven treffe. Damit dies möglich sei, ist es selbstverständlich nothwendig, dass der Muskel allein durch dieselben elektrischen Veränderungen erregt werden könne, wie der Nerv. In neuerer Zeit ist dies bestritten von Schiff, welcher erklärt, dass der Muskel elektrisch gar nicht erregbar sei. Nun möge Herr Schiff sich die Stücke D und E eines Sartorius abschneiden, um zu finden, dass in diesen beiden nervenlosen Muskeln Zuckungen entstehen, durch Schliessung und Oeffnung einer constanten Kette, durch Reizung mit Inductionsschlägen u. s. w., und dass die Erscheinungen ganz so sind, wie an einem nervenhaltigen Muskel. Ueber die eigenthümliche Art wie Schiff seine Ansichten beweist, soll unten Näheres mitgetheilt werden, ich glaube nur hier an dieser Stelle andeuten zu müssen, dass mir die entgegengesetzten Angaben ganz gut bekannt seien.

Wenden wir uns jetzt zu einer anderen Reizungsmethode

als der elektrischen, theils um den Gegenstand nach allen Richtungen zu erfassen, theils aber auch um keine mögliche Bestätigung unserer Anschauungen unbenutzt zu lassen.

Ich habe in meiner ersten Publication über die chemische Reizung bemerkt, dass es Körper gebe, welche wohl vom Nerven aus Zuckungen hervorrufen, nicht aber bei directer Application auf den Muskelquerschnitt. Da ich mich damals der Ansicht hingab, dass die Muskeln überall mit Nerven durchsetzt seien, so war es schwer, einen Grund für dieses paradoxe Verhalten einzusehen, und ich glaubte mit Herrn Professor du Bois-Reymond die Thatsache so erklären zu müssen, dass gerade jene Flüssigkeiten besondere Schwierigkeiten beim Eindringen in die Muskelsubstanz fänden. Ich kenne 4 Körper, welche den Nerven sehr heftig erregen und keiner besonderen Einwirkung auf den Muskel fähig sind. Das concentrirte Glycerin, concentrirte Milchsäure, das Kreosot und den Alkohol. Ersteres allein kann aber nur mit absoluter Sicherheit als solches angeführt werden. Die 3 übrigen Körper erregen sehr selten Zuckungen bei directer Reizung, das Resultat ist aber nicht durchweg constant, wofür sich schwerlich ein Grund angeben lässt. Das Glycerin hingegen kann auf jeden beliebigen in D (Fig. 4) angelegten Sartoriusquerschnitt applicirt werden, ohne dass Zuckungen entstehen, ja man kann dieses obere Ende des Muskels stundenlang in concentrirten Glycerin eintauchen lassen, so lange bis der nicht benetzte Theil zu vertrocknen beginnt, ohne dass auch nur eine leise Spur von Zuckung entstände. Es giebt keinen Muskel, der nicht ausnahmslos dieselbe Thatsache zum Vorschein bringt. Ebenso ausnahmslos erzeugt das Glycerin aber Zuckungen, und

Fig. 4.

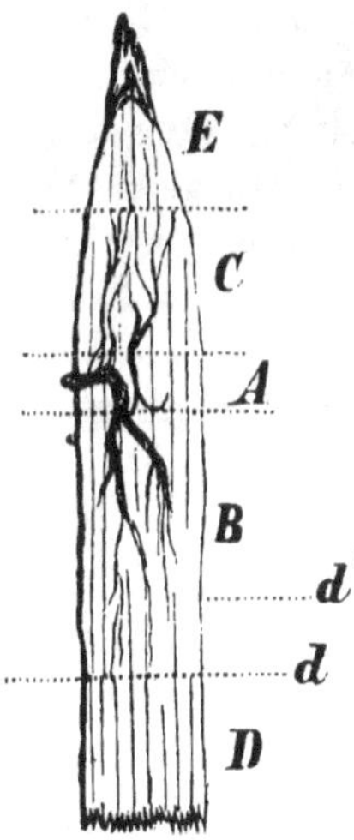

zwar der heftigsten Art, welche bis zum anhaltenden Tetanus sich steigern, wenn es einen in B bei d oder d' angelegten Querschnitt berührt. Durchaus ebenso ist es mit dem unteren spitzen Ende des Muskels.[1]) Concentrirtes Glycerin bewirkt von E aus nie Zuckungen, in C angebracht aber grade so wie von B aus. Ich stelle den Versuch so an, dass ich den Muskel an dem einen oder anderen Ende aufhänge und ihn entweder allmälig vorschreitend in das Glycerin eintauche, oder so, dass ich die bezeichneten Querschnitte grade die Oberfläche der Flüssigkeit berühren lasse.

Wie kann der Versuch erklärt werden? Ohne Zweifel nur dadurch, dass das Glycerin kein Erreger für die contractile Substanz sei, und nur den Nerven errege. Dass die beim Eintauchen des Muskels in' B oder C entstehenden Zuckungen ausschliesslich von einer Nervenreizung herrühren, habe ich schon früher bewiesen: sie können durch einen aufsteigend den Nervenstamm durchfliessenden constanten Strom vollständig beseitigt werden. Die chemische Reizmethode vereint sich also mit den übrigen um darzuthun, dass ganz beträchtliche Strecken im Muskel gar keine Nerven enthalten.

Wir kennen jetzt die absolute Vertheilung der Nerven im Muskel, und es bleibt nun noch eine Aufgabe übrig, nämlich die Art und Weise seiner Ausbreitung in der Strecke C, A und B zu erspähen. In den bisher genannten Versuchen haben wir eigentlich nur den Querschnitt des ganzen Muskels in Pausch und Bogen betrachtet; wir wollen jetzt sehen, wie die Nerven in den verschiedenen nervenhaltigen Querschnitten angeordnet sind. Ich habe oben gesagt, dass das kleinste Muskelstück, welches man dem eintretenden Nerven anhaften lassen kann, sich contrahirt, sobald der Nervenstamm gereizt wird. Es braucht nicht erwähnt zu werden, dass bei allen Versuchen Stromschleifen und unipolare Wirkungen wohl überwacht wurden, sie sind zudem mit allen Arten der Reizung, der chemischen, wie mit der vielfach

1) Um den Versuch an dem spitzen Sartorius-Ende anzustellen, muss man sich sehr grosser Frösche bedienen, da es bei kleinen Muskeln schwer ist, die Wirkung des Glycerins auf das kurze nervenlose Stück zu beschränken.

modificirten elektrischen, der constanten Kette und den Inductionsströmen angestellt. Bei diesem Verfahren zeigte sich nun, dass das Muskelstückchen verschiedene Formen bei der Contraction annahm, je nach seiner Grösse. War dasselbe durch die Schnitte aa (Fig. 4b) losgetrennt, so contrahirte es sich ganz gleichmässig wie in g, war es aber durch die Schnitte bb erhalten, so bildete es im contrahirten Zustande eine abgestumpfte Pyramide, deren Spitze der Nerveneintrittsstelle entsprach (wie in p). Die Ursache dieser Form liegt darin, dass die dem Hilus am weitesten gegenüberliegenden Muskelfasern sich nicht mit contrahirten, wodurch erwiesen wird, dass der Nerv nicht sogleich quer über die ganze Breite des Muskels hinüberstrahlt. Jedoch dies beiläufig. Eine andere Methode wird den wahren Grund noch weiter entwickeln. — Ich fertigte mir zunächst aus 2 in feine Glasröhrchen eingeschmolzenen Platindrähten, welche vor der Lampe der Länge nach einander gelöthet und ausserdem noch durch umgewickelte Fäden zusammengeheftet wurden, ein Elektrodenpaar, das ich mit je 2 Punkten in der Längslinie des Muskels aufsetzen konnte. Die Glasröhren dienten mir als Handgriff, aus welchem die Drähte mit ihren 2 Mm. von einander entfernten Spitzen hervorragten. Fig. 5 giebt eine Anschauung davon, wie ich die letzere dem Muskel aufsetzte; die Punkte bezeichnen die Berührungsstellen, welche indessen nur berührt werden, so viel als möglich aber vor Druck bewahrt blieben. Mit diesen Elektroden reizte ich nun immer eine äussert kleine Anzahl von Muskelbündeln und immer so, dass der secundären Spirale des Schlittenapparates, sowie dem Schieber des Rheochords bei Verwendung der Schliessung und Oeffnung einer Kette die Stellung gegeben wurde, bei welcher zuerst Zuckung erschien. Es stellt sich

Fig. 4 b.

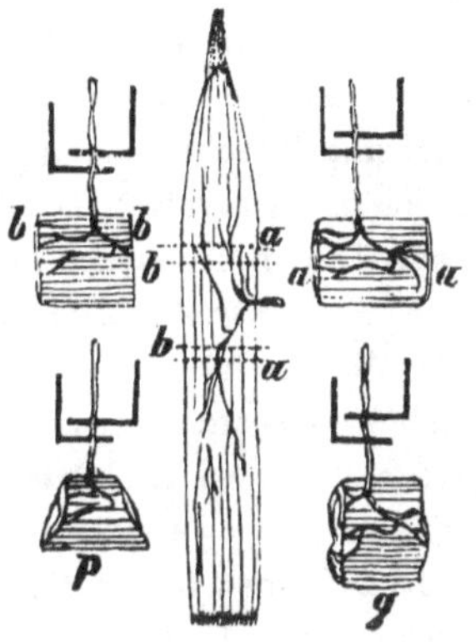

bei dieser Art der Reizung heraus, dass an den meisten Stellen nur eine ganz locale auf die in der Verbindungslinie der Elektroden gelegenen Primitivbündel beschränkte Zuckung entsteht. Dies ist constant der Fall, wenn die Elektroden irgendwo in den beiden Endtheilen des Muskels angelegt werden, von welchen aus, offenbar des Fehlens der Nerven wegen, jede einzelne Primitivfaser allein erregt werden kann. Durchweg ist für diese Punkte auch die Erregbarkeit dieselbe, indem ein und dasselbe Minimum der Reizung für alle genügt. Ganz ähnlich diesen Stellen verhalten sich aber auch noch viele andere, so die Orte c, c′, c″ und b′ (Fig. 5), von welchen aus immer nur locale auf einen feinen Faden beschränkte Zuckungen entstehen, gleichfalls bei fast demselben Minimum der Reizung wie in b b″ und b‴. Die Erscheinungen sind sehr zierlich, man sieht eine feine Vertiefung die Länge des Muskels durchfurchen, auf deren Boden ein leises Zittern bemerkbar wird. Im Gegensatze zu diesem Vorgange tritt aber eine gewaltige Zuckung des ganzen Muskels ein, wenn die Elektroden in A auf der Nerveneintrittsstelle aufgesetzt werden. Mehr oder minder in der Breite ausgedehnte Contractionen folgen ferner der Reizung in a′ a″ und a‴, meist so, dass die eine oder die andere Hälfte des Sartorius sich zusammenzieht, wodurch der Muskel nach 2 verschiedenen Seiten gekrümmt werden kann. Der Umstand, dass an den letztgenannten Orten ein weit geringerer Reiz genügt zur Hervorbringung jener ausgebreiteten Contractionen, zeigt schon zur Genüge, dass es sich um die Reizung der intramuscularen Nerven handelt. Lässt man den Nerven des Muskels von einem kräftigen aufsteigenden Strom durchfliessen, so entstehen bei dem Minimum der Reizung nur noch die beschriebenen localen Zuckungen, einerlei wo man die Elektroden aufsetzt, wenn nur ihre Verbindungslinie mit der Richtung der Faserung

Fig. 5.

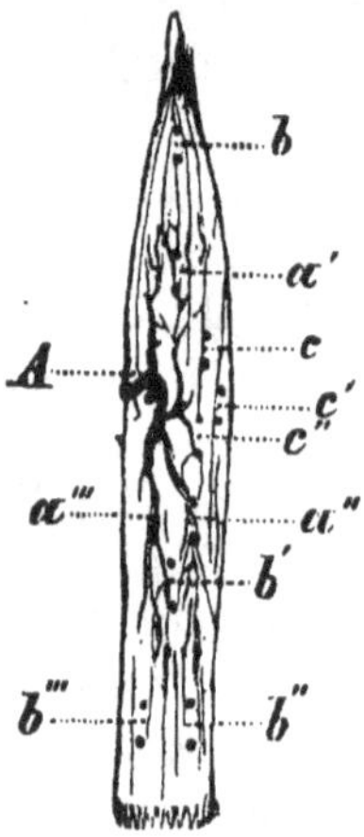

parallel läuft. Die Erregbarkeitsunterschiede fallen dann ebenfalls weg, und dasselbe Minimum der Reizung, welches z. B. in b b'' und b''' genügte, ruft auch gerade Zuckungen hervor beim Aufsetzen in A a'' und a'''. Der constante Strom übt hier also wiederum nur auf bestimmte Stellen seine Macht aus, und dass diese sich nirgends hin erstreckt, wo keine Nerven sind, liegt auf der Hand. Wir erlauben uns daher den umgekehrten Schluss, dass auch ganz in der Nähe der Nerveneintrittsstelle nervenfreie Orte vorkommen, weil die in c c' und c'' gefundene Erregbarkeit sich als nicht von der Lähmung des Nerven abhängig erwies. Hier ist natürlich nicht daran zu denken, dass der lähmende Einfluss der Entfernung wegen von der unmittelbar durchflossenen Stelle nicht zur Geltung kam. Gleichwohl empfangen die in c c' und c'' gelegenen Orte von irgend woher den Reiz des Nerven. Diese Fasern scheinen etwa bei aa (Fig. 5b) ihren Antheil des Nerven zu erhalten, sie zucken mit, wenn der Nerv bei einem so zugerichteten Muskel gereizt wird, wie ihn die Figur zeigt.

II. Ueber das doppelsinnige Leitungsvermögen der motorischen Nerven.

Der letzten Endigung der motorischen Nervenfaser geht nach R. Wagner's Entdeckung ein Apparat voraus, welcher für die Fortleitung der Reizung von grösstem Interesse ist. Ich meine die Theilung der Primitivfasern. Ohne diese Vorrichtung würde nicht nur der durch den Willen erregte Nerv die Befehle zur Bewegung nicht an jedes mit der contractilen Substanz gefüllte Rohr befördern können, sondern es würde auch eine ganze Anzahl von Muskelprimitivbündeln aller Nerven entbehren müssen, indem die Zahl derselben immer bedeutend grösser ist, als die der Nervenfasern bei ihrem Eintritt in den Muskel. Die Physiologen hätten es in diesem Falle sehr leicht gehabt, Beobachtungen über die Muskelirritabilität anzustellen, und Haller's Lehre wäre nicht so lange latent geblieben. Die Natur hat es indessen vorgezogen, den Weg zur Muskelirritabilität in anderer Weise offen zu lassen und hat uns dafür in den Nerventheilungen ein Mittel gegeben, für die Entscheidung des doppelsinnigen Leitungsvermögens des Nerven. Es ist nicht meine Absicht, auf die Geschichte dieser Frage näher einzugehen, wer sich dafür interessirt, findet in du Bois-Reymond's Untersuchungen eine so ausgezeichnete kritische Darstellung aller in dieser Beziehung angestellten Bemühungen, dass ich nicht nöthig habe, die Belehrung, welche ich daraus geschöpft, aus der zweiten Hand wieder zu geben. Das einzige Entscheidende, welches bisher zur Lösung der Aufgabe geschehen ist, sind du Bois' Versuche an den rein motorischen und rein sensiblen Wurzeln, an welchen die negative Schwankung des Nervenstromes während der Reizung nachgewiesen wurde, unabhängig von dem Orte, an welchem der Reiz wirkte.

Es ist kein Zweifel, dass die negative Stromesschwankung ein sicheres Kriterium für die Reizung eines Nerven ist, das einzige, welches uns von der Last der an den Nerven geknüpften Endorgane befreit, durch welche wir sonst meist gewohnt sind, die Erregung zu erkennen. Allein da die Möglichkeit nicht abgewiesen werden kann, dass bei einer bestimmten Reizung die negative Schwankung ausbleiben könne, während der Muskel zuckt, und dass bei einer anderen bestimmten Reizung der Muskel nicht zucke, sondern statt seiner die Nadel des Multiplicators, also die Stromesschwankung eintrete, so kann man auch, ohne an verkapptem Vitalismus zu laboriren, den Wunsch hegen, die rückläufige Nervenleitung durch die Muskelzuckung zur Anschauung zu bringen. Die Physiologen haben sich zu dem Ende bemüht, künstlich den motorischen Nerven mit einem sensiblen zusammen zu heilen und umgekehrt, durchschnittlich aber ohne allen Erfolg. Die Frage ist auf diesem Wege nie entschieden, und es muss daher um so erfreulicher sein, dass in der Natur selbst der lang gesuchte Apparat, den man künstlich zu beschaffen hoffte, wirklich existirt, und zwar in Tausenden von Exemplaren bei einem einzigen Frosch. Die Theilungen der Nervenprimitivfasern sind es, welche denselben vorstellen. Es ist ohne Weiteres klar, dass unsere Frage erledigt wäre, wenn es gelänge, eine aus einer

Theilung hervorgegangene secundäre Nervenfaser zu isoliren. Jede Zuckung, welche man durch Reizung derselben erhielte, wäre ein Beweis, da der Reiz eben in ihr nur aufwärts, centripetal fortgeleitet werden könnte, um mit Hülfe der Theilungsstelle abwärts nach dem Muskel gelangen zu können. Ich hatte bereits an die Ochsenfrösche gedacht, an deren Sartorius ich intramusculare Nerven herauspräpariren wollte, bemerkte aber, dass unsere europäischen Frösche dasselbe leisten können, wenn man sie richtig zu nutzen weiss. Beim Sartorius giebt es Nerven, welche sich so theilen, dass manchmal ein kurzer Ast abgeht für ein Muskelbündel, während ein anderer langer Ast an ein zweites Primitivbündel sich begiebt. Fig. 7 giebt eine schematische Darstellung davon. Der Ast e t des Nerven N kann nun nicht füglich mit dem Messer ausgeschält werden, wohl aber kann man ihn so isoliren, dass er mitten in der Muskelmasse das einzige reizbare Gebilde bleibt, indem man nämlich die contractile Substanz der Muskeln zu zerstören sucht mit einem Mittel, das den Nerven erhält. Annähernd kann dies erreicht werden durch eine Temperatur von 40° C., durch destillirtes Wasser, Salzsäure von 0,1 pCt. und eine Lösung von Schwefelcyankalium von 1 pCt.

Ich wurde durch Versuche über den Einfluss der Wärme erst auf diese Methode hingeleitet. Ich sah nämlich bei einem Sartorius, dessen oberes Ende ich durch schwaches Erwärmen starr gemacht hatte, beim plötzlichen weiteren Erhitzen des bereits erstarrten Stücks Zuckungen in dem nicht veränderten Theile eintreten, welche nicht von der Reizstelle aus begannen, sondern an der Grenze, wo die starre Strecke die noch erregbare berührte. Man kann nun in der That beim Erhitzen eines Muskels auf 40° C., was man passend durch Eintauchen in só weit erwärmtes Oel vollzieht, die contractile Substanz sehr rasch erstarren, gerinnen machen, während der Nerv noch für eine kurze Zeit seine Erregbarkeit bewahrt. Ich tauchte daher einen Sartorius, der an seinem unteren, spitzen, sehnigen Zipfel aufgehängt war, verkehrt mit seinem oberen Ende, etwa 7 Mm. weit, bis d Fig. 6, in

Fig. 6.

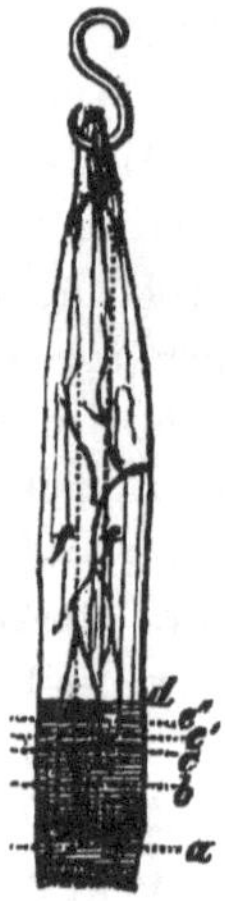

das erwärmte Oel ein, und zog ihn dann wieder heraus. Als ich nun hierauf mit einer Scheere, von unten nach oben fortschreitend, in dem erstarrten Theile Schnitte anbrachte, sah ich Folgendes: So lange die Querschnitte zwischen a und b fielen, entstand niemals Zukkung, weder in dem erstarrten Theile, wie leicht erklärlich, noch irgendwo in dem darüber befindlichen unversehrten Abschnitte. Sobald dieselben aber weiter als 3 oder 4 Mm. vom oberen Ende a sich entfernten, also zwischen b und c angelegt wurden (in c, c' und c'') zeigten sich bisweilen einzelne fibrilläre Zuckungen (in f f z. B.), welche nicht über die Höhe von d hinaus sich erstreckten. Hat man die Erscheinung einmal gesehen, so kann der durch die Scheere gewonnene Querschnitt noch zu einem anderen chemischen Reizversuche dienen, bei welchem sich zeigt, dass die Körper, welche ausschliesslich die Muskelsubstanz reizen, nicht geeignet sind, jene Zuckungen zu erzeugen, so verdünnte Salzsäure Cu O S O^3 etc., während unzweifelhafte Nervenreize, wie Glycerin und Aetzkali, denselben Erfolg haben, wie das Anlegen des Schnitts selbst. Die Erklärung dieses Versuchs kann meiner Meinung nach nur die sein, dass der Schnitt oder das Aetzkali den langen Ast des aus einer Theilung hervorgegangenen intramuscularen Nerven erregten, von welchem die Reizung centripetal durch den Ast p' e' nach dem Muskelbündel A gelangte.

Fig. 7.

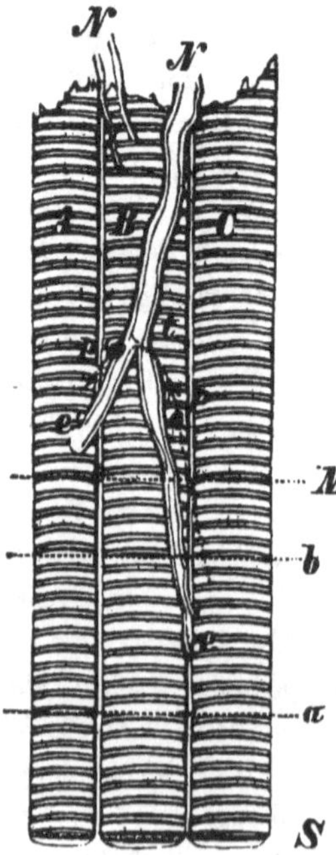

Nach der Zeichnung, welche Nichts ist als die schematische Darstellung eines oft gesehenen Objectes, ist vollkommen klar, weshalb die Zuckungen nur fibrillär sein können, also B und C in Ruhe bleiben müssen, und weshalb der Schnitt nicht wirken kann, wenn er zwischen S und a fällt, wo keine Nerven sind. Dass er in b erfolgreich sein muss, ist klar, falls der hier getroffene Nerv noch erregbar ist. Der Versuch, wie ich ihn hier beschrieben, gelingt nun leider ausserordentlich selten, und nicht häufiger, wenn man sich zur Abtödtung der Muskelsubstanz anderer Mittel bedient, wie die genannten Eintauchungen in Säuren, S_2 Cy Ka etc. Da ich ihn aber mehrere Male in der beschriebenen Weise habe gelingen sehen, so stehe ich nicht an, denselben zu veröffentlichen; wer sich mit Ausdauer der Wiederholung unterzieht, wird ihn hoffentlich bestätigen können.

Unter diesen Umständen kommt es erwünscht, dass die doppelsinnige Nervenleitung im Sartorius auch durch einen anderen Versuch gezeigt werden kann, welcher fast ausnahmslos ein positives Resultat giebt. Das häufige Misslingen des vorigen Versuchs rührt nicht allein davon her, dass es schwer ist, den Muskel vollkommen zu vernichten, ohne

Fig. 8.

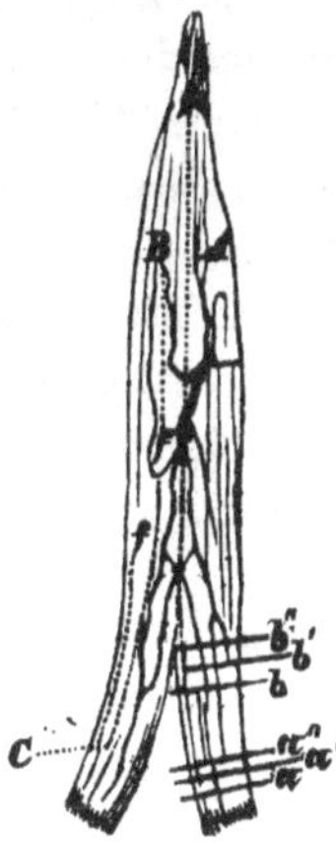

den daran liegenden Nerven zu gefährden, sondern es liegt auch daran, dass es sich darum handelt, einen Nervenast anzutreffen, der auf der einen Seite durch Theilung sehr lang über den anderen hervorragt. Um den letzteren Uebelstand ganz bedeutungslos zu machen, bedienen wir uns des folgenden Verfahrens. Wir spalten nämlich den Sartorius mittelst einer scharfen Scheere eine Strecke weit in 2 Zipfel und zwar in einer Ausdehnung von etwa 7 Mm. von oben nach unten, wie in Fig. 8. Der Muskel wird sodann auf einer Glasplatte ausgebreitet und gegen ein weisses Blatt Papier beobachtet. Wenn wir nun den einen dieser Zipfel an seinem unteren Ende a reizen, so sieht man, dass jede Reizung nur eine Zuckung auf der Hälfte A des Muskels erzeugt, während die Hälfte B und mit ihr der andere Zipfel C ganz in Ruhe bleiben. Legt man z. B. mit der Scheere einen Querschnitt in a an, so biegt sich der Muskel ganz krumm, weil sich eben immer nur die Hälfte A contra hirt. Dasselbe geschieht, wenn wir irgend eine reizende Flüssigkeit auf den erhaltenen Querschnitt bringen, wodurch eine einmalige Zuckung über die ganze Hälfte A hinüberläuft. Wir dringen nun mit den Querschnitten weiter vor, von a' nach a'' und erhalten immer wieder dasselbe Bild. Plötzlich aber und zwar bei einer Entfernung von 4—5 Mm. von dem oberen sehnigen Ende des Muskels kommt ein Punkt, wo das Anlegen des Querschnitts nicht allein die Hälfte A zum Zucken bringt, sondern wo auch einzelne Fibern in der Hälfte B (ff) mitzucken, und diese Erscheinung bleibt abermals dieselbe bei allen Querschnitten, welche von b bis b'' angelegt werden können. Man kann sich mit einer sehr scharfen Scheere auf jenem Raum 4—5 Mal dasselbe Schauspiel verschaffen, wenn man nur einen Querschnitt immer dicht genug auf den anderen folgen lässt. Der Versuch kann ebenfalls mit der chemischen Reizung angestellt werden, und dann zeigt sich eben sehr deutlich, dass die auf die Hälfte B übertragenen Zuckungen nicht von der Muskelerregung, sondern von der Erregung der letzten Ausbreitung des intramuscularen Nerven herrühren. Der Muskel muss hierfür möglichst gross sein, so dass man bequem an dem einen Zipfel operiren kann. Am besten ist es, ihn ganz auf einer sehr dünnen Glasplatte auszubreiten oder so aufzuhängen, dass nur der Zipfel b von einem dünnen Deckgläschen getragen wird, dass man an einem Stativ durch irgend eine Vorrichtung befestigt. Den anderen Zipfel lässt man dann senkrecht am Rande jenes Glases herabhängen, legt in b z. B. den Querschnitt an und reizt denselben nun mit verdünnter Salzsäure (1 pr. Mille) oder einer Lösung von schwefelsaurem Kupferoxyd. Was geschieht indessen? Ganz das Gegentheil! bei dieser Art der Reizung zuckten niemals Fasern in der Hälfte B mit, sondern nur die der Seite A, man mag den Versuch so oft wiederholen, wie man will. Taucht man den Muskelzipfel längere Zeit in die erregenden Flüssigkeiten ein, so kann sich das freilich ereignen, aber dann imbibirt er sich der Art, dass auch über die Spaltungsstelle etwas von dem Erreger in die andere Seite überfliesst. Die reine Muskelreizung erzeugt also immer nur Zuckungen derjenigen Fasern, welche direct mit der erregenden Flüssigkeit in Berührung kamen. Sollen Fasern zucken, welche nicht direct getroffen wurden, so müssen Nerven und Nervenreize da sein, und als solche letztere giebt es gewisse andere chemische Körper. Die Reizung der Nerven auf chemischem Wege kann fast nie so rasch bewirkt werden, wie die des Muskels, welcher sich schlangenartig zurückzieht, wenn sein Querschnitt von dem Reize berührt wird, und deswegen bedienen wir uns für die chemische Reizung der intramuscularen Nerven einer Substanz, bei der wir möglichst sicher gehen, dass sie nicht während der Dauer der Berührung von einem Orte zum anderen sich ausbreitet. Das dickflüssige concentrirte Glycerin ist dazu höchst geeignet, von welchem schon unten erwähnt wurde, dass es nach Stunden noch nicht die intramuscularen Nerven erreiche, wenn es eine Strecke weit davon nur die contractile Substanz berührt. Wir führen also mittelst eines dünnen Stabes einen Tropfen Glycerin auf den Querschnitt b (Fig. 8). Im Anfang hat dies keine andere Folge, als dass der Muskel an dieser Stelle etwas durchsichtiger wird. Bald aber beginnt er zu zucken, ganz schwach und fibrillär, und zwar zucken gleichzeitig einige Fasern in der Hälfte A und einige andere in der Hälfte B. Ja ich habe sogar gesehen, dass zuerst nur Fibern in B in Bewegung geriethen, während die Hälfte A noch ganz ruhig war.

Die Erklärung des Versuchs kann nicht zweifelhaft sein. Die schematische Zeichnung Fig. 9 diene zur besseren Verständigung. Reize ich durch irgend einen Reiz das Primitivbündel B in der Strecke von S bis M, durch die Querschnitte a a' und a'', einerlei auf welche Weise, so zuckt nur die Faser B, weil ich immer nur sie allein und eben nur

Fig. 9.

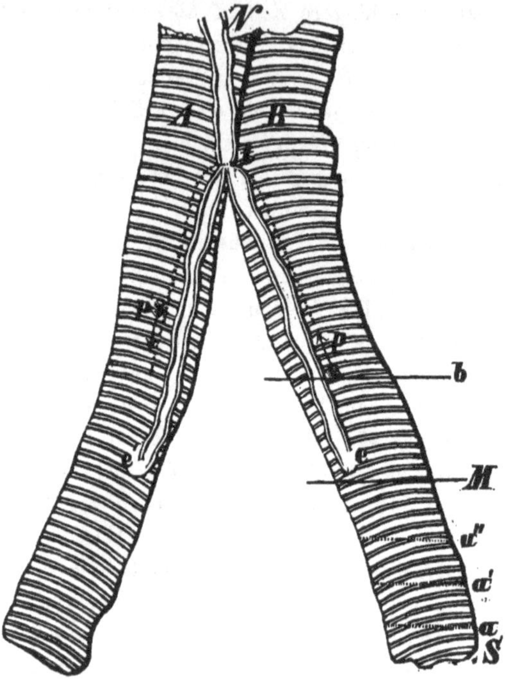

die contractile Substanz reize. Fällt der Schnitt aber oberhalb M, z. B. in b, so übe ich einen mechanischen Reiz auf den Nerven e t aus, welcher in der Richtung der Pfeile erst aufwärts, centripetal steigen muss, um in der Richtung p' wieder abwärts an den Muskel A zu gelangen, der nun ebenfalls zuckt. Wende ich an dem Querschnitt b wieder einen chemischen Reiz an, der nur die contractile Substanz erregt, sich zum Nerven aber indifferent verhält, nun so kann offenbar nur B zucken, nehme ich aber eine Substanz, welche nur den Nerven erregt, so zuckt nur A, und B bleibt in Ruhe. Der letztere Fall kann am leichtesten ermöglicht werden, wenn man bei der Spaltung des Sartorius nicht in seiner Mitte den Schnitt führt, sondern dicht am Rande, man hat dann mehr Aussicht, nur solche secundäre Nerven zu fassen, deren anderer Schenkel auf dem jenseits des Schnittes gelegenen Zipfel endet.

Die Darstellung der Verhältnisse, wie sie hier gegeben, dürfte der Natur wohl am meisten entsprechen. Man könnte glauben, dass die Zuckung, welche von einem Orte des Muskels auf den anderen übertragen wird, herrühre von einer Erregung der Nerven mittelst der negativen Stromesschwankung bei der Contraction der direct gereizten Muskelfasern oder von einer Uebertragung von einem Primitivbündel auf das andere, ebenfalls durch die negative Schwankung des Muskelstromes.

Keine dieser Vorstellungen ist hier berechtigt. Es ist allerdings richtig, dass der Muskel sowohl bei directer mechanischer Reizung, wie bei Benutzung der chemischen Reizmethode die negative Stromesschwankung zeigt, da man von einem so zum Zucken gebrachten Muskel sehr gut die secundäre Zuckung erhalten kann. Man muss aber berücksichtigen, dass die negative Schwankung des Muskelstroms einen Reiz repräsentirt, welcher nur bei sehr erregbaren Nerven wirksam ist. Ich habe mich direct davon überzeugt, dass es z. B. bei einem Muskel, der nicht grösser ist als der Sartorius, nur gelingt, die Zuckung auf einen anderen Muskel zu übertragen, wenn man den Plexus ischiadicus an den primär zuckenden Muskel anlegt. Die tieferen Stellen des Schenkelnerven sind nicht mehr erregbar genug, sie bedürfen eines mächtigeren Reizes. Aus demselben Grunde ist es auch klar, weshalb ein Muskel während seiner Zuckung niemals den eigenen Nerven zu erregen vermag, denn die negative Schwankung seines eigenen Stromes trifft den Nerven da, wo er am mindesten erregbar ist, abgesehen von der verhältnissmässig ungünstigen Lage, in welcher sich der intramusculare Nerv in dieser Beziehung befindet. — Wenn also die Zuckung eines Theiles des Muskels niemals auf einen anderen Punkt desselben übertragen werden kann, durch jene die Zuckung begleitenden elektrischen Veränderungen, so

7*

muss der Gedanke erst vollends aufgegeben werden, dass die Stromesschwankung ohne Vermittelung des intramuscularen Nerven, direct ein nicht gereiztes Primitivbündel anregen könne, da die contractile Substanz nämlich noch viel weniger erregbar ist. Wird daher bei der directen Muskelreizung eine Zuckung an einer nicht gereizten Stelle wahrgenommen, so ist es zweifellos, dass der Reiz durch die Bahn eines intramuscularen Nerven an ein anderes Primitivbündel befördert wurde, was schon am besten daraus hervorgeht, dass von den nervenlosen Endzonen des Sartorius niemals andere Primitivbündel als die direct gereizten zur Contraction gebracht werden können. Dieser Umstand, so wie die Thatsache, dass nur Nervenreize und nicht jene allein die contractile Substanz erregenden chemischen Körper die in Rede stehenden Erscheinungen hervorbringen können, beweisen schliesslich auch zur Genüge, dass es nicht mechanische Zerrungen sind, durch welche die zuckende Muskelhälfte die Nerven der nicht direct gereizten Hälfte von einem über den Theilungen der Nervenprimitivfasern gelegenen Punkte erregte. Nach Beseitigung dieser Einwände dürfte also die Lehre von dem doppelsinnigen Leitungsvermögen der motorischen Nerven durch unsere Versuche jetzt als vollkommen gesichert betrachtet werden können.

III. Ueber die sogenannte idiomusculäre Contraction.

Nachdem wir aus dem Vorhergehenden etwas Näheres über die Verbreitung der Nerven im Muskel kennen gelernt haben, gehen wir nun zu einer Vergleichung der Contractionserscheinungen über, je nachdem die contractile Substanz direct und künstlich erregt oder unter dem Einfluss des gereizten Nerven zur Bewegung veranlasst wurde. Zur leichteren Verständigung soll hier immer nur von dem Musc. Sartorius die Rede sein, welcher sowohl wegen seines einfachen parallelfaserigen Baues, wie wegen der geringen Abweichungen, welche er bei den verschiedensten Thieren bietet, leicht der geeignetste Muskel am ganzen Körper sein dürfte. Ich habe mich überzeugt, dass der Sartorius beim Hunde und beim Menschen eben so gebaut ist wie beim Frosch, der einzige Unterschied besteht vielleicht darin, dass der Nerv im Verhältniss des Muskels etwas tiefer eintritt, sonst aber geschieht dies ganz in derselben Weise an dem inneren Rande und zwar ebenfalls so, dass die Nerven den Muskel nicht bis nach seinen beiden Enden hin zu durchziehen scheinen, da man namentlich in dem oberen breiten Ende auf einer langen Strecke gar keine Nerven findet, weder bei der Präparation mit dem Messer, noch beim Durchmustern einzelner Streifen mit dem Mikroskop. Was über die Nervenausbreitung im Sartorius des Frosches auf experimentellem Wege festgestellt werden konnte, dürfte daher wohl auch für denselben Muskel des Hundes oder des Menschen gelten können.

Wir haben gesehen, dass der Sartorius wie jeder andere Muskel sich in seiner ganzen Länge gleichmässig verkürzt, wenn sein Nerv gereizt wird, und es geht daraus auf das Schlagendste hervor, dass der Reiz durch die contractile Substanz fortgeleitet werden müsse, da ja auch diejenigen Stellen mit an der Contraction Theil nehmen, welche gar keine Nerven enthalten, und da sich die Zuckung auch auf die beiden Enden erstreckt, welche nicht direct mit den Nerven in Berührung sind, sondern nothwendiger Weise nur an den der Mitte näher gelegenen Orten den Reiz des erregten Nerven empfangen können. Die Erscheinung ist so constant und so allgemein bekannt, dass es unnöthig sein würde, hier besondere Erklärungen dafür zu suchen, wenn nicht gerade in der jüngsten Zeit der Versuch gemacht wäre, die auf den Nervenreiz erfolgende Contraction von der Bewegung der direct gereizten contractilen Substanz zu trennen. M. Schiff hat zu dem Ende eine neuromusculäre und eine idiomusculäre Contraction zu unterscheiden gesucht, auf Grund zweier Charaktere, welche nicht beiden Bewegungen gemeinsam sein sollen. Nach ihm ist die neuromusculäre Bewegung daran erkennbar, dass sie sich über die ganze Länge des Primitivbündels fortpflanzt, während die idiomusculäre Contraction local auf die Reizstelle beschränkt bleiben soll, und ferner daran, dass gewisse Methoden der Reizung stets nur die eine oder die andere Art der Bewegung hervorrufen.

Wenn es richtig wäre, dass die directe Reizung der contractilen Substanz ohne Vermittlung des Nerven, immer nur eine local beschränkte Contraction zur Folge habe, so würde daraus hervorgehen, dass der eigentliche Muskelinhalt gar kein Leitungsvermögen besitze, und man müsste die auf den Nervenreiz erfolgenden ausgebreiteten Zuckungen sich dann so zu denken haben, dass die contractile Substanz an allen Punkten zu gleicher Zeit von den intramuscularen Spitzen der Nerven aus erregt werden. Da es sich aber gezeigt hat, dass der Muskel durchaus nicht überall mit Nervensubstanz durchsetzt ist, sondern dass jedes Primitvbündel offenbar immer nur an wenigen Stellen mit dem Nerven in wirksame Berührung kommt, so bleibt kein anderer Ausgang übrig, als der, den Nerven entweder eine Wirkung in distans über ihre eigene materielle Grenze hinaus zuzuschreiben, oder die Annahme, dass die an der Verknüpfungsstelle des Muskels mit dem Nerven, durch den letzteren hervorgerufene Contraction von so eigenthümlicher Art sei, dass sie als Reiz auf jeden folgenden Punkt der contractilen Substanz wirken könne.

Alle Versuche, welche ich über die idiomusculäre Contraction habe ausführen können, zeigten indessen, dass die angestellten Betrachtungen durchaus müssig seien, da dieselben nur Consequenzen der von Schiff erfundenen Lehre sind, und dass keine einzige zwingende Nothwendigkeit vorliegt, die idiomusculäre Contraction von der neuromusculären zu trennen, sobald man mit Schiff unter diesen Namen zwei grundverschiedene Dinge verstanden haben will. Sollen dieselben hingegen nur dazu dienen, Unterschiede in dem zeitlichen Verlauf und der Form der Bewegung auszudrücken, so ist dagegen nichts einzuwenden, und als solche werden wir uns derselben von jetzt an bedienen.

Bei der directen Muskelreizung sind mehrere Umstände in Betracht zu ziehen, welche als einfache Folgen der Endigungsweise des motorischen Nerven angesehen werden müssen. Bei der elektrischen Reizung, sei es mittelst der Inductionsschläge oder der Schliessung und Oeffnung des Kettenstromes, wird jedes Mal nur der intramusculare Nerv gereizt, sobald das Minimum der Reizung angewendet wurde; die so erhaltene Zuckung ist also gleichbedeutend mit jeder anderen durch den gereizten Nervenstamm hervorgerufenen Contraction, und die directe Reizbarkeit der Muskelfaser oder der contractilen Substanz selbst gegenüber dem Einflusse der Stromesschwankungen kommt dabei gar nicht in Betracht. Der Beweis dafür liegt eben darin, dass die Zuckung nicht mehr eintritt, wenn die Erregbarkeit des Nerven durch einen aufsteigenden constanten Strom herabgesetzt wird. Ueberschreitet nun aber die Reizung jenes Minimum um eine gewisse Grösse, so verschwindet die Zuckung nach der Lähmung des Nerven nicht mehr, und es wird zweifelhaft, ob der elektrische Strom jetzt direct die contractile Substanz erregt habe, oder ob er nur für den Nerven eine so starke Erregung erzeugt habe, dass die lähmende Wirkung des constanten Stromes nicht mehr ausreichte, um dieselbe zu vernichten oder zu hemmen. Es ist also immer noch fraglich, ob der elektrische Strom in irgend welcher Weise ein Reizmittel für die contractile Substanz sei. Obgleich ich glaube, dass daran im Ernste nicht gezweifelt werden kann, schon wegen der bekannten dauernden Zusammenziehung, welche jeder Muskel während der Dauer eines constanten Stromes zeigt, ganz im Gegensatze zu dem Gesetze, nach welchem der Nerv durch denselben erregt werden kann, so mag es dennoch nützlich sein, auf diese Frage näher einzugehen, weil sie augenblicklich von mehreren Seiten in durchaus verschiedener Weise beantwortet wird. Wundt schreibt der contractilen Substanz die Fähigkeit zu, nur allein auf den Reiz des elektrischen Stromes durch die Contraction reagiren zu können, während Schiff zwar auch eine eigene Muskelirritabilität annimmt, dieselbe aber für die elektrische Erregung gänzlich läugnet, eine Ansicht, welcher sich consequenter Weise zum Theil auch Eckhard anschliessen dürfte, welcher den Beweis der

Nichtexistenz der Muskelirritabilität eigentlich nur in Hinsicht auf die elektrische Reizung allein zu führen suchte.

Dass die Wundt'sche Behauptung falsch sei, habe ich mehrfach zu beweisen mich bemüht. Die grosse Mehrzahl aller erregend wirkenden chemischen Körper ist ein Reiz für die Muskelsubstanz selbst, und nur von einem einzigen lässt sich nachweisen, dass er nur den Nerven erregt, und für die contractile Substanz wirkungslos ist. Um diese Angaben jeder Zeit bewahrheiten zu können, schneide man den Musc. Sartorius eines Frosches durch 3 senkrecht auf die Faserung gerichtete Scheerenschnitte in 4 Stücke. Die beiden Endstücke, welche man auch bei ganz grossen Fröschen unten nicht länger als 3 Mm., oben nicht über 4 Mm. lang machen darf, zucken gar nicht, wenn man sie mit jenem Körper, dem concentrirten Glycerin, benetzt, die beiden anderen Stücke dagegen zucken heftig und gehen in Tetanus über. Macht man denselben Versuch aber mit irgend einer anderen reizenden Substanz, Säuren, Alkalien etc., so zucken alle 4 Stücke, auch die Enden also, welche keine Nerven enthalten, und ich darf dem glücklichen Zufalle dankbar sein, der mir einen Muskel in die Hände spielte, bei welchem die gewählte Reizmethode meist nur die reine contractile Substanz betraf, so dass alle chemischen Körper, welche bei directer Reizung Muskelzuckungen hervorriefen, mit Ausnahme des concentrirten Glycerins, als wahre Muskelreize betrachtet werden müssen, wie später durch ihre unbeeinträchtigte Wirkung, während der Dauer der Nervenlähmung mittelst des constanten Stromes, bestätigt wurde.

Das gänzliche Fehlen der intramuscularen Nerven in gewissen Muskelstrecken giebt uns nun aber auch ein Mittel an die Hand, die Erregungsfähigkeit des elektrischen Stromes für die contractile Substanz zu erkennen. Man schneide wieder einen Sartorius in mehrere Stücke und trage Sorge, diesmal dieselben alle gleich 4 Mm. zu machen. Bei einem grossen Frosche z. B., wo dieser Muskel vom Nerveneintritt an bis zum oberen Ursprunge 12 Mm. messen kann, ist es leicht, 3 ganz gleich grosse Muskelvierecke auf diese Weise zu erhalten. Werden nun diese 3 Stücke mit ihren Schnittflächen an einander gelegt, und die beiden äussersten mit ihrer äusseren Grenze mit 2 Papierbauschelektroden in Verbindung gebracht, so zuckt bei dem Minimum der elektrischen Reizung, welche mittelst des Rheochords, oder durch Verschieben der secundären Rolle des Inductionsapparates leicht gefunden werden kann, immer nur eins dieser Stücke und zwar immer nur dasjenige, welches die Nerveneintrittsstelle enthält. Wird die Reizung sodann allmälig verstärkt, so zuckt auch das 2te zwischen dem Ende und dem Hilus herausgenommene Quadrat, und ebenso fängt auch das 3te Endstück schliesslich an zu zucken, wenn der Reiz nochmals verstärkt wird. Die Dichte der elektrischen Ströme, welche die Muskelstückchen durchziehen, ist wegen der gleichen Gestalt in allen dreien natürlich dieselbe. Man mag ferner die Stückchen in einer anderen Reihenfolge zwischen die Elektroden legen, oder sie neben einander über 2 feine nach der Weber'schen Methode angeordnete Platindrahtelektroden lagern, immer bleibt der Erfolg des Versuchs derselbe, so lange noch eine hinlängliche Erregbarkeit in den Muskeln vorhandeu ist. Nach diesem Versuche ist es wohl ganz klar, dass auch das Ende des Sartorius, welches keine Nerven enthält, durch den elektrischen Strom erregbar sei. Wer an die Nervenwirkung in distans, über die Schnittflächen der anderen beiden nervenhaltigen Muskeltheile hinaus, glauben will, der mag schliesslich das Endstück allein auf die Elektroden legen, und niemals wird auch so die Zuckung ausbleiben, gleichviel ob die Wechselströme der secundären Rolle oder die gleichgerichteten Schläge der primären Spirale, oder Schliessung und Oeffnung eines Kettenstromes zur Reizung verwendet wurden. In allen Fällen bleibt sich die Zuckung gleich, und niemals zeigt sich irgend eine Verschiedenheit an der einen oder der anderen Elektrode. Die contractile Substanz ist folglich trotz Eckhard und Schiff und auch durch den elektrischen Strom reizbar wie der Nerv.

Nach dem, was ich früher über die chemische Reizung mitgetheilt habe, bedarf es keiner besonderen Begründung mehr, dass der Muskel auch ohne den Nerven den Reiz von Querschnitt zu Querschnitt übertrage. Wenn man den hart vor dem Ursprunge des Sartorius angelegten Querschnitt in einer capillaren Schicht mit einer reizenden Flüssigkeit benetzt, und darauf den ganzen Muskel in seiner ganzen Länge zucken sieht, so muss sicherlich die Contraction durch die contractile Substanz fortgeleitet worden sein, da ja zwischen der Applicationsstelle des Reizes und den letzten intramuscularen Nerven ein mehrere Millimeter langes Muskelstück dazwischen liegt, welches frei von allen Nerven ist. Für diese Strecke ist die Sache also unzweifelhaft, und es braucht kaum hinzugefügt zu werden, dass es sich auch an den nervenhaltigen mittleren Theilen des Muskels ebenso verhält, denn auch hier läuft die Zuckung weiter, selbst wenn der Nerv durch einen constanten Strom gelähmt ist, im Widerspruche gegen die Behauptung Schiff's, der den Muskel während der Dauer des lähmenden Stromes nur local sich contrahiren gesehen haben will Est ist ganz gleichgültig, wie Schiff den Versuch anstellen will, er mag sich der mechanischen, der chemischen oder der elektrischen Reizung bedienen. Ein Sartorius vom Frosch, dessen Nerv in aufsteigender Richtung von einem Strome von 4, 6 oder 8 Grove'schen Elementen durchflossen wird, wird ihm immer die schönsten Zuckungen zeigen, welche sich stets von der Reizstelle bis nach dem anderen Ende der Primitivbündel ausdehnen und nie an jenem Orte beschränkt bleiben, wenn er anders den Muskel selbst vor Zerstörungen zu bewahren versteht. Die hier von Schiff gemachte widersprechende Angabe ist eben so falsch, wie die Behauptung, dass die von v. Wittich beschriebenen Wasserzuckungen auf Nervenerregung beruhten.

Wenn wir jetzt die Bezeichnung der idiomusculären Contraction für die bei directer Reizung der contractilen Substanz gefundenen Thatsachen adoptiren, so finden wir, dass also dieselbe hervorgerufen werden kann durch chemische, mechanische und elektrische Reizungen, und dass ihr dieselben Eigenschaften zukommen, wie der durch den gereizten Nerven vermittelten neuromusculären Contraction, dass sie sich nämlich von der Reizstelle aus in jeder Richtung innerhalb des Sarkolemms verbreitet. Besteht ein Unterschied zwischen neuro- und idiomusculärer Bewegung, so kann derselbe nur in dem Modus gesucht werden, denn es ist klar, dass sich ein Muskelprimitivbündel, das an einem Ende gerade eine Nervenfaser erhält, ebenso bei Reizung dieses Nerven verhalten wird, wie wenn wir denselben durch irgend einen anderen künstlichen Reiz ersetzen. Dieser Fall scheint indessen bei keinem Muskel vorzukommen, sondern immer erhält ein Muskelprimitivbündel mehrere Nerven, welche an verschiedenen Punkten seiner Länge das Sarkolemm durchbrechen und es ist deshalb anzunehmen, dass die neuromusculäre Bewegung von mehreren Orten gleichzeitig beginnt, während die idiomusculäre zunächst auf die Reizstelle verwiesen ist, von welcher aus allein sie fortgepflanzt werden kann. Immerhin aber bleibt es sehr wahrscheinlich, dass man künstlich einem Muskel eben so gut dieselbe Bewegung ertheilen könne, wie durch den Nerven, wenn man nur Sorge trüge, den directen Reiz an mehreren, den Verknüpfungspunkten des Nerven mit der contractilen Substanz entsprechenden Orten zugleich einwirken zu lassen. So würde dann wohl jeder Unterschied zwischen neuro- und idiomusculärer Bewegung wegfallen.

Das allgemeine Bild des direct ohne Nervenvermittelung gereizten Muskels wäre hiermit abgeschlossen. Je nach der Art und dem Grade der Reizung treten aber Erscheinungen ein, welche jetzt von ganz besonderer Bedeutung sind, da sie die Veranlassung zu einer völlig von allem früheren abweichenden Auffassung der Lehre von der Muskelbewegung geworden sind. Ich habe bei Gelegenheit der chemischen Reizung schon einer Erscheinung erwähnt, welche immer eintritt, wenn der Muskel an einem Punkte längere Zeit mit der erregenden Flüssigkeit in Berührung bleibt. Das obere Sartorius-Ende schwillt in der Regel nach abgelaufener Zuckung beträchtlich an, krümmt sich dann hakenförmig um, und geht so in den Zustand der Starre über, und es ist dies eine von den Bewegungen, welche S c h i f f als idiomusculär im engern Sinne bezeichnen würde, eine local auf die Reizstelle beschränkt bleibende, dauernde Contraction.

Die Beschreibung dieser Art der Muskelcontraction ist in dem Lehrbuch der Physiologie von Schiff so sehr mit allen möglichen Seitenblicken, verdächtigenden Bemerkungen über die Untersuchungen anderer Forscher und mit so vielen nur halb wahren Aussagen durchwachsen, dass es nothwendig wird, eine ganz abweichende Darstellung bei ihrer Beurtheilung einzuschlagen.

Zunächst muss ich bemerken, dass Schiff sich sehr mit Unrecht für den eigentlichen Entdecker der von ihm als idiomusculär bezeichneten Contractionen hält, da sich Jeder aus seinem Knabenalter sehr gut erinnern wird, welche Folgen die localen und heftigen Muskelreizungen begleiten. Allen Turnern namentlich ist es schon seit langer Zeit bekannt, wie ein kräftiger Hieb mit der scharfen Seite der Hand quer über den Biceps brachii geführt, ein plötzliches Wallen dieses Muskels zur Folge hat, worauf sich an der geschlagenen Stelle eine bald wieder verschwindende Schwiele erhebt, welche ohne Mühe durch Betasten als dem Muskel angehörig erkannt werden kann, und an welcher die Haut durchaus unbetheiligt ist. Wer den Versuch an sich selbst angestellt hat, wird auch die lähmende Wirkung eines solchen Schlages kennen, die demselben bekanntlich auch von jeher eine gewisse Berühmtheit bei allen körperlichen Uebungen ertheilt hat. Schiff, Weber und Funke sind aber die ersten, welche dieselbe Erscheinung zuerst an dem entblössten Muskel näher verfolgt haben, die letzteren bei Gelegenheit einer Hinrichtung, wo sie diese Wülste oder Schwielen noch lange Zeit nach dem Tode künstlich an dem menschlichen Leichnam hervorrufen konnten.

Will man die Vorgänge bei der mechanischen Reizung eines Muskels in allen Einzelheiten verfolgen, so ist es gut, sich dazu eines dünnen Muskels mit parallelen Fasern zu bedienen, bei grösseren Thieren z. B. der schrägen Bauchmuskeln, des Diaphragma's oder des Sartorius. Es ist ferner nützlich, die Reizung auf eine kleine Anzahl von Primitivbündeln zu beschränken, da man hinlänglich Alles daran übersehen kann, was eine grössere Zahl gereizter Muskelbündel, doch immer nur in derselben Weise, als Wiederholung zeigen kann. Nimmt man z. B. einen Streifen aus dem Zwerchfell eines eben getödteten Hundes und reizt man ein grösseres Stück davon mit irgend welchem Instrument mechanisch, so wird man mehr oder weniger dieselbe Erscheinung eintreten sehen, nämlich eine dem Reize fast augenblicklich folgende Verkürzung des ganzen Muskelstücks und eine nicht immer deutlich ausgeprägte dauernde Reaction an der Reizstelle selbst. Am besten ist es daher, die Reizstelle so klein wie möglich zu machen, und den mechanischen Reiz mit einer stumpfen, nicht durchbohrenden Nadel auszuführen. Man sieht auf die Weise Folgendes:

Wenn der Muskel irgend eines warmblütigen Thieres gleich nach dem Tode irgendwo mittelst der Nadel mit mässiger Kraft und Geschwindigkeit gedrückt wird, so contrahiren sich alle diejenigen Primitivbündel, welche direct getroffen werden, augenblicklich in ihrer ganzen Länge. Nach Ablauf dieser wahren Zuckung erhebt sich die eingedrückte Stelle langsam über das Nieveau des übrigen Muskels empor in Form eines stumpfen Kegels, welcher eine kurze Zeit hindurch bestehen bleibt, und dann allmälig sich abplattend wieder verschwindet. Zieht man mit der Nadel einen Druckstrich senkrecht über die Richtung mehrerer Muskelfasern, so ist die Erscheinung dieselbe, mit dem Unterschiede, dass die Zuckung auch auf alle anderen Primitivbündel sich erstreckt, und dass die kegelförmige Erhebung in der Form eines Wulstes erscheint, welcher genau der Drucklinie entsprechend über alle von dem Reize getroffenen Primitivbündel hinübergeht. Bei allen warmblütigen Thieren, welche ich untersuchte, beim Pferde, beim Rinde, dem Hunde, Kaninchen, der Katze und dem Meerschweinchen ist der beschriebene Vorgang constant derselbe, an der Thatsache selbst besteht durchaus kein Zweifel und es fragt sich nur, wie man sich dieselbe erklären könne.

Dass der Muskel bei directer mechanischer Reizung zuckt,

dass z. B. ein Froschmuskel beim Anlegen eines Querschnitts die stärksten Contractionen zeigt, ist eine seit langer Zeit bekannte Sache, und es wird Niemand daran zweifeln, dass die Contraction des gedrückten oder gestochenen Muskelbündels eines warmblütigen Thieres gleichbedeutend sei mit jeder anderen Muskelzuckung. Zum Ueberflusse ist es immer leicht zu zeigen, dass ein auf einem so gereizten Muskel mit seinem Nerven aufliegender Froschschenkel in secundäre Zuckung verfällt. Ist aber die dauernde Erhebung, welche an der Reizstelle entsteht, auch eine Contraction, welche, wenigstens dieses Stück isolirt betrachtet, dieselbe gleich erscheinen lässt mit der eines anderen durch andere Reizmittel zur Contraction gebrachten Muskels? Man sollte denken, dass Schiff, der doch die ganze Muskellehre auf diese Erscheinung stützen wollte, diese Frage zu beantworten gesucht habe? Statt dessen protestirt er aber dagegen, dass eine Muskelcontraction der anderen gleich zu sein brauche. Er versichert freilich, dass seine sogenannte idiomusculäre Contraction mit einer starken negativen Schwankung des Muskelstromes begleitet sei, sagt aber nichts über die Untersuchungsmethode und die Experimente, durch welche er sich dessen versicherte. Die idiomusculäre Contraction ist ihm ferner gleich mit der Todtenstarre und der Wärmestarre, und es bleibt dann in der That zu verwundern, wie er es nicht vorgezogen hat, dieselbe ganz von allen übrigen Muskelcontractionen zu trennen, da die Unähnlichkeiten zwischen beiden dadurch so gross werden, dass die Verknüpfungspunkte gänzlich verloren gehen dürften.

So schlimm steht es indessen um die Sache nicht. Szermak hat gezeigt, dass ein Froschschenkel, dessen Nerv an einer Stelle den ruhenden Muskel an einer anderen jenen „idiomusculären Wulst“ berührt, in secundäre Zuckung verfalle, eine Beobachtung, welche ich als vollkommen richtig bestätigen kann. Derselbe Versuch ist mir sogar mit dem nach Art des Froschpräparats zugerichteten Schenkel desselben warmblütigen Thieres gelungen, dessen übrige Muskeln durch mechanische Reizung die idiomusculären Wülste lieferten.[1]) Man sollte demnach meinen, dass der Muskelstom an der gereizten Stelle in der negativen Schwankung oder einer dauernden Abnahme begriffen sei, und der Versuch würde leicht für die Frage entscheidend sein können, wenn nicht als gewiss angenommen werden dürfte, dass eine absolute örtliche Zerstörung der contractilen Substanz ganz dasselbe bewirken müsste, da die vernichtete Muskelsubstanz immer noch als Leiter des zunächst liegenden unversehrten Muskelquerschnitts dienen würde, so dass die secundäre Zuckung hier nur die Bedeutung der Zuckung ohne Metalle, der durch den ruhenden Muskelstrom hervorgerufenen Contraction erhielte. Der Umstand aber, dass die idiomusculären Wülste mehrere Male bei frischen Muskeln immer wieder an derselben Stelle nach ihrem Verschwinden hervorgerufen werden können, spricht dafür, dass die secundäre Zuckung, welche sie veranlassen, wirklich von der negativen Schwankung des Muskelstromes herrühren, obgleich es immer noch seltsam bleibt, dass jener dauernden Contraction, nicht auch ein tetanischer Zustand des Froschschenkels entspricht, analog dem secundären Tetanus. Aus letzterem Grunde wird es sogar sehr wahrscheinlich, dass die dauernde Contraction nach mechanischer Reizung, gegenüber dem bisher gekannten „Tetanus", die einzige ununterbrochene, stetige, beharrende Muskelzusammenziehung darstelle. Dass diese dauernde Erhebung oder locale Verdickung durchaus verschieden sei von der Todtenstarre, erhellt, ganz abgesehen von dem allmäligen Verschwinden und der Fähigkeit auf's Neue durch jeden neuen Reiz wiederzukehren, aus dem Ausbleiben aller derjenigen Zeichen, welche die Starre charakterisiren. Niemals reagirt ein durch einen solchen Wulst geführter Querschnitt sauer, sondern das auf die Schnittfläche gelegte rothe Lackmuspapier wird im Gegentheil blau, in Uebereinstimmung

1) Dem zu diesem Versuche verwendeten Kaninchenschenkel war nach einer neuen, höchst sinnreichen Methode, welche Herr Cl. Bernard demnächst veröffentlichen wird, ein ähnlicher hoher Grad von Erregbarkeit künstlich ertheilt, wie man ihn sonst nur bei den reizbarsten Präparaten der Kaltblüter zu finden gewohnt ist.

mit der vor kurzem von du Bois-Reymond untersuchten Reaction des lebendigen Muskels. Ein todtenstarrer Muskel ist ferner immer undurchsichtiger und trüber als ein noch reizbarer, und es ist leicht, an dem dünnen Diaphragma neugeborener Katzen und Kaninchen, oder an den feinen Muskeln der Maus die idiomusculären Wülste unter dem Mikroskop als vollkommen so durchsichtig wie die übrigen Theile der Primitivbündel zu erkennen, womit die Annahme einer localen Abtödtung an der Reizstelle ganz und gar beseitigt werden kann. Es unterliegt also keinem Zweifel, dass die sogenannten idiomusculären Wülste in einer wirklichen, local auf die Reizstelle beschränkten andauernden Contraction bestehen.

Man hat demnach bei der directen mechanischen Reizung des Muskels zweierlei zu unterscheiden: eine dem Reize rasch folgende Contraction des Primitivbündels in seiner ganzen Länge, und eine später eintretende locale, der Reizstelle entsprechende Contraction, oder wie Schiff es nennt, eine neuromusculäre und eine idiomusculäre Bewegung. Sehen wir jetzt, ob die beschriebenen Thatsachen zu der letzteren Unterscheidungsweise berechtigen, oder ob nicht die Contractionen beide ebenso gut neuromusculär oder beide idiomusculär sein können.

Um die Unterschiede zwischen den beiden auf einander folgenden Contractionen zu erklären, ist Schiff auf den Gedanken gekommen, dass die erste rasch erfolgende Contraction von dem mitgezeizten Nerven herrühre, während die 2te locale Contraction die Reaction des gereizten Muskels sei. Abgesehen davon, dass gar nicht einzusehen ist, wie der mittelbar auf einem Umwege gereizte Muskel sich viel eher contrahiren sollte, als der direct gezeizte, abgesehen von dem Widerspruch, in welchem diese Anschauung zu den Resultaten der Helmholtz'schen Untersuchungen steht, führt diese Lehre auch noch zu der Annahme, dass der Muskel überall in allen Orten mit Nerven durchsetzt sei, da es ohne dies schlechterdings unmöglich wäre, dass jedes Primitivbündel von jedem Punkte aus zu einer neuromusculären

Contraction vermocht werden könnte. Wie ich gezeigt habe, ist die Nervenverbreitung auch im Sartorius eine ganz beschränkte, und demnach müssten über die ganze Länge des Primitivbündels verlaufende Zuckungen nur von einigen wenigen dem Nerven entsprechenden Punkten aus erhalten werden können, wenn Schiff im Rechte wäre, wo er behauptet, dass jede ausgebreitete Zuckung neuromusculär sei. Das aber scheint Schiff ganz übersehen zu haben, welch ein ungeheurer Unterschied zwischen der Reizung liegt, welche die nicht direct getroffenen Punkte der contractilen Substanz empfangen und derjenigen, welche sie erleidet, da wo der künstliche Reiz unmittelbar einwirkt. Wenn es Schiff noch nicht belieben sollte, der Muskelfaser das Leitungsvermögen zuzuschreiben, so möge er sich an das Beispiel des Nerven halten. Man kann einen Nerven in einem Punkte durch einen Reiz vernichten, von welchem aus aber die nächst gelegenen Orte die Reizung weiter fortpflanzen, ohne selbst mit beschädigt zu werden. Der Reiz, welcher also von Querschnitt zu Querschnitt übertragen wurde, erreichte gewiss nicht die Mächtigkeit des von aussen applicirten Einflusses, der den Nerven an jener Stelle zerstörte. Nun ganz so wird es wohl beim Muskel auch sein, und wir werden uns nicht wundern dürfen, wenn der Muskel sich an der Stelle stärker contrahirt, an welcher er direct dem Reize ausgesetzt war, als dort, wo nur ein erregter Muskelquerschnitt als Reiz auf den nächstfolgenden wirkte. Die stärkere Erhebung, welche den sogenannten idiomusculären Wulst kennzeichnet, kann also auf einen sehr einfachen Grund zurückgeführt werden. Anders steht es mit dem zeitlichen Verlauf dieser Contraction. Wir haben erwähnt, dass die idiomusculäre Erhebung nach beendeter allgemeiner Zuckung des Muskels entstehe, und viel später wieder verschwinde als diese, kurz von längerer Dauer sei. Bei einem ganz frischen Muskel folgt indessen der Beginn derselben so rasch auf die Zuckung, dass der geringe Zeitverlust ohne Zwang so gedacht werden kann, dass der Muskel, da wo er zuerst durch den mechanischen Reiz niedergedrückt war, auch eine bestimmte Zeit gebrauchte, um diese Vertiefung durch die Contraction wieder auszugleichen und ferner einen Zeitraum, um aus dem, der Dicke während der Ruhe entsprechenden Zustande weiter heraus, den im Ganzen contrahirten Muskel als locale Erhebung überragen zu können. Der spätere Eintritt der Schiff'schen idiomusculären Contraction dürfte dieselbe also wohl kaum als etwas so ganz Absonderliches erscheinen lassen, viel eher würde das der Fall sein wegen ihres langsamen Verschwindens, ein Umstand, auf welchen ich zurückkomme.

Schiff hat angegeben, dass, eine bestimmte Zeit nach dem Tode des Thieres, die Folgen der mechanischen Reizung andere seien, als bei ganz frischen Muskeln. Er beschreibt eine ganz eigenthümliche Art der Muskelcontraction, welche er schliesslich auch für neuromusculär erklärt hat. Streicht man nämlich mit einem kantigen Instrument in senkrechter Richtung zur Faserung über einen Muskel hin, welcher nicht mehr die höchste Stufe der Erregbarkeit besitzt, dabei aber doch noch nicht zu weit von derselben entfernt ist, so sieht man von der Reizstelle aus ein zierliches Wellenspiel in der ganzen Länge der Primitivbündel nach beiden Seiten hin vor sich gehen. Während sich die direct gereizte Stelle zum Wulste erhebt, gehen Contractionswellen oder knotige Anschwellungen von derselben aus, welche mit erheblicher Geschwindigkeit bis zum Ende des Muskels hinlaufen, dann scheinbar zurückkommen und mit einer zweiten zusammenprallen. Diese äusserst hübsche Erscheinung trifft man bei den Muskeln der warmblütigen Thiere nicht immer an, wenigstens ist sie mir nicht so oft vorgekommen, wie ich nach Schiff's Beschreibung erwarten durfte, trotz der zahlreichen Thiere, welche ich beobachtete. Ich habe dieselbe aber nie ausbleiben sehen bei dem Sartorius des Frosches, bei welchem die wellenartig gestaltete Contraction sehr leicht zu beobachten ist, wenn man denselben an einem Ende aufhängt und an dem anderen Ende mit der Scheere so einen Querschnitt anlegt, dass man ihn zugleich etwas spannt, damit das Wellenspiel nicht in den ruckweisen Zuckungen untergehe. Man sieht dann namentlich bei durchfallendem Lichte, worin der Muskel in den schönsten Farben spielt, die zarten Wellen scheinbar in der durchsichtigen Masse aufsteigen und wieder herabwallen, wodurch zugleich das Farbenspiel des schillernden Muskels in den lebhaftesten Wechsel geräth. Bei den Muskeln der Warmblüter habe ich den analogen Vorgang immer am besten gesehen, wenn das getödtete Thier durch künstliche Respiration eine Zeit lang noch durch die Blutcirculation in einem dem Leben nahen Zustande erhalten wurde, oder in ganz unversehrten, nicht isolirten und mit Bindegewebe gut bedeckten Muskeln der Extremitäten zu verschiedenen Zeiten nach dem Tode.

Da nicht angenommen werden darf, dass die mechanische Reizung in allen diesen Fällen immer einen Nerven mit betroffen habe, wenigstens nicht in jedem mitgereizten Primitivbündel, so ist es wohl im höchsten Grade wahrscheinlich, dass auch diese fortlaufenden Contractionswellen idiomusculär seien, um so mehr, weil sie geradezu als eine Fortsetzung des an der Reizstelle entstehenden Wulstes erscheinen. Am Sartorius des Frosches ist es ganz evident, dass dieselben von nervenlosen Stellen des Muskels ausgehen können, da jeder Querschnitt, welcher in die nervenlosen Gebiete desselben fällt, immer das beschriebene Bild hervorruft. Dies Wellenspiel ist ferner wieder eine unzweifelhafte Contraction, welche nur in der Form so ausgezeichnet ist, denn es gelingt sehr gut einen Froschschenkel dadurch secundär zucken zu lassen. Legt man den Nerven eines Froschschenkels an einen gespannten Sartorius desselben Thieres an und schneidet man jetzt langsam das nach unten herabhängende Muskelende ab, so zuckt jedes Mal, häufig auch mehrere Male, der Schenkel secundär, während der direct gereizte Muskel nur die innere Unruhe an dem Spiel der Contractionswellen verräth. Die secundäre Zuckung gelingt ebenso von den Muskeln der Warmblüter aus, ja man kann hier sogar nicht selten die Zuckung eintreten sehen, während die langsam an den Froschnerven heranrollende Welle denselben noch nicht ganz erreicht hat. Während sie unter ihm weggeleitet werden, erfolgen dann häufig noch mehrere einzelne Zuckungen in den Zehen, oder eine flimmernde Bewegung in der Wade.

In dem Stadium, wo nur die mechanische locale Reizung diesen Modus der Contraction erzeugt, bemerkt man, dass die locale wulstige Contraction etwas später eintritt und noch langsamer wieder verschwindet. Nie aber erreicht sie eine solche Höhe wie bei dem ganz frischen Muskel, wo ein kräftiger Stoss mit dem stumpfen Ende des Scalpelheftes auf die Oberschenkelmuskeln des Hundes leicht eine zollhohe Erhebung verursacht.

Je weiter der Muskel dann abstirbt oder je länger er isolirt und dem Blutkreislauf entzogen war, desto mehr prägt sich diese Veränderung aus. Die Wülste werden immer niedriger, treten viel später ein und dauern länger an. Gleichen Schritt damit hält aber auch die Veränderung, welche die von der Reizstelle ausgehende Contraction erleidet, so dass die Möglichkeit, in derselben das Spiel einer wellenartigen Bewegung erkennen zu können, allein durch die Verlangsamung der ursprünglich nur rascher aber in derselben Weise fortschreitenden Muskelcontraction aufgefasst werden muss. Dem zu Folge bietet der Muskel jedes warmblütigen Thieres mehrere Stadien dar, welche ziemlich scharf von einander geschieden sind. Der ganz frische Muskel contrahirt sich rasch, die locale Erhebung an der Reizstelle beginnt frühe und verschwindet bald wieder, erreicht aber eine bedeutende Höhe. Im 2ten Stadium ist die Fortpflanzungsgeschwindigkeit vermindert, die locale Erhebung geschwächt und ihre Dauer verlängert. In einem 3ten Stadium endlich geht der fortgepflanzten Contraction die locale Erhebung voraus, so dass das Weiterschreiten der Muskelcontraction in einem Vorrücken der contrahirten Reizstelle besteht.

Schiff behauptet nun zwar, dass die fortschreitende Bewegung an die Erhaltung der intramuscularen Nerven geknüpft sei, und dass die rein locale Contraction der contractilen Substanz allein eigenthümlich sei, er hat aber eben gar nicht angegeben, dass bei jedem Muskel ein Stadium existirt, wo jene rasch verlaufende, nach ihm neuromusculäre Bewegung gar nicht mehr eintritt, sondern wo der von ihm als idiomusculär bezeichnete Wulst selbst sich zerklüftet und die 2 langsam aus einander rückenden Contractionswellen darstellt. Wenn nun nach Schiff der Muskel selbst den Reiz nicht fortleitet, wenn ohne Nervenvermittlung die Contraction immer nur local bleibt, wie kommt es denn, dass dasjenige Ding, das er selbst als idiomusculäre Contraction anerkennt, von einem Orte zum andern in der Länge des Muskelprimitivbündels fortschreitet? Wir können uns für einen Augenblick in Schiff's Gedanken ganz versetzen. Nach ihm ist der Muskel oder die contractile Substanz überall mit Nerven erfüllt. Die Nerven sollen absterben und dann soll allein der Muskel als reizbares Organ übrig bleiben. Auf dieser Vorstellung beruht sein Beweis der Muskelirritabilität. Was liegt aber wohl näher als der Gedanke, dass, wenn der Nerv allein die Fortpflanzungsfähigkeit der Contraction bedingt, dass dieser Nerv bei seinem Absterben erst selbst die Leitungsfähigkeit verliere, während seine einzelnen Punkte noch recht gut reizbar bleiben können, so dass die zunächst liegende Muskelsubstanz mittelst derselben noch erregt werden kann? Bei der Leitung ist eben immer ein erregter Querschnitt als Reiz für den folgenden zu denken, und dass dieser Reiz nicht dem einer kräftigen mechanischen Misshandlung gleichzusetzen ist, versteht sich wohl von selbst. Um so mehr also, wenn der Nerv abzusterben beginnt, wo der äussere künstliche Reiz noch an einer Stelle wirken kann, während der Reiz des nächsten erregten Querschnitts nicht mehr genügen wird, um den Effect an dem Ende des Organes zur Geltung kommen zu lassen. — Ich will nicht läugnen, dass die von Schiff beobachteten Thatsachen Beiträge zu einem Beweise der Muskelirritabilität liefern können, denn die Dinge würden jedenfalls ganz anders aussehen, wenn der Muskel nicht irritabel wäre, in der Schiff'schen Argumentation liegt aber bis hierher noch gar kein Beweis, denn der frische Muskel enthält einen noch für längere Strecken leitungsfähigen Nerven, während der absterbende Muskel einen Nerven enthalten kann, welcher nur für kurze

Strecken, entsprechend der Ausdehnung des Wulstes oder der direct getroffenen Reizstelle, die Leitung zulässt.

Nach eigenen Versuchen hat sich mir ergeben, dass die Dauer der Erregbarkeit bei den isolirten Muskeln warmblütiger Thiere eine sehr verschiedene ist, abhängig von zahllosen äusseren Bedingungen. Die Hauptbedingung ist die Temperatur, mit welcher die Dauer der Erregbarkeit meist gleichen Schritt hält. Durchschnittlich bleibt der isolirte und vor Vertrocknung geschützte Muskel eines Warmblüters bei einer Temperatur von 14° C. 5—6 Stunden erregbar, innerhalb welcher Zeit die verschiedenen Veränderungen im Verlauf der Contraction so vertheilt liegen, dass das erste und zweite Stadium in die erste Stunde fallen, während die übrige Zeit durch das dritte Stadium ausgefüllt wird. In dem letzteren treten insofern noch Aenderungen ein, als die Entfernung immer mehr abnimmt, bis zu welcher die Contraction von der direct gereizten Stelle aus fortschreitet. Je mehr der Verlust der Erregbarkeit an den Muskeltod, an die Todtenstarre sich annähert, desto geringer wird auch die Geschwindigkeit, mit welcher das Fortschreiten stattfindet, ja man gelangt an einem Punkt, wo die direct gezeizte Stelle sich nur noch schwach erhebt und dann für immer so stehen bleibt. Schneidet man den Muskel hierauf an jenem Orte quer durch, so findet man ihn dort sauer, die Starre hat Platz gegriffen und kein Mittel vermag den beweglichen Zustand wieder herzustellen, welcher die ganze Fülle von Erscheinungen bedingt, die in der Form der Muskelverkürzung unter den Bewegungen und Veränderungen der contractilen Substanz verborgen liegen.

Wie kommt es nun, dass sich an einem ganz frischen Muskel eine rasch verlaufende Zuckung von einer auf die Reizstelle beschränkten Contraction sondert? Wir sahen, dass diese Contraction vorzüglich durch ihre längere Dauer wirklich grosse Verschiedenheiten gegenüber der ersten Zuckung darbietet. Zunächst wird man überlegen müssen, welche Art des Reizes die Erscheinung hervorgerufen, man wird zunächst sein Augenmerk gerade auf das richten müssen, was man künstlich in die Sache selbst hineingebracht. Schiff glaubt das Vortheilhafteste in der mechanischen Reizung darin erkennen zu müssen, dass sie ein schwacher Nervenreiz, ein starker Muskelreiz sei, wogegen indessen zu bemerken sein dürfte, dass ein handfester Hieb mit einem kantigen Instrument, wie man ihn in den letzten Stadien der Erregbarkeit braucht, wohl kaum unter die gelinden Nervenreize zu zählen sein dürfte. Die Methode der Reizung scheint mir aber gerade den ganzen Schlüssel zu den beschriebenen Thatsachen zu enthalten. — In der Physiologie hat sich seit langer Zeit der Begriff der Ermüdung eingebürgert, womit der Zustand eines Organs z. B. eines Muskels bezeichnet, in welchen derselbe durch seine zu oft wiederholte Leistung versetzt wird. Beim Muskel ist es bekannt, dass nicht allein sehr häufige Contractionen, sondern auch andere Einflüsse, wie Dehnungen, Vertrocknung etc. allmälig denselben Zustand herbeiführen, und Niemand wird daran zweifeln, dass es nichts geeigneteres giebt, um einen Muskel zu ermüden, als dass man ihn mechanisch misshandelt, klopft, zerrt oder sticht. Die mechanische Reizung besteht offenbar bis jetzt in nichts anderem, vor allen Dingen die, welche zur Erzeugung der Schiff'schen idiomusculären Contraction die geeignetste ist. Wenn man einen Muskel in seiner ganzen Länge ein paar Mal mechanisch gereizt hat, so ist es bald aus mit seiner Erregbarkeit, und falls er sich noch contrahirt, trägt die Bewegung den Charakter eines auf's Höchste erschöpften Muskels an sich, das Stadium der latenten Reizung ist verlängert, das Maximum der Verkürzung verringert und die ganze Zuckungscurve gedehnt. In Uebereinstimmung damit steht es, dass die sogenannte idiomusculäre Contraction am besten ausgeprägt ist bei bereits ermüdeten Muskeln oder solchen, welche wenig erregbar, längere Zeit nach dem Tode verwendet werden, denn hier dauert sie am längsten, wenngleich die Erhebungen auch nie dieselbe Höhe wie beim frischen Muskel erreichen. Es giebt darum kein besseres Mittel die Wülste bei einem frischen Muskel zur Anschauung zu bringen, bei welchem sie allzu rasch wieder schwinden, als wenn man ihn stark dehnt, womit den gröbsten Anforderungen am besten Rechnung zu tragen ist.

Was im Allgemeinen bei der geschilderten mechanischen Reizmethode geschieht, wird auch in jedem einzelnen Falle nicht ausbleiben. Bei jedem einzelnen Versuche wird die Reizstelle ermüdet, und daraus erklärt sich das ganze Verhalten derselben. Durch den Druck oder den Schlag wird die contractile Substanz misshandelt oder aus einander getrieben, das Sarkolemm gezerrt, und deshalb wird die hier entstehende Contraction den Charakter der Contraction eines ermüdeten Muskels tragen, später eintreten und länger anhalten. Deshalb ist es schwerer bei einem ganz frischen Muskel dieselbe hervorzurufen, deshalb ist es leichter bei einem erschöpften, leichter, nachdem dieselbe Stelle einige Male demselben Einflusse ausgesetzt war. Die Contraction, welche sich von dort aus fortpflanzt, ist ganz davon zu trennen, sie hat ihren Grund in einer leichteren Reizung, welche in der Umgebung des Centrums der stärksten mechanischen Reizung stattfindet, ja sie kann andererseits sogar ganz vermieden werden, wenn der Reiz in einer Weise angebracht wird, dass er die direct getroffene Stelle so trifft, dass sie aus dem continuirlichen Zusammenhange mit den übrigen Strecken der Muskelcylinder herausgerissen wird. Ist der Muskel in den letzten Stadien seiner Erregbarkeit, so kann die Contraction der anderen Art deshalb leichter ausbleiben, während sie durch andere Reizmethoden immer noch erzeugt werden kann. Aus allen diesen Gründen ist es nun auch klar, weshalb die Muskeln der kaltblütigen Thiere so sehr viel schwerer die sogenannte idiomusculäre Contraction zeigen, obgleich es ihrer contractilen Substanz doch wahrlich nicht an eigner Erregbarkeit mangelt. Die Muskeln der Frösche und Schildkröten zeigen nur bei wirklich barbarischen Misshandlungen in den letzten Stadien ihrer Erregbarkeit, bei einer Behandlung, welche kaum den Namen des Experiments verdient, eine flüchtige rasch vergehende oder der Starre weichende locale Erhebung auf der Reizstelle, und nur die schrägen Bauchmuskeln der Frösche, welche mit auffallender Geschwindigkeit vor den anderen Muskeln dieser Thiere ihre Erregbarkeit verlieren, namentlich nachdem sie einigen Reizversuchen ausgesetzt werden, lassen einigermaassen die idiomusculären Wülste erkennen.

Hat man bei allen diesen Versuchen die Muskeln nicht halb zerschmettert, so sieht man dennoch immer, dass auch diese Contractionen weiter schreiten. Die Wülste spalten sich in zwei Kämme, zwischen ihnen entsteht eine Vertiefung, wo der Muskel zur Ruhe zurückgekehrt, und von hier aus schreiten die secundären Wülste sich allmälig abflachend langsam fort. Bei der Reizung mit der stumpfen Nadel wird die Kegelspitze zum Krater, dessen Wülste fortschreiten. Wälle und Kämme sind aber immer noch wirkliche Contractionen, da sie dem Nerven des Froschpräparats zu Erregern der secundären Zuckung dienen können.

Der zeitliche Verlauf, so wie die übrigen Charaktere der bei der mechanischen Reizung entstehenden Contractionen, die streng genommen nicht einmal als rein locale Verkürzungen aufgefasst werden können, indem die letzteren eigentlich nur dem Muskel eigen sind, wenn der Reiz ganz dicht vor dem Verlust der letzten Spur der Erregbarkeit angewendet wurde, berechtigen also, wie wir gesehen, weder zu einer Beweisführung der Muskelirritabilität, noch zur Lehre eines besonderen Beharrungsvermögens der Muskelcontraction, im Gegensatze zu dem wohl annehmbaren Leitungsvermögen der contractilen Substanz. Herr Schiff erscheint aber dafür mit anderen ganz neuen Waffen, gegen welche allerdings ganz anders verfahren werden muss, wie gegen seine Argumentationen. Es handelt sich um Thatsachen, welche nur Schiff sehen kann, und um andere, welche nur Schiff verschweigen konnte, jedes zu seiner Zeit. Es genügt ihm nicht, die Betrachtung anzustellen, dass die verschiedenen mechanischen Reize keine oder nur schwache Nervenreize seien, dagegen kräftige Erreger für die contractile Substanz, eine Anschauung, gegen welche wir soeben erhebliche Einwände vorbringen konnten, sondern es soll nun auch das Umgekehrte eintreten, bei anderen Reizmethoden, welchen Schiff eine starke Nervenerregung und einen mangelnden Einfluss für die Muskel zuspricht. Die Erregung auf chemischem Wege scheint ein schlechtes Mittel zur Erzeugung der localen Contractionen zu sein, und ich muss mit Schiff darin übereinstimmen, dass die Benetzung der äusseren Fläche des Muskels mit einer reizenden Flüssigkeit entweder die Erregung nicht rasch genug hervor zu bringen vermag, oder bei dem späteren Durchdringen derselben durch das Sarkolemm Erscheinungen erzeugt, welche nicht leicht von Gerinnung und anderen, der eigentlichen Contraction fremden Vorgängen zu trennen sind. Wenn aber Schiff, gestützt auf diese allerdings höchst mangelhafte Methode, sich herbeilässt den Satz auszusprechen, dass nur bestimmte Körper wie z. B. die Alkalien Muskelerreger seien, die Säuren aber nicht, so bedachte er wohl nicht, dass dazu vor allen Dingen ausgedehntere Versuche mit geeigneteren Hülfsmitteln nöthig seien. Von den Säuren sagt Herr Schiff, sie wirken überhaupt „mehr chemisch“, womit in seinem Sinne ihr Unvermögen als Reizmittel bezeichnet sein soll. Ich habe gegen den Ausdruck selbst nichts einzuwenden, muss mir aber die bescheidene Anfrage erlauben, welchen Zauber denn Herr Schiff für die erregende Wirkung der Alkalien in Anspruch nimmt? — die nicht anders wie die unendlich verdünnten Säuren von nackten Querschnitten der Muskeln aus Contraction hervorrufen. Wirken diese vielleicht nicht chemisch? Kurz Herr Schiff befindet sich mit seinen Anschauungen über die chemische Erregung in einem so eigenthümlichen Zustande, dass es begreiflich wird, wie er die enorme reizende Wirkung der Säuren gänzlich übersehen konnte.

Ein Versuch an dem Sartorius des Frosches hätte ihm leicht zeigen können, dass selbst die tausendfach verdünnte Salzsäure Zuckungen hervorruft, und dass dieser Muskel beim längeren Eintauchen seines oberen den Querschnitt enthaltenden Endes eine Zeit lang contrahirt bleibt, nachdem die übrige Zuckung des nicht benetzten Theiles beendigt ist. Der Muskel schwillt dabei an und befindet sich anfangs wenigstens in einer wirklichen Contraction, denn die mit dem Erreger in Berührung gebrachte Stelle bleibt durchsichtig und kann durch einen sehr viel stärkeren Reiz, z. B. sehr heftige Inductionsschläge noch stärker contrahirt werden. Kurze Zeit darauf folgt der Einwirkung der Säure allerdings die Starre, welche dann endlich dem weiteren lösenden Einfluss der Säure weicht. Ganz ähnlich verhält sich der Muskel, wenn statt der Säure ein Alkali angewendet wird, auch hier sind wieder alle die Vorgänge sehr deutlich zu unterscheiden, welche nach Schiff heissen würden neuromusculäre und idiomusculäre Contractionen, Starre und endlich die „mehr chemische“ Wirkung.

Ich komme nun schliesslich zu einem der kräftigsten Erregungsmittel, das wir kennen, nämlich dem elektrischen Strome. Wie schon erwähnt, stellt Schiff die Behauptung auf, dass derselbe ein starker Nervenreiz sei, den Muskel aber gar nicht zu erregen vermöge. Wie unrichtig diese Angabe ist, habe ich oben durch mehrere Versuche gezeigt, es bleibt mir hier nur übrig daran zu erinnern, dass das, was Schiff als idiomusculäre Bewegung bezeichnet, recht gut auch durch den elektrischen Strom herbeigeführt werden kann, und ferner darauf aufmerksam zu machen, dass Schiff selbst diese Thatsache seit langer Zeit kennt, aus guten Gründen aber dieselbe bei dieser Gelegenheit in seinem Lehrbuche der Physiologie ganz verschweigt. Von der heimischen Literatur äusserlich entfernt bin ich leider nicht in der Lage, die Originalbeiträge Schiff's dazu zu liefern, ich finde aber in dem mir zugänglichen Canstatt'schen Jahresberichte vom Jahre 1851, dass Schiff[1]) die an den beiden Elektroden entstehenden localen Contractionen der Muskeln warmblütiger Thiere, welche ganz identisch sind mit seiner idiomusculären Bewegung, selbst beschrieben hat. Was ihm davon entgangen sein mag, sei hier nachträglich hinzugefügt.

Wenn man mittelst feiner Platinelektroden 2 Punkte eines Muskels vom Hund oder irgend welchem anderen warmblü-

1) M. Schiff. Ueber die Zusammenziehungen der animalischen Muskeln. Froriep's Jahresbericht 1851 No. 300. S. 193—96.

tigen Thiere mit den Polen einer starken constanten Kette, eines starken Inductionsapparates, sei es bei wechselnden oder gleich gerichteten Industionsschlägen, in Verbindung setzt, so contrahirt sich während der Dauer des Reizes nicht allein der ganze Muskel, sondern es entstehen auch an den den Elektroden entsprechenden Stellen ganz solche locale Erhebungen, wie bei der mechanischen Reizung, welche von längerer Dauer sind und fortbestehen nach Entfernung der Elektroden. Wer um jeden Preis die Schiff'sche Lehre retten will, wird meinen, dass mit den Elektroden ein mechanischer Reiz aufgeführt sei, weshalb ich besonders hervorheben muss, dass dieselben Erscheinungen auch eintreten, wenn die directe Berührung gar nicht stattfindet, sondern wenn nur die Haken der Inductionsschläge auf den Muskel überspringen, wenn ferner die Elektroden nur in lose auf dem Muskel aufliegenden, an feinen Ketten mit einem Ende aufgehängten Stecknadeln bestehen, und dass die local beschränkte dauernde Contraction auch unter einem Quecksilbertropfen entsteht, dessen Kuppe sich mit der Kette in leitender Berührung befindet. Um bei den Versuchen jeder möglichen Täuschung vorzubeugen, benutzte ich ein Elektrodenpaar von senkrecht herabhängenden Platindrähten, welche ich an einem Stativ allmälig herabführte bis zur leisesten Berührung mit dem Muskel. Die directe Beobachtung zeigte dann leicht, dass bei einiger Vorsicht, da ein starker Druck immer leicht zu vermeiden ist, keine Contractionen entstanden, nicht eher, als bis durch Hinwegräumen einer Nebenschliessung der Strom in den Muskel hereinbrechen konnte. Ich bin überzeugt, dass die eigenthümliche Contraction, welche an den Elektroden entsteht, schon oft gesehen worden wäre, wenn man sich öfter sehr feiner Zuleitungsspitzen bedient hätte, denn die Entstehung derselben ist auch hier an dieselbe Bedingung geknüpft, wie bei der mechanischen Reizung, an die Vollführung eines sehr starken Reizes auf einem kleinen Raume, und an die nothwendig dadurch eintretende Ermüdung des Muskels.

Setzt man z. B. die feinen Drahtelektroden so auf den Muskel auf, dass ihre Verbindungslinie der Muskelfaserung parallel liegt, indem nur einige wenige Primitivbündel direct mit denselben in Berührung kommen, so sieht man schon bei ganz mässigen Stromstärken und an ganz frischen Muskeln Folgendes eintreten. Beim Hereinbrechen des Stromes oder der Inductionsschläge des Schlittenelektromotors contrahiren sich sofort die unmittelbar getroffenen Primitivbündel in ihrer ganzen Länge, während gleichzeitig unter den Elektroden 2 kegelförmige Erhöhungen entstehen, welche nach Wegnahme der Elektroden ganz ebenso wieder verschwinden, wie bei der mechanischen Reizung. Auf dem Diaphragma des Hundes ist dies leicht zu sehen, wenn die Inductionsrollen zur Hälfte auf einander geschoben werden und 1 Grove'sches Element den Apparat in Bewegung setzt. Ganz ebenso tritt die Erscheinung unter denselben Bedingungen ein, wenn die Verbindungslinie die Richtung der Muskelfasern senkrecht schneidet, hier aber mit dem Unterschiede, dass nur die beiden Muskelprimitivbündel sich contrahiren, welche direct unter den Drahtenden liegen. Gerade hier ist die Ursache sehr leicht zu enträthseln. Die Dichte der Ströme, welche zwischen den Elektroden liegen, reicht nicht aus um die Muskeln zu erregen, und daher bleiben alle Fasern, welche zwischen ihnen liegen, in Ruhe. An den kleinen Berührungsflächen der Drähte mit dem Muskel hingegen ist die Stromdichte ganz erheblich, da sich dieselbe aber auf ein einziges oder eine ganz geringe Anzahl von Primitivbündeln beschränkt, so zucken nur diese, welche folglich als nur local wirksam gereizte Muskeln zu betrachten sind. Die Reizung pflanzt sich durch ihre ganze Länge fort, sie contrahiren sich ganz, an den Elektroden aber tritt die zweite Bedingung, die Ermüdung durch die grosse Dichte der Ströme ein, und darum erscheint hier eine locale, dauernde, der Ermüdung entsprechende, gesonderte Contraction. Nimmt man als Elektroden zwei kleine runde Metallscheiben, welche eine grosse Berührungsfläche bilden, so bleibt die letztere Contraction aus, wenn die Stromstärke bei spitzen Elektroden gerade hinreichte um die localen Erhebungen hervorzurufen. Die Stromdichte ist hier nicht mehr ausreichend. Vermehrt man die Stromstärke, schiebt man die secundäre Inductionsrolle ganz über die primäre hinüber, so tritt wieder die locale Contraction ein, diesmal entsprechend der runden Form der Elektroden, als ausgebreitete oben abgeflachte Erhebung. Aber auch die durch eine quer über den Muskel gezogene Drucklinie entstehenden Wülste können durch elektrische Reizung hervorgebracht werden. Man braucht nur die Elektrodenspitzen langsam quer über den Muskel hinüberzuschleifen, um zwei sehr deutliche Wülste entstehen zu sehen. Der Verdacht einer mechanischen Reizung kann auch hier nicht controllirt werden durch denselben Versuch mit abgesperrtem Strome. Am leichtesten ist der Versuch so auszuführen, dass man die Enden einer feinen Metallkette, welche als Elektroden angebracht sind, langsam über den Muskel hinüber zieht. Jeder einzelne Punkt, mit dem dieselbe den Muskel fortschreitend berührt, ist für einen Augenblick Strömen von grosser Dichte ausgesetzt, der ermüdet und in Folge davon prägt sich bei ihm eine locale, dauernde Contraction aus. Viele solche Punkte in einer Linie bilden dann den Wulst.

Soll der Wulst hingegen hervorgerufen werden ohne Verrückung der Elektroden, durch längere quer über den Muskel gelegte Drähte, oder durch die ruhende Metallkette, so müssen die Ströme ganz bedeutend verstärkt werden, dann aber gelingt der Versuch ebenfalls, und die Elektroden kommen so auf eine wulstige Erhöhung zu liegen. Bei allen diesen Versuchen ist nur der Unterschied von der mechanischen Reizung, dass die nicht unmittelbar berührten Muskelstrecken länger tetanisirt bleiben, am deutlichsten prägt sich die Erscheinung darum immer erst nachher aus, wenn die dauernden localen Contractionen gegen den übrigen ruhenden Muskel abstechen.

In den späteren Stadien der Erregbarkeit des Muskels müssen die Ströme selbstverständlich verstärkt werden, damit Reizerscheinungen eintreten, und diesem Umstande ist es wohl zuzuschreiben, dass Schiff die mechanische Reizung länger wirksam bleiben lässt, als die elektrische. Bis der elektrische Reiz einem kräftigen Stoss oder Hieb äquivalent gesetzt werden kann, müssen die Stromescurven sicherlich bis zu einer bedeutenden Dichte heranwachsen, und es ist darum nicht zu verwundern, dass man zuletzt hart vor dem Verluste der Erregbarkeit 3 und 4 Elemente in den Inductionsapparat einschalten muss, wenn man die Erscheinungen in voller Deutlichkeit wahrnehmen will. Dann ist es aber interessant zu sehen, wie von beiden Polen aus, auch bei den gleichgerichteten Schlägen der primären Rolle, zwei Contractionswellen ausgehen, welche ganz langsam unter dem Sarkolemm hinkriechen. Verbindet eine Muskelfaser die beiden Elektrodenspitzen, so marschirt die Welle zwischen den letzteren etwas rascher als von den Berührungspunkten nach den beiden Enden der Faser hin. Die beiden Wellen begegnen sich etwa in der Mitte, bilden dann eine stärkere Erhebung und schreiten wieder zurück, um auf eine neu ankommende zu stossen. Meist ist die Contraction aber damit beendet, weil nunmehr die Erhebungen stehen bleiben, worauf man einen runzligen starren Muskel vor sich hat. Schiff behauptet in seiner neueren Polemik gegen Wundt, dass er nie gesagt habe, dass der elektrische Reiz nicht so lange wirksam sei als der mechanische, und beruft sich deswegen auf eine Contraction, welche zu allerletzt, wo keinerlei Reiz mehr auf den Muskel wirken sollte, an der negativen Elektrode entstehe. Wer die Darstellung der Muskellehre in Schiff's Lehrbuch gelesen hat, wird dieselbe gewiss ganz wie Wundt verstanden haben. Wie soll denn der elektrische Reiz nach Schiff noch wirksam sein können, wenn er doch den Muskel nicht erregen kann, und wenn der intramusculäre Nerv ganz abgestorben sein soll. Die Zweideutigkeit wird Schiff in diesem Falle nicht ableugnen können. Was aber schliesslich die Vorgänge an den Elektroden einer constanten Kette betrifft, welche der sonst auf keinen, auch auf den mechanischen Reiz nicht mehr reagirende Muskel zeigen soll, so finde ich dieselben höchst begreiflich. Setzt man die Platinelektroden einer Kette von 6 oder 10 Grove'schen Elementen auf einen derartigen starren Muskel auf, so sieht man, wie das Gewebe durch die Elektrolyse angeätzt wird und wie eine der Elektrodenform entsprechende Veränderung eintritt. Ich glaube wohl, dass dieselbe an dem negativen Pole etwas anders aussieht, als an dem positiven, dass aber das die letzten Zeichen der durch die an dem negativen Pole ausgeschiedenen Alkalien erregten Muskelcontraction sein sollen, wird Schiff Niemandem zumuthen wollen zu glauben, der die Sache selbst gesehen hat. Die Erklärung, welche er dafür giebt, ist jedenfalls falsch, da sie sich auf seine ebenso falsche Annahme stützt, dass nur die Alkalien Muskelreize seien, während ich gezeigt habe, dass auch die Säuren zu den kräftigsten Erregern der contractilen Substanz gehören. Die Bemerkung, dass die in Rede stehende Erscheinung nur von der Elektrolyse, nicht von dem Strome selbst herrühre, wobei Alkali am negativen Pole ausgeschieden werde, hätte Schiff sich sparen können, denn was weiss er denn davon, ob nicht überhaupt die Elektrolyse bei jeder Erregung des Nerven oder Muskels mitspielt. Wer will diese Vorgänge trennen? Wären Nerv und Muskel keine Elektrolyten, so würden sie wahrlich nicht jene Masse von interessanten Phänomene darbieten können. Die chemische Reizung steckt sicherlich in der elektrischen verborgen.

Bei alledem soll aber nicht geleugnet werden, dass der Muskel beim Absterben nicht mehr auf ganz dieselben Reize zu reagiren vermag, wie im frischen Zustande, und ich selbst kann bestätigen, dass es in den letzten Stadien der Erregbarkeit vorkommen kann, dass nur noch von einem Pole eine Contractionswelle ausgeht, oder dass nur an einem Pole eine recht deutliche locale Erhebung entsteht. Die Beobachtung ist nicht neu, und nicht allein von Schiff, sondern auch von Vulpian mitgetheilt worden, und Alles, was ich derselben hinzufügen kann, besteht darin, dass die Erscheinung nur selten in voller Deutlichkeit zur Wahrnehmung kommt. Sie beweist im günstigsten Falle immer nur, dass die Producte der elektrolytischen Zersetzung der contractilen Substanz nicht alle in jeder Zeit die gleiche erregende Wirkung haben, und es wäre denkbar, dass diejenigen an der negativen Elektrode zu einer Zeit noch wirksam sein können, wo die an der positiven es nicht mehr sind.

Wir erwähnten oben schon, dass die Dauer der Erregbarkeit eines Muskels von so ausserordentlicher Verschiedenheit sei. Es kommt viel darauf an, wie man sich dessen versichert. Hält man mit Schiff die Wirkung der Galle z. B. nur für eine Contraction, so ist auch ein halb zerflossener, fauler und mit Vibrionen bedeckter Muskel noch reizbar, da an solchen durch Galle und die gallensauren Salze immer noch jene auffallenden Gestaltveränderungen, welche ich an einem anderen Orte beschrieben habe, hervorgebracht werden können. Nennt man mit Schiff die Wärmestarre der Muskeln eine Contraction, so geräth man in ganz dieselbe Lage, wie unten ausführlich gezeigt werden soll. Vorzuziehen dürfte es sein, die bei der kräftigen mechanischen. oder elektrischen Reizung auftretenden localen, wenn auch in Starre übergehenden Contractionen für den Ausdruck der letzten Spur der Erregbarkeit zu nehmen, wobei man sich indessen immerhin vor Täuschungen zu hüten hat, da bei einem ziemlich faulen und weichen Muskel der Schlag mit einem kantigen Instrument wohl eine Vertiefung erzeugt, dennoch aber beim Abreissen des Instruments die klebrige Muskelmasse in die Höhe gezogen werden kann, wodurch immerhin der Anschein eines Wulstes möglich wird.[1])

Bis hierher glauben wir gezeigt zu haben, dass die Idee Schiff's, die Muskelirritabilität und den Mangel des Leitungsvermögens der Muskelsubstanz aus der Unwirksamkeit der elektrischen Reizung zu beweisen, als total verfehlt an-

---

1) Nur so würde sich vielleicht die Angabe von Funke erklären lassen, der die idiomusculären Wülste an den Muskeln eines Hingerichteten noch 24 Stunden nach der Execution erzeugt haben will. Gleichwohl wäre es denkbar, dass in diesem Falle die Muskeln bei einer sehr niederen Temperatur so lange vor der Starre geschützt worden seien, worüber indessen nichts Näheres angegeben ist.

gesehen werden muss, da erstens die Meinung von der Unwirksamkeit des elektrischen Reizes ganz falsch ist, und da zweitens gerade die idiomusculäre Contraction Schiff's auch durch dieses Mittel erzeugt werden kann. Die eigenen Waffen fallen also auf ihn zurück, und die localen Contractionen haben sich hier wiederum als Folgen der Ueberreizung oder der Ermüdung gezeigt, aus welchem Grunde man sich auch vergeblich bemühen wird, an den frischen Muskeln kaltblütiger Thiere, die nicht so leicht zu erschöpfen sind, etwas Aehnliches hervorzubringen.

Da Schiff seine Lehre für vollkommen gesichert hält, so steht er auch nicht an, auf Grund derselben für andere Dinge Schlüsse zu ziehen. Weil ein mit Curara vergifteter Muskel z. B. nicht nur idiomusculäre Contractionen oder locale Erhebungen zeigt, sondern auch über die Reizstelle hinaus zuckt, deshalb afficirt nach Schiff dieses Gift die letzten Nervenenden nicht. Weil bei gewissen anderen Giften der Muskel keine ausgebreiteten Zuckungen mehr zeigt, wirken diese auf die intramusculären Nerven und nicht auf die Muskeln. Sehen wir, wie weit die letzteren Thatsachen seiner Lehre hülfreich sein können.

Cl. Bernard war der Erste, welcher in dem Schwefelcyankalium eine Substanz kennen lehrte, welche die Reihe der Gifte zu vervollständigen schien, indem dasselbe durch seine ganz besondere Wirkung auf den Muskel, auf die contractile Substanz selbst auffallen musste. Seitdem sind durch die Arbeiten Kölliker's und Pelikan's noch andere Gifte bekannt geworden, welche eine ganz ähnliche Wirkungsweise zu haben scheinen, nämlich das Veratrin und das Upas antiar, so dass wir jetzt eine Reihe von Körpern besitzen, welche denselben specifischen Einfluss auf die contractile Substanz theilen, und welche von dem höchsten Interesse für die Kenntniss des Vorganges bei der Muskelcontraction sind.

Keines dieser Gifte empfiehlt sich so sehr zu genaueren Versuchen, wie das Rhodankalium. Es ist leicht löslich und kann durch seine auffallende Reaction mit Eisensalzen so leicht erkannt werden, dass es überall wieder zu finden ist. Zunächst lag es nahe, die örtliche Einwirkung desselben auf den Nerven oder auf den Muskel zu studiren, und dabei zeigte sich sehr bald, dass von einer hervorstechenden Wirkung anf die Nerven nicht die Rede sein kann, wie man nach Schiff's Angaben hätte glauben sollen. Taucht man den Ischiadicus eines präparirten Froschschenkels in concentrirte Lösungen des Salzes ein, so zuckt der Schenkel allerdings und der Nerv verliert an der eingetauchten Stelle mit der Zeit seine Erregbarkeit. Viel auffallender ist aber die Einwirkung der Lösung auf den Muskel. Ein isolirter Sartorius zuckt sofort heftig, wenn sein Querschnitt damit in Berührung kommt, und beim Benetzen des ganzen Muskels zieht sich dieser augenblicklich sehr stark zusammen, wird weiss, undurchsichtig und hart, und hat nun für immer seine Erregbarkeit eingebüsst. Versuche mit titrirten Lösungen des Salzes haben mir ferner gezeigt, dass der Nerv mit Sicherheit nur noch durch eine Lösung von 2% erregt werden kann, und dass die äusserste Grenze, bei welcher vom Nerven aus noch Zuckungen entstehen, einem Gehalte von 1 % entspricht. Verdünntere Lösungen wirken nicht mehr, obgleich der Nerv, aber nach längerer Zeit, darin abstirbt. Alle Lösungen des Salzes bis zu der letzteren Verdünnung hinab erregen aber den Muskel von seinem Querschnitte aus zu den heftigsten Zuckungen, für diesen besteht die äusserste Grenze in der Verdünnuug bis auf 0,4 und 0.3 %, welche letztere Lösungen aber immer noch sehr rasch die Starre herbeiführen, wenn sie in grösserer Ausdehnung den Muskel umspülen. Durch den Eintritt dieser Starre ist die Erregbarkeit fast augenblicklich vernichtet, und man kann nicht besser die specifische örtliche Wirkung des Rhodankaliums beobachten, als wenn man zur Controle nach Kölliker's Vorschlag einen anderen Muskel in eine ebenso verdünnte Kochsalzlösung legt. Der letztere bleibt noch stundenlang erregbar, während der erstere schon nach 2 bis 3 Minuten nicht mehr auf die heftigsten Inductionsschläge reagirt.

Ein anderer Versuch ist geeignet, um die starke Wirkung

des Rhodankaliums auf den Muskel und die geringe Wirkung auf den intramusculären Nerven zu zeigen. Ich hänge einen Sartorius vom Frosch, dessen Nerv mit dem ganzen Muskel isolirt ist, an seinem oberen, kurzen, sehnigen Ursprunge auf, und benetze den bis an die Nerveneintrittsstelle mit seinem unteren Ende auf einer Glasplatte ruhenden Muskel mit einer verdünnten Lösung des Salzes. Zu Anfang zuckt der Muskel, später aber wird er starr, und auch an den Stellen, wohin das Gift nur durch Imbibition langsam emporklettern konnte. Man erreicht so leicht einen Moment, wo nur noch ein kurzes erregbares Muskelstück übrig bleibt, zu welchem der intramusculäre Nerv nur durch ein längeres, schon starres Stück hingelangen kann. Nichts desto weniger zuckt aber dieser Theil des Muskels noch, wenn man den herauspräparirten Sartoriusnerven auf irgend welche Art reizt, der ganze intramusculäre Nerv, welcher in dem abgestorbenen Muskel lag, musste also noch erregbar sein, da er den Reiz fortleitete. Erreicht die Starre aber schliesslich auch das Endstück des Muskels, bis dahin, wo die Nerven ihr letztes Ziel erreicht haben, so bewirkt die Nervenreizung keine Contractionen mehr, da eben der Muskel dort, wo der Nerv den Reiz übertragen sollte, nicht im Stande ist zu zucken. Das letzte nervenlose Endstück, das noch nicht mit dem Gift durchtränkt ist, zuckt dann aber bei directer Reizung noch recht gut.

Bei der Vergiftung eines lebendigen Thieres treten ganz analoge Umstände ein. Wie Setchenow gezeigt hat, ist es namentlich in Hinsicht des Einflusses auf die Herzbewegung nicht ganz gleichgültig, ob man dem lebenden Frosch das Gift in den Magen bringt, oder unter die Lymphräume der Haut. Auch für die Muskeln giebt es derartige Unterschiede, indem das Gift von der Hautwunde aus, wie es scheint, leichter resorbirt wird, theils aber auch unter der Rückenhaut weiter herabsinkt, und ohne Vermittlung der Blutcirculation direct in die Lymphräume der Schenkel gelangt. Im Grunde ist aber der Erfolg der Vergiftung immer derselbe. Die Muskeln verlieren sehr rasch ihre Erregbarkeit und werden schon zu einer Zeit theilweise starr, während die Nerven noch erregbar sind. Was Pelikan gezeigt hat, dass das Rhodankalium tetanische Convulsionen vom Rückenmark aus erzeugt, und dass es nach einiger Zeit auch die motorischen Nerven vom Cerebrospinalcentrum nach der Peripherie fortschreitend lähmt, kann ich bestätigen. Man findet häufig ein Stadium, wo alle Oberschenkel-Muskeln schon starr sind, während der Gastroknemius seine Erregbarkeit noch nicht verloren hat. In diesem Falle bewirkt in der Regel die heftigste Reizung des Plexus ischiadicus keine Contractionen mehr, während der Schenkelnerv weiter unten, da wo er mitten in starren Muskelmassen eingebettet liegt, noch erregbar ist, und selbst bei mässiger Reizung die Wade zum Tetanus bringt. Es ist dabei gleich, ob der Frosch von einer Hautwunde oder vom Magen aus vergiftet wurde.

Beobachtet man die vergifteten Muskeln etwas näher, so findet man, dass sie alle ihr Aussehen so verändert haben, wie wenn man sie in die Lösung direct eingetaucht hätte. Ich habe sogar häufig den Fall eintreten sehen, welcher ganz analog dem vorhin erwähnten Experimente mit der partiellen Eintauchung ist, dass der Sartorius nur an einem Ende noch reizbar war und zwar so, dass dieses Stück beim Durchschneiden seines Nerven zuckte. Wie die gemeine Todtenstarre schreitet auch die durch das Schwefelcyankalium entstehende Starre von oben nach unten fort. Die Sache ist hier in Folge davon umgekehrt, der Sartorius stirbt zuerst an seinem oberen breiten Ende ab, während das untere spitze Stück noch erregbar bleiben kann, und so kann es auch hier kommen, dass der intramusculäre Nerv erst durch einen theilweise starren Muskel hindurchläuft, und dennoch den Reiz an ein gesundes Stück liefern kann. Bei diesem Sachverhalte und bei dem nachweisbaren späteren Absterben der Nervenstämme, von oben nach unten zu, ist also gar kein Grund vorhanden anzunehmen, dass dieses Gift specifisch auf die intramusculären Nerven wirke. Dass dasselbe hingegen gerade auf die contractile Substanz selbst wirkt, ist unzweifelhaft und es ist unerklärlich, wie Schiff dies hat verkennen und sogar leugnen können. Zur Zeit, wo der Muskel sich dicht vor der Starre befindet, zeigt er in seiner Contraction die Erscheinungen eines äusserst ermüdeten oder misshandelten Muskels, so wie die Sartorii gesunder Frösche z. B. bei jeder Art der Reizung, der elektrischen oder chemischen, sehr schöne, nicht über ihre ganze Länge verlaufende Contractionen darbieten, wenn sie lange dem Blutkreislauf entzogen und der Starre oder dem Verluste der Erregbarkeit nahe sind. Genau dasselbe sieht man bei der Rhodankaliumvergiftung auch, nur geschieht hier in wenigen Stunden, was sonst in Tagen und Wochen vor sich gehen kann; kurz vor dem Eintritt der Starre contrahiren sich die Muskeln nicht mehr in ihrer ganzen Länge, obgleich alle einzelnen Stellen noch reizbar sein können. Schiff ist aber sehr im Irrthum, wenn er behauptet, dass solche Muskeln sich nun nicht mehr auf den elektrischen Reiz contrahirten, sondern nur noch auf den chemischen oder mechanischen. Ich habe nie einen vergifteten Sartorius gesehen, der, wenn er sich durch die mechanische Reizung oder durch Benetzen mit Kali contrahirte, bei irgend einer Art der elektrischen Erregung in Ruhe blieb. Auch bei gleichgerichteten Strömen ging von jeder Elektrode ein Contractionswulst aus, und umgekehrt konnte ich an Muskeln, welche auf den elektrischen Reiz nicht reagirten, keine Spur von Verkürzung mehr wahrnehmen, wenn ich sie in Kali oder irgend ein anderes chemisches Reizmittel tauchte, trotz der gewissenhaftesten Beobachtung der frei aufgehängten, vorher und nachher nach Millimetern gemessenen Muskeln. Wie bei allen ermüdeten und misshandelten Muskeln hält aber die einmal eingetretene Contraction längere Zeit an, und geht zuletzt direct in Starre über, wobei die alkalische Muskelreaction plötzlich in die saure übergeht.

Wie die Folgen der Vergiftung soeben von den Kaltblütern geschildert sind, eben so gehen dieselben auch bei warmblütigen Thieren vor sich. Es ist immer genau so, wie bei einem auf gewaltsamem Wege getödteten Thiere, mit dem

Unterschiede, dass der Verlust der Erregbarkeit und die Starre rascher eintreten. Auch bei dem Hunde, dem Kaninchen und bei Katzen habe ich nie den Zeitpunkt sehen können, wo nach Schiff die elektrische Reizung ihre Wirkung ganz verlieren soll, während mechanische und chemische Beleidigungen deutliche Contractionen zu Folge haben. Das einzige Besondere, das ich in der Rhodankaliumvergiftung sehen kann, besteht in dem raschen Eintritt der Starre und der ausserordentlichen Beschleunigung, welche dieselbe noch erfährt, wenn der Muskel gereizt wird, namentlich wenn man ihn irgendwo durchschneidet. Isolirte Sartorii von demselben Frosche zeigten diesen Unterschied sehr auffallend, wenn der eine ruhig liegen blieb und an dem anderen ein Querschnitt angelegt wurde. Der letztere verlor dann bisweilen schon nach einer halben Minute seine Erregbarkeit, während der andere nach 10 und 15 Minuten den Reiz noch mit Zuckungen beantwortete. Genug, das Rhodankalium wirkt gerade auf die contractile Substanz selbst und begünstigt deshalb das, was Schiff idiomusculäre Contraction nennt, nämlich die Art der Muskelcontraction, welche der Ermüdung eigen ist.

Von dem Upas antiar und dem Veratrin, das Schiff in seinem Sinne für ebenso wirkend hält, wie das Schwefelcyankalium, kann ich dasselbe aussagen. Beide wirken, wie auch Kölliker und Pelikan richtig angeben, auf die contractile Substanz. Das Upas antiar, dessen ich mich bediente, musste unzweifelhaft dasselbe Gift sein, welches die genannten Forscher benutzten. In der Wirkungsweise dieser an sehr schlanken, dünnen Pfeilen heftenden Substanz, die ich der Güte des Herrn Claude Bernard verdanke, welchem ein gefüllter Köcher durch Herrn Boussingault vom Orinoco mitgebracht wurde, fand ich gar keinen Unterschied. Die Muskeln wurden rasch unerregbar, sauer und starr.

Damit wäre nun auch die letzte Stütze gefallen, durch welche Schiff seine Ansichten zu halten gedachte. Sollte er beweisen können, dass die angeführten Muskelgifte vorher die letzten intramusculären Nervenspitzen auch lähmen, so würde für ihn nichts gewonnen sein, da auch so weit veränderte Muskeln, wenn auch beschränkte, so doch nicht ganz absolut locale Contractionen erkennen lassen. Bei weit vorgeschrittener Veränderung der contractilen Substanz ist es begreiflich, dass auch der ganz gesunde Nerv nicht mehr auf sie zu wirken vermag, obwohl sehr heftige directe Reizungen auch Bewegungen hervorrufen können, denn der stärkste Reiz, den der erregte Nerv dem Muskel zuleitet, wird kaum je dem künstlichen mechanischen Reiz, oder den elektrischen Strömen von ausserordentlicher Dichte an Mächtigkeit gleichkommen. Schiff wird selbst die Beobachtung gemacht haben, dass das Fortschreiten der Contraction von der Reizstelle bei directer Muskelreizung noch stattfindet, wenn er mittelst des Nervenstammes ausserhalb des Muskels keine Contractionen mehr bewirken konnte, und da die fortgepflanzte Contraction bei der directen localen Erregung für ihn neuromusculär ist, so wird er nicht schliessen dürfen, dass das Rhodankalium oder das Upas antiar und das Veratrin specifisch auf die Nervenenden wirken, wenn es einmal nicht gelingen sollte, die stark vergifteten Muskeln von ihrem Nerven aus zum Zucken zu bringen, denn nach seinen eigenen Angaben kann dies nichts beweisen.

Die Lehre von der Muskelbewegung dürfte nach dem Gesagten also kaum in das Schiff'sche Modell hinein zu zwängen sein. Viel eher wäre es denkbar, dass die von Ludwig beschriebenen localen, andauernden Contractionen an den platten Muskeln der Därme und des Magens eine passende Stütze für die Muskelirritabilität liefern könnten, wenngleich der Entdecker dieser Thatsache zu vorsichtig war, dies selbst durchzuführen. Offenbar liegt die Idee Ludwig's den Anschauungen Schiff's zu Grunde, der Letztere hätte aber nur daran denken sollen, dass bei den glatten Muskeln kein continuirlicher Zusammenhang der contractilen Substanz existirt, und dass dort sehr wohl die Nerven als einzige Vermittler der Fortpflanzung für die Contraction angesehen werden können. Was schliesslich noch die Beobachtungen Schiff's betrifft über die Contractilität der Herz- und Darmmuskeln während jener Zeiträume, in welchen nach ihm die Nerven nicht erregbar sein sollen, so verweise ich nur auf den letzten Experimentalbeitrag Pflüger's zur Physiologie der Hemmungsnerven, wo gezeigt ist, wie auch auf diesem Felde Schiff wieder nicht das Richtige getroffen und das Unrichtige gesehen hat. Da ich die Pflüger'schen Versuche aus eigener Anschauung durchweg bestätigen kann, so weiss ich auch nicht einen einzigen Anker mehr, an welchem sich die Lehre halten könnte, welche der von mir versuchten Darstellung der Reizbarkeit und Leitungsfähigkeit der contractilen Substanz zu widersprechen strebt.

IV. Die Veränderungen der contractilen Substanz nach dem Tode.

1. Die Todtenstarre.

Bei der Betrachtung der Bewegungen des direct gereizten Muskels fanden wir, dass nach dem Tode des Thieres Veränderungen in der contractilen Substanz eintreten, welche von erheblichem Einflusse auf die Form und die Fortpflanzung der Contraction sind. Wird ein Muskel aus dem Organismus heraus gelöst, so geräth er in Bedingungen, welche seiner Existenz bedrohlich werden, die normale Ernährung vermag nicht mehr die Verluste auszugleichen, welche mit seiner Thätigkeit eng verbunden sind, und die contractile Substanz unterliegt denselben Einflüssen, wie alle organischen Körper, jenen mächtigen chemischen Umwandlungen, durch welche der grossartige Kreislauf der Materie bei allen belebten Wesen in stetem Gange erhalten wird. Die nächste und auffallendste Veränderung, welche mit der contractilen Substanz vorgeht, ist die allgemein bekannte Todtenstarre, der Rigor mortis, eine seit Jahrhunderten mit ungeschwächtem Interesse beobachtete Erscheinung, welche als Grenzstein an der Schwelle des Todes zu stehen scheint, und welche den Verlust aller lebendigen Eigenschaften des Muskels verkünden sollte. Es ist begreiflich, wie die Todtenstarre der Gegenstand der grössten Aufmerksamkeit werden musste zu einer Zeit, wo man die Unterscheidung von Leben und Tod für eine der wichtigsten Fragen hielt, und wo man sich bemühte die Unterschiede zwischen einem lebenden und einem todten Körper zu häufen, wo man genau zu wissen wünschte, wann ein Organ lebendig oder todt sei. Dieses Streben, das der jetzigen Zeit fremd geworden ist, hat dahin geführt, dass über die Erscheinungen, welches ein von dem übrigen Körper isolirtes Organ nach und nach darbietet, die verschiedensten Ansichten aufgestellt worden sind. Was der Eine den rohen Kräften der äusseren Natur überwies, war für den Anderen ein Zeichen der letzten Lebensäusserungen, und so ist es gekommen, dass man durchgreifende Unterschiede zu constatiren glaubte, wenn man einen Theil der Vorgänge vital nannte und eine andere Reihe von Veränderungen in physikalischen und chemischen Wirkungen bestehen liess. Die Todtenstarre ist in Folge davon auch meist nur unter diesem Gesichtspunkte studirt worden; wir haben darüber die Theorien von Nysten und Sommer, welche jene Extreme vertreten. Ersterer schreibt dieselbe den letzten Anstrengungen des Lebens zu, und nennt sie eine vitale Contraction[1]), während Sommer[2]) sie für den Ausdruck einer physikalischen Zusammenziehung hält, welche nichts Gemeinsames habe mit der Contraction eines lebenden Muskels.

Bei der Untersuchung eines Vorganges und bei der Nachforschung nach den Ursachen desselben ist es gewiss erspriesslicher, die vorgefassten Meinungen von Leben und Tod, von vitaler und physikalischer Action ganz aufzugeben, und sich statt dessen an das rein Objective zu halten, da es doch nicht abgeleugnet werden kann, dass ein von dem vollständigen Organismus abgetrennter Theil nie wieder ganz das gleiche Verhalten zeigen kann, wie vorher, indem durch seine Lostrennung eben die Bedingungen, unter denen er sich befand, total verändert werden. Ein Jeder ist dann berechtigt den geringsten Unterschied für das Zeichen des Todes zu

1) Nysten, recherches de physiol. et de chim. path. Paris 1811.

2) Sommer, de signis mortem hom. absolut. ante putredinis accessum indic. Havniae 1833.

nehmen, während es andererseits Niemandem verwehrt werden kann, alle Vorgänge, selbst die Verwesung des letzten Molecüls den lebendigen Eigenschaften zuzuschreiben, mit denen der Körper von Anfang an ausgestattet war.

Der Erste, welcher in seinen Betrachtungen über die Todtenstarre von den soeben genannten Ideen zu abstrahiren wusste, ist E. Brücke[1]). Durch eine Vergleichung der Veränderungen, welche ein Muskel nach dem Tode erfährt, mit denjenigen Erfahrungen, welche Joh. Müller über die Ursachen der Blutgerinnung gemacht hatte, kam er zu dem Schlusse, dass im Inneren der Muskelfasern ein Stoff gerinne, gerade so wie der im Blutplasma gelöste Faserstoff. Obgleich es nun bis heute noch an allen bindenden Beweisen für die Richtigkeit dieser Anschauung fehlt, so hat dieselbe doch bei den ersten Physiologen allmälig Eingang gefunden, gewiss nicht allein wegen der überzeugenden Klarheit der Brücke'schen Darstellung, sondern wohl vorzugsweise wegen des positiven Schlusses, der nur mit Ja oder Nein entschieden werden konnte, gegenüber den vagen Vorstellungen von vitalen oder nicht vitalen Veränderungen.

Ich glaube in dem Folgenden die Beweise für die Richtigkeit der Brücke'schen Theorie geben zu können, welche in der Darstellung und der Isolirung jenes gerinnenden Körpers bestehen. Ehe ich jedoch zu denselben übergehe, scheint es mir angemessen, auch die Meinungen zu durchmustern, welche bisher der Gerinnungstheorie zu widersprechen schienen, und daran eine Beschreibung der Todtenstarre bei verschiedenen Thieren zu knüpfen.

Durch die Untersuchungen von E. Weber[2]) ist ganz zweifellos erwiesen worden, dass ein contrahirter und ein starrer Muskel so grosse Verschiedenheiten in ihren elastischen Eigenschaften zeigen, dass an eine Uebereinstimmung der Todtenstarre mit der Muskelcontraction kaum gedacht

---

1) E. Brücke, über die Ursache der Todtenstarre. Müller's Archiv. 1842. S. 178.

2) E. Weber, Artikel „Muskelbewegung" in Rud. Wagner's Handwörterbuch der Physiologie.

werden kann. Nichts desto weniger ist aber diese Ansicht bis in die neueste Zeit aufrecht erhalten, zu allerletzt von Schiff[1]), bei dem die Starre die letzte idiomusculäre Contraction vorstellt. Wenn die Eigenschaften eines contrahirten und eines starren Muskels ganz bestimmt angegeben werden können, und wenn sich dann grosse Verschiedenheiten zwischen beiden ergeben, so kann es natürlich keinem Zweifel unterliegen, dass die Idee, der starre Muskel sei ein contrahirter, aufgegeben werden müsse. Schiff hat sich dem indessen auf eine ganz eigenthümliche Weise zu entwinden gesucht. Weber's Beobachtungen, welche an elektrisch-tetanisirten Muskeln angestellt wurden, beweisen ihm nur, dass der in neuromusculärer Bewegung begriffene Muskel sich verschieden verhalte von dem starren; von seiner idiomusculären Contraction behauptet er aber, dass man ihren Einfluss auf die Elasticität des Muskels nicht kenne. In diesem letzterem Satze irrt nun Schiff offenbar. Der todtenstarre Muskel ist für ihn ein idiomusculär verkürzter, und er ist folglich gezwungen, die elastischen Eigenschaften, welche Weber dem starren Muskel zuertheilte, für seine idiomusculäre Contraction in Empfang zu nehmen. Man sieht nicht ein, weshalb Schiff dies nicht gethan, denn nichts konnte ihm willkommener sein, als jene Uebereinstimmung. Zu beweisen ist auf diesem Wege aber selbstverständlich gar nichts, um so weniger, als Das, was Schiff idiomusculäre Contraction nennt, wie oben gezeigt wurde, sehr verschiedene Dinge einschliesst und nichts dafür bürgt, dass er nicht stellenweise auch die wirkliche Starre für eine idiomusculäre Contraction genommen habe. Da sich ferner nachweisen lässt, dass die elektrische Reizung nicht bloss den Nerven, sondern auch den Muskel direct erregt, und da Weber mit Stromesschwankungen von solcher Mächtigkeit experimentirte, dass er unzweifelhaft in allen seinen Versuchen auch den Muskel selbst dadurch erregte, so ist es klar, dass die von Weber gefundenen elastischen Eigenschaften des contrahirten Mus-

1) M. Schiff, Lehrbuch der Physiologie, S. 48—52.

kels ebenso wohl für die neuromusculäre, wie für die wahre idiomusculäre Verkürzung gelten, und es fällt damit jeder Grund, den starren Muskel einen idiomusculär contrahirten zu nennen, weg. Zwei Dinge, welche in einer wesentlichen Eigenthümlichkeit so verschieden sind, können unmöglich gleich sein.

Diesem Sachverhalte gegenüber hat also die Meinung, die Todtenstarre bestehe in einer Contraction, Alles gegen sich und nichts für sich, während die Gerinnungstheorie Alles für sich hat, im Falle es nur diese beiden Alternativen giebt. Die Unterschiede zwischen einem starren und einem contrahirten Muskel sind nicht allein in Hinsicht auf die elastischen Eigenschaften, sondern in jeder anderen Beziehung auffallend. Man betrachte sich doch vorzugsweise die feinen und dünnen Muskeln der Frösche. Der noch erregbare Muskel ist hier immer durchsichtig, einerlei ob im contrahirten oder im erschlafften Zustande, während der todtenstarre Muskel weiss, trübe und undurchsichtig ist. Ich muss diesen Unterschied hier von neuem betonen, da er fast regelmässig ausser Acht gelassen wird, so leicht es auch ist ihn wahrzunehmen. Unbegreiflicherweise behauptet Kussmaul[1]) sogar das Gegentheil, dass ein todtenstarrer Muskel unter dem Mikroskop wenigstens eben so durchsichtig sei, als ein noch erregbarer oder contrahirter. Wie die Vergrösserung einen undurchsichtigeren Körper durchsichtiger erscheinen lassen könne, als einen anderen vorher durchsichtigeren, vermag ich indessen nicht einzusehen, mir scheint vielmehr, dass die ausschliessliche Betrachtung im durchfallenden Lichte, wie sie bei der mikroskopischen Beobachtung geschieht, gerade geeignet sein müsste, jene Unterschiede recht zur Geltung kommen zu lassen. Ein im reflectirten Lichte weisser Körper kann wohl im durchfallenden Lichte schwarz werden, andere Wunder aber vermag das Mikroskop nicht herzuzaubern. In Folge der Kussmaul'schen Angaben habe ich mir häufig das Vergnügen bereitet, den Eintritt der Todtenstarre auch

1) Kussmaul, Prager Vierteljahrsschrift. 18.

unter dem Mikroskop zu beobachten. Ich reisse oder schneide zu dem Ende einen längeren schmalen Streifen aus den Oberschenkelmuskeln eines eben getödteten Frosches heraus, und breite dann die einzelnen Primitivbündel auf einer Objectplatte aus, unter Zusatz von einigen Tropfen Froschlymphe. Die Glasplatte ist nach Weber's Methode mit Spiegelfolie belegt, zwischen welcher sich nur in der Mitte eine Lücke befindet, die durch das Präparat überbrückt wird, und die beiden Spiegelbeläge befinden sich in leitender Verbindung mit einer Inductionsspirale. Betrachtet man sich nun ein so hergerichtetes Präparat bei starker Vergrösserung, so findet man, was bei genauerer Besichtigung auch schon das blosse Auge entdeckt, dass die Muskelfasern einzelne undurchsichtige Stellen besitzen, namentlich an den beiden Enden, wo die Schnittflächen sich befinden. Diese undurchsichtigen Stellen grenzen sich scharf von den hellen und durchsichtigen Partien der Muskelprimitivbündel ab, und wenn man mittelst der Beseitigung einer Nebenschliessung jetzt plötzlich einige kräftige Inductionsschläge unter dem Deckglas durchgleiten lässt, so sieht man, wie alle Muskelbündel sich nur an den durchsichtigen Stellen verkürzen und verdicken, während die ganz braun erscheinenden, undurchsichtigen Stellen, oder die in ihrer ganzen Länge von dieser Veränderung ergriffenen Primitivbündel nicht die leiseste Bewegung zeigen. Später dehnen sich die undurchsichtigen Stellen immer mit scharfer Grenze fortschreitend weiter über die Länge der Fasern aus, so dass ein Zeitpunkt kommt, wo das ganze Präparat im durchfallenden Lichte nur stark bräunlich erscheinende Fasern enthält, die im reflectirten Lichte weiss und opak aussehen. Dass diese Veränderung ausschliesslich von der Todtenstarre herrührt, sieht man leicht daran, dass erstens nur unerregbare Muskeln diese Erscheinung zeigen, und dass alle Einflüsse, welche die Todtenstarre herbeiführen, auch solche bräunliche und opake Muskelbündel erzeugen. Vorzugsweise sind daher immer die Schnittflächen und ihre Umgebung undurchsichtig, und ferner die Punkte, wo die Präparirnadeln die Fasern unsanft berührt haben.

Durch einen leichten Druck mit der Nadel kann man deshalb leicht den Primitivbündeln ein gemustertes Aussehen ertheilen, indem man abwechselnd auf eine durchsichtige Strecke eine durchsichtige folgen lässt. Am schnellsten tritt die Veränderung in der ganzen Länge der Primitivbündel ein, wenn man das Präparat in destillirtem Wasser betrachtet, sie verschwindet aber dort auch eben so schnell wieder, weil die contractile Substanz hinterher stark aufquillt, so dass sie wieder durchsichtiger wird. Sehr leicht ist es, diese Undurchsichtigkeit der starren Muskelstellen jeder Zeit zu beobachten, wenn man die frischen Muskeln in einer Lösung von Na Cl von 0,5—0,7% unter das Mikroskop bringt. Sie erhalten sich in einer derartigen Salzlösung länger erregbar und die einmal starren Stellen quellen nicht so rasch wieder auf. Nimmt man schon starre Muskeln von einem seit längerer Zeit getödteten Frosch, so ist es leicht sich zu überzeugen, dass die starren Primitivbündel immer trübe, undurchsichtig und bräunlich aussehen, während daneben gelegte frische Fasern immer ganz klar und durchsichtig, etwas bläulich dagegen abstechen, gleichviel ob sie sich in Ruhe befinden, oder tetanisch verkürzt sind durch die Ströme des Inductionsapparates. Man kann ferner unter dem Mikroskop auch an ganzen Muskeln die grössere Undurchsichtigkeit, welche die Todtenstarre begleitet, beobachten, wenn man z. B. zwei von den feinen Brusthautmuskeln der Frösche vergleicht, von denen einer ganz frisch, der andere von einem lange vorher getödteten Frosche genommen ist. Nach diesen Angaben, die Jeder leicht bewahrheiten kann, ist es dann wohl ausser Zweifel, dass der starre Muskel undurchsichtiger ist, als der lebende oder der contrahirte, einerlei ob mit oder ohne Mikroskop beschaut, und es ist leicht, auch an den feinen Muskeln kleiner Säugethiere, dem Diaphragma der Ratten z. B., denselben Unterschied unzweideutig wahrzunehmen. Die grössere Durchsichtigkeit der starren Muskeln ist wohl auch der Grund, weshalb die mit einem rothen Farbstoff durchdrungenen Muskeln vieler höheren Thiere längere Zeit nach dem Tode mehr ziegelroth werden, im Vergleich zu der saftigen Fleischfarbe der frischen Muskeln.

Wir hätten somit neben den Unterschieden in den elastischen Eigenschaften noch einen zweiten ganz constanten und handgreiflichen in Hinsicht der optischen Eigenschaften, welche contrahirte und starre Muskeln auf den ersten Blick von einander unterscheiden lässt. Ausserdem ist ferner von du Bois-Reymond gezeigt worden, dass in dem todtenstarren Muskel auch leicht eine chemische Verschiedenheit von dem contrahirten nachgewiesen werden könne, da der starre Muskel meist sauer, der noch erregbare oder contractile aber in der Regel alkalisch reagirt.

Ich bin im Stande, die Beobachtungen meines hochverehrten Lehrers, welche derselbe ganz vor Kurzem veröffentlicht hat[1]), in allen Stücken bestätigen zu können. In der allergrössten Mehrzahl der Fälle bezeichnet der Eintritt der sauren Reaction im Muskel zugleich den Beginn der Starre, so dass die alkalische Reaction sehr wohl als charakteristisch für den noch erregbaren und noch nicht starren Muskel, die saure aber für den starren Zustand der contractilen Substanz in Anspruch genommen werden kann. Die einzigen Ausnahmen, welche ich davon gesehen habe, betreffen die freilich seltene Erscheinung, dass das noch schlagende Herz auf dem Querschnitte der Kammer schwach sauer reagirt, d. h. das violett gefärbte Lackmuspapier röthet. Ich habe ferner gesehen, dass das Herz eines Hundes, welcher von einer Hautwunde aus mit Upas antiar (?) vergiftet war, sehr stark sauer reagirte, ohne dass die Starre bereits begonnen hatte, aber während die Muskelfasern der Kammern und der Vorhöfe nicht die geringste Erregbarkeit mehr besassen. Andererseits kann es vorkommen, dass die Muskeln erstarren, ohne dass die alkalische Reaction dabei in die saure umschlägt, wie ich dies ganz constant bei Kaninchen beobachtete, welche Herr Cl. Bernard anderer Versuche halber

1) Aem. du Bois-Reymond de fibrae muscularis reactione ut chemicis visa est acida. Berlin 1859. — Monatsberichte der Berliner Akademie. 1859. S. 288.

verhungern liess. Hier folgt der Verlust der Erregbarkeit und die Starre fast unmittelbar auf den letzten Athemzug, und die Muskeln reagiren fortwährend stark alkalisch, ohne dass ein Zeitpunkt eintritt, wo freie Säure darin nachgewiesen werden könnte. Bei alledem muss ich mich aber dafür erklären, dass der Reactionswechsel der Muskeln auf das engste an den Eintritt der Starre geknüpft ist. Es ist die Bildung von freier Fleischmilchsäure, welche unter ganz bestimmten Umständen in allen Muskeln beginnt, und welche mit einen Theil jener der contractilen Substanz eigenthümlichen Veränderungen ausmacht. Die Erörterung dieser Vorgänge muss ich einer anderen Gelegenheit vorbehalten, es sei hier nur das berührt, was streng genommen in das rein physiologische Gebiet fällt.

Dies Alles dürfte denn nun wohl mehr als genügen, um endlich die Vorstellung zu beseitigen, es sei die Todtenstarre eine tetanische dauernde Contraction. Der Unähnlichkeiten beider Zustände wäre damit genug erwähnt. Wer an eine Contraction glauben will, muss mindestens eine neue Art derselben erfinden, mit der bis jetzt bekannten Muskelcontraction hat die Starre nichts gemeinsames. Es ist nicht überflüssig aber auch solchen Erfindungen bei Zeiten vorzubeugen, wenn man bedenkt, dass Schiff sogar bemüht ist nachzuweisen, wie die Umsetzungsproducte der contractilen Substanz nach dem Tode eine reizende Flüssigkeit liefern, welche den noch brauchbaren Rest derselben zur Contraction bestimme, jener idiomusculären Contraction, welche nach Schiff in der Todtenstarre ihren Ausdruck findet. Zum Beweise für diese Behauptung führt Schiff an, dass er die Schenkel einer Kröte habe starr werden sehen in der ausgepressten Flüssigkeit eines erstarrten Kaninchenschenkels, und dass diese Starre dem Blutkreislauf später wieder gewichen sei. Im besten Falle beweist dies indessen immer nur das, dass ein todtenstarrer Kaninchenschenkel einem Krötenmuskel gefährlich werden könne, und durchaus nicht, dass die in dem Muskel eines Thieres enthaltene Flüssigkeit die contractile Substanz desselben Thieres zur Contraction veranlassen könne. Ich habe derartige Versuche bei den Muskeln der Frösche wiederholt, und gefunden, dass die aus ganz frischen Froschmuskeln ausgepresste Flüssigkeit niemals erregend auf andere Froschmuskeln, z. B. den Sartoriusquerschnitt zu wirken vermag. Die stark saure Flüssigkeit von todtenstarren Froschmuskeln, oder die stark alkalische und ammoniakalische Flüssigkeit ganz verfaulter Muskeln wirken hingegen bisweilen als Reize für die gesunden Froschmuskeln, und die Erscheinungen sind hier ganz so, wie wenn man sie mit einer verdünnten Säure oder einem Alkali behandelt hätte. Anfangs entstehen starke Zuckungen vom Querschnitte aus, und später ein Zustand der Starre, wie ich ihn früher bei Gelegenheit der chemischen Reizung schon geschildert habe, und welcher wiederum mit der Contraction nichts gemein hat. Also auch diese Versuche von Schiff beweisen nichts für seine Ansicht, dass die Starre eine Contraction sei, sie zeigen nur in einer sehr dürftigen Weise, dass bei der Starre chemische Veränderungen entstehen, welche mit ein Grund für das Weiterschreiten derselben werden können, etwa wie ein Tropfen faulender Flüssigkeit eine grosse Menge noch unversehrter Mischungen rasch in die Fäulniss mit hineinziehen kann.

Merkwürdiger Weise hat man in der bekannten Reihe der an und für sich sehr interessanten Versuche, die nacheinander von Kay, Brown-Séquard[1]) und Stannius[2]) angestellt wurden, einen Beweis gegen die Brücke'sche Gerinnungstheorie und für die Idee der vitalen Action finden wollen. Diese Versuche sind eine weitere Ausdehnung des Stenson'schen Experimentes, des künstlichen Eintritts der Starre an dem Gliede eines lebenden Thieres, dessen Arterien man unterbunden hatte. Alle Beobachter stimmen darin überein, dass die so hervorgebrachte Starre der Muskeln wieder gelöst werden könne durch den erneuten Zutritt des

1) Brown-Séquard Compt. rend. 1851.

2) Stannius, Untersuchungen über Leistungsfähigkeit der Muskeln und Todtenstarre. Archiv f. physiol. Heilkunde XI.

arteriellen Blutes, worauf die Leistungsfähigkeit und die frühere Erregbarkeit der Muskeln wiederkehren solle.

Abgesehen davon, dass diese Versuche bei genauerer Beobachtung ein ganz anderes Resultat liefern, wie sogleich gezeigt werden soll, beweisen dieselben weder etwas gegen die Brücke'sche Theorie, noch irgend etwas für den sogenannten letzten vitalen Act, den der Muskel bei der Todtenstarre vollführen soll. Ich würde Angesichts der häufigen Schmelzungen fester Exsudate, und der Resorption grosser und fester Gewebsmassen Nichts wunderbares darin zu finden vermögen, wenn die Umspülung der geronnenen contractilen Substanz mit dem alkalischen Blute, nicht allein die saure Reaction des todtenstarren Muskels beseitigte, sondern auch seine Substanz selbst in ihren früheren flüssigen Zustand wieder zurückversetzte. So wenig wie in diesen Versuchen ein Beweis gegen die Brücke'sche Theorie liegen kann, eben so wenig nützten dieselben der Ansicht, welche die Starre mit der Contraction zusammenwirft. Wer in aller Welt hat denn je die einmal bestehende Muskelcontraction durch die Blutcirculation schwinden sehen? Zum Ueberfluss habe ich am Frosch noch einen Versuch angestellt, indem ich den Schenkelnerven oder auch den Gastroknemius direct mit dem Minimum der erforderlichen Stromesschwankungen reizte, während das Blut durch eine Massenligatur des Schenkels abgeschlossen war. Selbstverständlich zuckte der Muskel später bei demselben Reize ruhig weiter, wenn ich die Ligatur löste und das Blut wieder in die Muskeln und die Gefässe der Schwimmhaut drang. Der Jubel, dass die genannten Versuche nun den Todtentanz der Muskeln wieder zu Ehren gebracht, war also ganz unmotivirt, da dieselben nichts für den angenommenen letzten vitalen Act zu leisten vermögen, von dem man nur so ungern scheiden wollte.

Es giebt wohl kein physiologisches Experiment, das weiter in's Extreme getrieben worden, als die Wiederbelebung der Muskeln durch das arterielle Blut. Brown-Séquard schien der Leichenerwecker aller Anatomien werden zu wollen; nach ihm sollten Hingerichtete durch Injectionen von Hundeblut in ansehnlicher Weise zu Kräften gelangt sein, und sein eigenes Blut wanderte in die Glieder der Pariser Verbrecher. Trotz alledem muss aber das Experiment jetzt in ganz anderer Weise gedeutet werden, da es niemals gelingt den unzweifelhaft unerregbaren und völlig starren Muskel eines warmblütigen Thieres durch den Blutstrom wieder in einen leistungsfähigen und reizbaren umzuwandeln, noch einen wirklich starren Muskel irgend eines Kaltblüters aus dem starren Zustand in den normalen zurückzubringen.

Die Angabe über die Zeit, wann die Starre in den Gliedern eintritt, von welchen man die Blutcirculation abgesperrt hatte, sind ausserordentlich verschieden, theils wohl wegen der wirklich beträchtlichen Zeitunterschiede, in denen die Erregbarkeit verloren geht und die Starre beginnt, je nach der Temperatur und noch vielen anderen äusseren Bedingungen, aber auch theils gewiss wegen der mangelhaften Kriterien, an welchen die verschiedenen Beobachter den sogenannten Muskeltod zu erkennen glaubten. Es ist nicht zu läugnen, dass es mit grossen Schwierigkeiten verknüpft ist, bei grösseren Thieren in jedem einzelnen Falle Rechenschaft abzulegen von dem Zustande der Muskeln, welche man nach der Vorenthaltung des Blutstroms von neuem mit der ernährenden Flüssigkeit speist, und schon darin fand ich einen Grund, bei der eigenen Wiederholung dieser Versuche vorzugsweise Frösche zu verwenden, bei welchen die Untersuchung bei weitem besser und genauer ausgeführt werden kann. Bernard und Kölliker haben bei Gelegenheit ihrer Untersuchungen über die Wirkung des Curara's das höchst sinnreiche Mittel angewendet, die ganzen Glieder mit Ausschluss der Nerven zu umschnüren, um eine ganz vollkommene Absperrung des Blutes in denselben möglich zu machen. Man kann diese Methode auf zweierlei Weise in Anwendung bringen, entweder so, dass man den Frosch von hinten her in der Lendengegend öffnet, die beiden Plexus ischiadici aufsucht und unter diesen hindurch den Ligaturfaden zieht, mit welchen man nun den ganzen Frosch so zusammenschnürt, dass die Schlinge ihn dicht über den Schenkeln, mit Ausnahme der Nerven, umfasst, so dass der Knoten vorn auf den Bauch zu liegen kommt. Will man nur den Unterschenkel abbinden, so macht man an der hinteren Fläche der Oberschenkel einen Einschnitt, zerrt die Muskeln ein wenig aus einander und legt unter den dabei entblössten Schenkelnerven den Faden an, der nun in der entgegengesetzten Richtung nach vorn zusammengeschnürt und geknotet wird. Um zu sehen, ob die Blutcirculation durch die Ligatur vollkommen gehemmt sei, genügt eine Betrachtung der Schwimmhaut unter dem Mikroskop, wo die Capillaren strotzend mit Blut angefüllt sein müssen, ohne dass die mindeste Bewegung darin wahrgenommen werden darf, eben so wenig wie in den kleinen Arterien, welche längs der Zehen verlaufen. Bei dieser Art der Controle wurde ich dazu geführt, dem Kölliker'schen Verfahren doch den Vorzug zu geben, indem es bei der Ligatur um den Oberschenkel immer am besten gelingt, die Circulation unterhalb derselben vollständig und dauernd zu hemmen, während bei der Massenligatur in der Taille des Frosches leicht ein nur unvollkommener Verschluss erzielt wird, namentlich wenn der Versuch mehrere Tage dauert. In Etwas kann die Bernard'sche Methode verbessert werden, dadurch, dass man die Beckenknochen durchschneidet, worauf die Ligatur stärker zusammen gezogen werden kann. Bei alledem bleibt sie aber doch nicht empfehlenswerth, zumal wo es sich darum handelt, die Schlinge später wieder zu lösen. Die sämmtlichen Theile des Frosches sind dann in der Regel so comprimirt, dass das Thier nur an einem dünnen Faden seine Schenkel zu halten scheint, welcher nicht leicht wieder auf das ursprüngliche Volumen zurückkommt, so dass er eine Erweiterung der Gefässe gestatten könnte. Bei der einfachen Abbindung des Oberschenkels ist dies Alles zu vermeiden, nur muss man Sorge tragen, auch hier die Theile nicht zu fest zu klemmen. Ich bediene mich eines breiten und weichen seidenen Bandes, das mit Wachs gut gewichst ist, letzteres namentlich deshalb, damit der auf der Ligatur liegende Nerv nicht an die Seide seinen Wassergehalt abgebe, was die in Betracht kommende Stelle sehr bald unerregbar macht und selbstverständlich die Leitung hemmt.

In solcher Weise habe ich nun eine grosse Zahl von Versuchen an recht grossen und kräftigen, gut mit Insecten gefütterten Fröschen angestellt. Die Beine wurden rasch hinter einander unterbunden und die Thiere sodann in feuchtes Moos gesetzt. Dsr Erfolg der Ligatur besteht zunächst darin, dass sich ein auffallender Unterschied in der Farbe der Haut schon nach wenigen Stunden herstellt, wobei die unterbundenen Glieder heller erscheinen, als der übrige Frosch. Ziemlich zu derselben Zeit scheint auch die Empfindlichkeit der letzten peripherischen Ausbreitungen der sensiblen Nerven in der Haut verloren zu gehen, obwohl Reizen des ganzen Fusses oder einzelner präparirter Nervenfäden noch heftiges Schlagen mit beiden Füssen als Reflex oder bewusste Bewegung zur Folge hat. Stets aber geht die Empfindlichkeit der Haut selbst, wie es scheint, ganz verloren, wenigstens reagiren die Thiere nach 4—5 Stunden nicht mehr auf die gewöhnlichen Aetzungen mit Kali oder Essigsäure. Das Alles zeigt, wie die Endorgane der Nerven ganz besonders von der Blutcirculation abhängig sind, wogegen die Stämme derselben viel weniger davon beeinflusst werden, ein Umstand, den man übrigens zum Theil schon aus der geringen Menge von Blutgefässen, welche die Nervenstämme versorgen, schliessen könnte. Merkwürdig ist es aber, dass dies für die Enden der motorischen Nerven, bei den Kaltblütern wenigstens, nicht in demselhen Grade gilt, da die präparirten Froschschenkel, wie Jeder weiss, noch recht lange von ihren Nervenstämmen aus erregt werden können, mithin also die Endorgane, welche die Nerven mit der contractilen Substanz verknüpfen, noch in gutem Zustande sein müssen. Es ist aber auch hier eine Erfahrung, dass der Muskel viel länger auf die directe als auf die indirecte Reizung reagirt, obgleich der Stamm des Nerven immer noch in normalem Zustande beharren kann, wie die lange Dauer des ruhenden Nervenstromes andeutet, der auch nach allen neueren Beobachtungen noch fort zu bestehen scheint, wenn seine Reizung keine

Muskelzuckung des gleichwohl noch reizbaren Muskels bewirkt. Demzufolge tritt nun auch bei den Fröschen ein Zeitpunkt ein, wo die Muskeln der unterbundenen Schenkel noch vollkommen erregbar bleiben, wo aber keine willkürlichen Bewegungen mehr möglich sind, und wo Reizung der Schenkelnerven, gleichviel ob oberhalb oder unterhalb der Ligatur ebenfalls keine Zuckungen mehr auslöst. Löst man in einem solchen Stadium die Ligatur, so tritt häufig schon nach wenigen Minuten wieder Zuckung ein, wenn man den Nerven reizt, und man sieht leicht ein, dass es sich hier um die Restitution der Endorgane des motorischen Nerven handeln muss [1]), da der Stamm an der Stelle, wo man ihn gereizt, durch die Lösung der Ligatur in keine ànderen Bedingungen versetzt wurde, namentlich wenn der Versuch in der Weise angestellt wurde, dass man den Nerven vorher beim Austritt aus der Beckenhöhle durchschnitten und wenn man ihn ganz isolirt aus der Wunde hat heraushängen lassen.

So viel von dem Theile der Erscheinungen, welcher ausschliesslich die Nerven angeht. Wir wenden jetzt unsere Aufmerksamkeit auf die Veränderungen der Muskeln nach der Absperrung des Blutstromes. In derjenigen Zeit, wo diese deutlich zu werden pflegen, ist es ohnehin meist aus mit den Nervenversuchen, da es auch bei der grössten Vorsicht nicht leicht ist, den letzteren vor Schaden zu hüten, den ihm die unter ihm liegende Ligatur doch schliesslich zufügt. Bei hoher Temperatur drängen sich die Veränderungen der contractilen Substanz sehr dicht auf einander, in der Sommerwärme sogar der Art, dass die Starre in den unterbundenen Schenkeln so rasch eintritt, dass es kaum

1) Aehnliche Versuche hat auch Brown-Séquard schon vor längerer Zeit an höheren Thieren angestellt. Um welches Endorgan der Nerven es sich hier handelt, ist schwer zu sagen. Die Ansicht, dass der Muskel selbst das wahre Endorgan derselben sei, wird besonders wahrscheinlich durch den von E. H. Weber beobachteten Fall einer Missgeburt, bei welcher das Fehlen der Nerven auch ein Ausbleiben der Entstehung von Muskeln zur Folge hatte. Es ist wohl richtiger, diesen interessanten Fall weniger gegen die Muskelirritabilität zu deuten, als im Sinne der genannten Anschauungsweise.

möglich ist, die einzelnen Phasen gehörig zu verfolgen. Am besten eignet sich zu diesen Beobachtungen eine Temperatur zwischen 10° und 12° C., wo die Starre erst nach 2 bis 3 Tagen vollkommen eintritt. Man beobachtet dann, dass die Muskeln sehr allmälig ihre Erregbarkeit verlieren, sich dabei stark mit Blutfarbstoff imbibiren und endlich in den starren Zustand übergehen. Um über alle Vorgänge gehörig in's Reine zu kommen, verfuhr ich folgendermaassen:

Nachdem das Anlegen der Ligatur den Verlust der willkürlichen Bewegungen hervorgebracht hatte, wurden die Thiere von Zeit zu Zeit mit den Unterschenkeln über die Elektroden der secundären Spirale des Schlittenapparates gelegt und jedes Mal nachgesehen, wie stark die Reizung sein musste, um Contractionen der Muskeln zu bewirken. Es ergab sich, dass die Inductionsrollen immer mehr an einander gerückt werden mussten, und dass am Ende des zweiten Tages in der Regel nur noch die allerkräftigsten Inductionsschläge sehr schwache Zuckungen in den Zehen hervorriefen, während der Gastroknemius und die anderen Muskeln in Ruhe blieben. Noch später wurde dann ein Schnitt durch die Haut auf der Wade gemacht, und die Elektroden direct an den Gastroknemius angelegt, wobei noch bisweilen ganz schwache locale Zuckungen einzelner Fasern des Muskels beobachtet werden konnten, und wenn dann schliesslich der Blutzufluss wieder hergestellt werden sollte, amputirte ich den einen Unterschenkel, dessen Muskeln ich nun einzeln abpräparirt untersuchte, während an dem anderen Beine die Ligatur gelöst wurde. Der unter der Ligatur abgeschnittene Schenkel giebt den besten Aufschluss über das Verhalten des anderen, da sich beide durchaus in denselben Bedingungen befanden, so dass man wohl den Befund an dem einen Schenkel auf den anderen zu übertragen berechtigt ist.

In mehr als 50 Versuchen habe ich nun gefunden, dass die Erregbarkeit der Muskeln n i e m a l s wiederkehrt, wenn dieselben wirklich starr d. h. hart, undurchsichtig und sauer geworden waren und auf keinerlei Reiz mehr reagirten, sondern dass in diesem Falle die Rückkehr des Blutes eine rasche Fäulniss des Gliedes bewirke, wodurch die Thiere zuletzt total vergiftet wurden und demzufolge mit dem Leben büssen mussten.

In den meisten Fällen starben die Thiere schon 24 Stunden nach der Lösung der Ligatur, häufig auch noch früher; ich habe aber bei einer niederen Temperatur von 5° C. so behandelte Frösche auch noch 4 und 5 Tage am Leben erhalten, und dennoch kehrte die Reizbarkeit nicht wieder. Die Rückkehr des Blutstromes ist leicht an der Schwimmhaut zu beobachten. Wenn die Ligatur nichts zerschnitten hatte, und die Erweiterung der Gefässe durch vorsichtiges Zupfen mit einer feinen Pincette gut bewerkstelligt war, trat sie sogar in den feinsten Capillaren wieder ein. In anderen Fällen blieb sie aber in der Schwimmhaut auch ganz aus, und ich musste dann den Fuss abschneiden, um aus der blutenden Wunde die bestehende Blutzufuhr erkennen zu können. Die Folgen derselben bestehen darin, dass die Muskeln allerdings weicher werden, und auch ihre alkalische Reaction wieder gewinnen; und insofern findet allerdings eine Art von Lösung der Todtenstarre statt. Dieselbe ist aber gleichbedeutend mit der gewöhnlichen Lösung durch die Fäulniss, nur scheint sie rascher abzulaufen, woran die stete Durchfeuchtung mit dem alkalischen Blut wohl wesentlich Schuld sein dürfte. Namentlich fällt es auf, wie enorm die contractile Substanz dabei mit Blutfarbstoff getränkt wird, in der Weise, dass die Muskelprimitivbündel selbst unter dem Mikroskop ganz dunkelroth erscheinen.

Um über die Wiederkehr der Reizbarkeit Aufschluss zu erhalten, habe ich mich in allen Versuchen der kräftigsten elektrischen Erregung, so wie der Reizung mit Säuren und Alkalien bedient. Es ist mir aber nie gelungen, dabei die geringsten Verkürzungen zu sehen, obwohl ich immer sorgfältig die Messung mit einem Millimetermaassstabe an den frei aufgehängten Muskeln vornahm. Kurz niemals kehrte der normale Zustand der Muskeln wieder, auch nicht, wenn die Blutzufuhr gleich nach dem ersten Eintritt der Starre bewerkstelligt wurde, und wenn dieselbe bei den in der Kälte aufbewahrten Thieren mehrere Tage anhielt.

So sehr nun diese Beobachtungen mit den Angaben der vorhin citirten Physiologen im Widerspruche stehen, so dürfte das Weitere dennoch genügenden Aufschluss über die Ursache dieser Differenz geben. Bei den Muskeln der kaltblütigen Thiere (den Fröschen, Schildkröten und den Eidechsen), giebt es unläugbar ein Stadium, wo sie durch kein Mittel mehr zur Contraction gebracht werden können, wo sie aber noch lange nicht starr sind, durchsichtig bleiben und noch alkalisch reagiren.

Betrachtet man in der früher angegebenen Weise frische Muskelbündel vom Frosch mit dem Mikroskop, so findet man, dass manche noch durchsichtige Abschnitte auch bei den stärksten Inductionsströmen in Ruhe bleiben. Setzt man dann eine verdünnte Säure oder ein Alkali hinzu, so tritt plötzlich in den Theilen und den Primitivbündeln, welche auf die Inductionsschläge noch mit Bewegungen reagirten, ein heftiges Krümmen und Winden ein, dann werden sie plötzlich bräunlich, undurchsichtig und trübe, und hierauf hellen sie sich langsam wieder auf; die Säure oder das Alkali beginnen die erstarrten Massen zu lösen. Die ersten Bewegungen sind Folgen der chemischen Reizung, das Undurchsichtigwerden ist die kurz verlaufende Starre, und dieser folgt die chemische Lösung. Diejenigen Bündel nun, welche bei den starken Inductionsschlägen in Ruhe blieben, bleiben auch unbewegt beim Zusetzen der chemischen Körper, sie gehen ohne Weiteres in den starren Zustand über, sie waren also unerregbar gegen alle Reizmittel und trotzdem noch nicht starr, wie ihre vollkommene Durchsichtigkeit beweist, welche sie durch das Auge nicht von den übrigen reizbaren trennen lässt. Eben dasselbe kann man nun auch an jedem ausgeschnittenen Froschmuskel sehen. Der Sartorius z. B. zeigt in den letzten Stadien seiner Erregbarkeit nur noch locale Contractionen. Wenn aber auch diese schwinden, und wenn der Muskel durch Eintauchen in Kali von beliebiger Concentration sich um keine Linie mehr verkürzt, ist er noch lange nicht starr, er ist dann noch so durchsichtig wie zu Anfang, reagirt alkalisch und ist dem Ansehen nach von keinem reizbaren Muskel zu unterscheiden. In diesem Zustande, der nur bei grosser Hitze im Sommer sehr kurze Zeit dauern kann, verharrt er immer eine gewisse Frist, und erst später tritt dann die Starre ein, wobei er undurchsichtig, teigig und sauer wird. Bei den Fröschen kann also die Todtenstarre schon deshalb keine Contraction sein, weil der Muskel selbst lange vorher gar nicht mehr im Stande ist, sich zu contrahiren, und diese Zwischenstufe zwischen dem starren und dem reizbaren Zustande fehlt hier nie.

Begreiflicherweise findet sich dieser Zustand nun auch ein, wenn die Glieder eines Frosches durch Unterbindung der Blutgefässe erstarren und es ist von dem höchsten Interesse, dass ein solcher Muskel durch die erneuerte Blutzufuhr sehr rasch wieder reizbar wird, wie ich in vielen Fällen beobachtete. Ein Gastroknemius, dem man gerade in diesem Zustande die Ernährung wieder zu Theil werden lässt, fängt wieder an, auf alle Muskelreize zu reagiren, anfangs mit localen Contractionen, später mit kräftigen über die Reizstelle hinaus reichenden Zuckungen in der ganzen Länge der Muskelbündel.

Sehr häufig fällt die Rückkehr der Erregbarkeit eines Muskels in einem Versuche zusammen mit der entgegengesetzten Veränderung eines anderen, der durch das kreisende Blut in Fäulniss übergeht. Wie fast immer die Todtenstarre von oben nach unten fortschreitet, so geschieht es auch bei der Abbindung eines Schenkels, dass z. B. die Muskeln des Unterschenkels vollständig erstarren, während die des Fusses und der Zehen noch in dem Stadium sind, wo zwar die Erregbarkeit vollkommen verloren gegangen, die Starre in ihnen aber noch nicht Platz gegriffen hat. Ich habe in Folge davon oft beobachtet, dass nach der Lösung der Ligatur der Fuss auf den elektrischen Reiz wieder Bewegungen zeigte, während der Gastroknemius verfaulte. Genug ein einziger Versuch kann ganz klar zeigen, wie der einmal starre Muskel nicht wieder in seinen früheren Zustand zurückkehren kann, während der noch nicht erstarrte aber unerregbare Muskel seine Contractilität wieder erlangt. Der Schluss ist darum wohl erlaubt, dass bei der Starre plötzlich eine tief eingreifende chemische Zersetzung eintrete, die eben durch den Blutstrom nicht wieder rückgängig zu machen ist.

Das Einfachste, das man sich unter diesem chemischen Vorgange denken kann und was am meisten den Veränderungen, welche während der Starre eintreten, entspricht, ist nun gewiss die Vermuthung, dass in der contractilen Substanz selbst etwas erstarre, etwas vorher Flüssiges fest werde, dass eine Gerinnung eintrete. Mein ganzes Streben musste deshalb darauf gerichtet sein, diese Gerinnung auch ausserhalb des Muskels zeigen zu können.

In einer vorläufigen Notiz in der medicinischen Centralzeitung und durch die gütige Vermittelung des Herrn Professor du Bois-Reymond im Monatsbericht der königlichen Akademie zu Berlin habe ich bereits Mittheilungen über Versuche gemacht, welche ich in dieser Richtung angestellt. Brücke selbst hatte ebenfalls versucht, aus den Muskeln warmblütiger Thiere eine Flüssigkeit auszupressen; er fand aber, dass dieselben unter der Presse selbst todtenstarr wurden. Dieser Umstand macht mich besonders zweifelhaft, ob die vor längerer Zeit von Simon und Virchow durch Auspressen aus frischen Muskeln erhaltene Flüssigkeit, welche spontan coagulirte, wirklich den coagulirenden Muskelstoff geliefert habe, oder ob das Gerinnsel nicht Fibrin aus den Blutgefässen der Muskeln gewesen sei. Es ist schwer darüber jetzt zu entscheiden, um so mehr, als die Angabe, dass der erhaltene Muskelsaft sauer reagirt habe, durchaus nicht mit der Reaction der frischen Fleischflüssigkeit übereinstimmt. Damit der Geschichte ihr Recht widerfahre, mögen diese Beobachtungen hier erwähnt sein, — ich gehe jetzt zur Mittheilung eigener Erfahrungen über.

Wie allbekannt tritt die Todtenstarre bei den kaltblütigen Thieren durchschnittlich sehr viel später ein als bei den Warmblütern, und es empfiehlt sich deswegen der zu allen physiologischen Versuchen so unschätzbare Frosch auch ganz besonders zu diesen Untersuchungen. Selbst ein in kleine Stücke zerschnittener Froschmuskel wird unter sonst günstigen äusseren Verhältnissen erst nach geraumer Zeit starr, während ein namentlich am ganzen Längsschnitte verletzter Kaninchen- oder Hundemuskel in einigen Augenblicken leistungsunfähig wird und in den starren Zustand übergeht. Ich habe mich deshalb bei der Darstellung der Muskelflüssigkeit wieder an den Frosch gewendet, der auch diesmal seine Schuldigkeit gethan.

Vor allen Dingen ist es nothwendig, bei der Untersuchung der Muskeln das Blut vorher so vollkommen als möglich zu entfernen, was am besten durch Injectionen bekannter Flüssigkeiten in die Gefässe erzielt wird. Nachdem ich früher zu diesem Ende den Frosch nach und nach mit verdünntem Zuckerwasser ausgespritzt hatte, bin ich jetzt zu der besseren Methode gekommen, statt dessen eine Salzlösung anzuwenden. Kölliker hat die höchst werthvolle Beobachtung gemacht, dass die Nerven sowohl wie die Muskeln nur in Salzlösungen von gewissen Concentrationen längere Zeit erhalten werden können, während reines Wasser und die etwas concentrirteren Lösungen der verschiedensten Salze eine rasche Veränderung der Muskelsubstanz herbeiführen. Ich habe mich überzeugt, dass Lösungen von Chlornatrium in Wasser von 0,5—1 pCt., wie Kölliker angiebt, lange mit den Muskeln in Berührung bleiben können, ohne dass sie in Starre verfallen. Trotzdem sind diese Lösungen für die contractile Substanz ein Reizmittel, so dass eine Kochsalzlösung von 1 pCt. regelmässig z. B. von dem Querschnitt des Sartorius aus Zuckungen erzeugt, was, wenn auch minder regelmässig, noch bei einem Gehalte von 0,5 pCt. eintritt. In Folge davon zeigt ein Muskel, den man ganz in eine solche Flüssigkeit eingetaucht hat, ein fortwährendes leises Flimmern seiner Bündel, und es ist zu verwundern, dass dennoch z. B. die isolirten Oberschenkelmuskeln des Frosches darin 3—4 Stunden lang reizbar bleiben, ja dass die Erregbarkeit im Anfange nicht einmal merklich abnimmt.

Um die Frösche ihres ganzen Blutinhalts zu berauben,

giebt es daher kaum etwas Besseres, als eine Kochsalzlösung von 0,5 pCt. Man kann zwar noch bis zu 1 pCt. concentrirtere Auflösungen anwenden, es ist aber immer vorzuziehen, die Concentration nicht über 0,5 oder 0,7 pCt. zu steigern. Eine derartige Lösung hat den Vortheil, dass sie beim Einspritzen in die Gefässe keine übermässige Diffusion aus den Blutkörperchen erzeugt, und andererseits auch die Muskeln vor zu heftigen Veränderungen bewahrt, während beim Durchspritzen von reinem Wasser immer sehr starke Contractionen eintreten, worauf die Muskeln rasch starr werden. Vor dem Zuckerwasser hat die Salzlösung ferner das voraus, dass sie selbst unverändert bleibt, während der Zucker mit den thierischen Säften gemischt sehr bald zu gähren beginnt und dadurch ein Heer von unübersehbaren chemischen Umwandlungen nach sich zieht.

Das Verfahren bei der Entfernung des Blutes durch die Ausspritzung ist sehr einfach. Ich lähme die Frösche durch einen kräftigen Hieb auf den Kopf, dringe durch ein dreieckiges Loch zum Herzen und setze in den Aortenbulbus eine ziemlich weite Canüle ein. welche mit einer Ligatur gut befestigt wird. Darunter wird das übrige Herz weggeschnitten, so dass die Injectionsmasse aus den Venenmündungen frei wegströmen kann. Es ist bequem, die Injection nicht mit einer Handspritze, sondern mit einer kleinen Druckpumpe auszuführen, wie man sie jetzt nach dem Princip der Moderateurlampen fabricirt. Durch einen hinter der Canüle angebrachten Hahn wird die Stärke der Injection nach Belieben geregelt. Auf diese Weise ist es leicht, in kurzer Zeit alles Blut aus den Thieren zu entfernen. Anfangs strömt aus den Venen das reine Blut hervor, das immer heller und heller wird, bis endlich die klare Salzlösung zum Vorschein kommt, worauf man die Injection beendet. Während der Dauer der Einspritzung werden die Glieder ausserordentlich prall, und es treten auch nicht unbedeutende Zuckungen und Convulsionen dabei ein, die aber keinen weiteren Schaden anrichten können, indem die Muskeln nach der Injection immer noch lange genug erregbar bleiben. Will man endlich viele Frösche auf einmal verwenden, so ist es rathsam, sie alle mit der einen Druckpumpe gemeinsam zu speisen, wozu man nur die Canülen mit Kautschukröhren und diese mit einer an die Pumpe geschraubten verästelten Messingröhre versieht.

Die jetzt von Blut gereinigten blassen Muskeln müssen nun von den Knochen abpräparirt werden. Der Frosch wird zu dem Ende enthäutet, ausgeweidet und dann die Bauchmuskeln und die des Ober- und Unterschenkels mit der Scheere abgenommen. Es lohnt sich nicht, die kleineren Muskeln der Füsse und der vorderen Extremitäten mit zu nehmen, weil damit eine überflüssige Zeit verloren gehen würde. Bei der Isolirung der Fleischmassen ist ferner darauf zu achten, dass man sie nicht allzu sehr zerfetze, vielmehr habe ich es weit zweckmässiger und nicht viel zeitraubender gefunden, alle einzelnen Muskeln behutsam abzupräpariren, womit man viel weiter kommt, als wenn man versucht, sie von den Knochen herunter zu schaben. Bei dem letzteren Verfahren zerreisst man so viel, dass die Muskeln in einem bedauerlichen Zustande unter die Presse kommen.

Sind nun auf diese Weise die Muskeln von 5 bis 6 grossen Wasserfröschen zu einem Haufen gesammelt, so zerschneide ich sie mittelst einer langen, gekrümmten und recht scharfen Scheere in nicht zu kleine Stücke, begiesse dann das Ganze nochmals mit der Salzlösung, welche nach einigen Minuten wieder abgegossen wird, nachdem die Fleischmassen vorher gehörig damit geschüttelt waren. Der Umstand, dass das ablaufende Salzwasser keine Gerinnungen zeigt, beweist zur Genüge, dass bei der Präparation die geringe Menge von Lymphe von selbst abhanden gekommen, so dass von dieser Seite kein Einwand zu fürchten ist. Die mit dem Rest des Salzwassers stark durchfeuchteten Fleischklumpen, welche bei geschickter Manipulation immer noch stark alkalisch reagiren und sogar noch einzelne zuckende Muskelstückchen enthalten müssen, werden nun in ein Tuch von sehr festem aber grob gewebtem Leinen geschlagen und unter einer kräftigen Presse langsam ausgepresst. Man thut gut, die Pressflüssigkeit in zwei Theile zu sondern, eine Quantität, welche im raschen Strome abläuft, und eine andere, welche man zu sammeln beginnt, wenn einzelne Tropfen aus dem Presssatz langsam hervor zu quellen beginnen. Zuletzt strengt man seine Kräfte so viel wie möglich an, die Leinenumhüllung pflegt dann häufig zu reissen, und die Muskelmasse quetscht sich aus den nächsten Ritzen hervor. Die Pressschraube wird sodann möglichst rasch wieder emporgehoben, der Fleischkuchen mit der Hand schnell entfernt, mit der zuerst abgelaufenen Flüssigkeit noch einmal übergossen und das Ablaufende zum Ausspülen der Presse benutzt. Auf diese Weise sind beide Portionen der abgepressten Flüssigkeit wieder vereinigt.

Dieselbe besteht selbstverständlich zum grössten Theile aus Salzwasser, welches mehr oder minder mit der wirklichen Muskelflüssigkeit vermischt ist. Sie ist davon stark opalisirend, reagirt alkalisch und geht nur langsam durch ein Filter. Das Filtriren kann aber in allen Fällen besorgt werden, wenn man gute krause Filter anwendet, und wenn man ein rasch filtrirendes Papier besitzt.

Nach dem Filtriren ist die Masse etwas klarer, allein immer noch opalisirend, hauptsächlich aber von der Menge feiner Muskelstückchen befreit, welche die unfiltrirte Masse verunreinigen.

Man bedeckt sie hierauf und stellt sie ruhig bei Seite.

Die ausgepressten Muskeln sind zum Theil im höchsten Grade verändert, einzelne Fetzen, welche fest an dem Metall der Presse haften, sind anfangs im höchsten Grade klebrig, lassen sich aber später mit Leichtigkeit aus den Fugen herauskratzen, andere, namentlich die Gastroknemien, sind auch nach den kräftigsten Auspressungen noch ganz unversehrt, es kann sogar vorkommen, dass einer noch reizbar aus der Presse wieder hervorgeht. Diese Uebelstände sind zu vermeiden, wenn man geringere Mengen des Fleisches auf einmal unter die Presse bringt, handelt es sich indessen um eine gute Ausbeute an Flüssigkeit, so bleibt es immer vorzuziehen, viele Muskeln zu verwenden. Will man hingegen die Veränderungen der Muskeln durch die Presse beobachten, so ist es besser, nur die Oberschenkelmuskeln von einem einzigen Frosch unter die Presse zu legen, dieselben gut mit Salzwasser anzufeuchten, und dann so stark wie möglich zu pressen. Ich habe es so eintreten sehen, dass die Muskeln ganz und gar zerquetscht waren, so dass man unter dem Mikroskop nicht eine heile Muskelfaser finden konnte. Die zusammengeschabte Masse bildete dann einen faserigen Brei, der nach dem erneuerten und gründlichen Abspülen mit Salzwasser in diesem Zustande blieb, keine Spur von Erstarrung zeigte und selbst die alkalische Reaction dauernd behielt.

Viel wichtiger sind indessen die Veränderungen, welche in der Flüssigkeit eintreten. Bei den letztgenannten Pressversuchen an kleinen Mengen findet man die faserige Muskelmasse in einer schmierigen und klebrigen Masse liegen, welche erst ziemlich undurchsichtig aussieht, nur mit Mühe aus dem Gefäss entfernt werden kann, und welche später weisslich und fest wird, wie ein frisches, speckhäutiges Blutgerinnsel, und zwar in ziemlich kurzer Zeit. Die filtrirte, mit Salzwasser stark verdünnte Pressflüssigkeit zeigt nach der ersten Stunde noch gar keine Veränderung. Bei einer Temperatur von 12—14° C. scheint dieselbe zuerst nach etwa 6 Stunden durchschnittlich einzutreten. Zu dieser Zeit bietet sie äusserlich gar nichts auffallendes, nur beim Schütteln sieht man, das etwas darin flottirt, und wenn man mit einer Pincette hineingreift, ist man überrascht, einen ganz ansehnlichen Klumpen eines klaren gallertigen Gerinnsels hervorzuziehen.

Bringt man eine Flocke dieser Masse unter das Mikroskop, so sieht man eine Art schleimiger und fetziger Materie, welche sich namentlich beim Zusatz von Wasser auf ein kleineres Volum zusammenzieht, trüber wird und endlich auch dem blossem Auge als weisser membranöser Fetzen erscheint. Ganz eben so verändert sich auch die Hauptmasse des Gerinnsels in der Salzlösung selbst. Am anderen Morgen findet man sie mit reichlichen weissen Flocken erfüllt, die sich einzeln herausfischen lassen. Bei hohen Temperaturen wird die Flüssigkeit dann auch nicht mehr alkalisch[1]), sondern sauer gefunden, ich habe aber häufig auch die alkalische Reaction andauern sehen, welche selbstverständlich während der Fäulniss auch bestehen blieb.

Untersuchungen, welche ich über die Natur des spontan gerinnenden Körpers angestellt, haben ergeben, dass kein Grund vorliegt, denselben nicht Faserstoff zu nennen, wenn man alle übrigen spontan gerinnenden Körper auch so nennt. Die verschiedenen als chemisch gerühmten Unterschiede zwischen derartigen Körpern sind durchaus nicht hinreichend, um von dieser Benennung nach der vornehmsten Eigenschaft abzugehen. Ich muss mich mit diesen Angaben begnügen, da ich bei der Beschäftigung mit den chemischen Vorgängen in den Muskeln hinlänglich gesehen, auf wie verwickelten chemischen Processen der Verlust der Erregbarkeit und der Eintritt der Starre beruhen. Es genügt anzuführen, dass der freiwillig gerinnende Körper alle Charaktere der Eiweisskörper an sich trägt. Weitere Mittheilungen über seine chemische Natur muss ich einer chemischen Arbeit vorbehalten. Das Angeführte reicht hin um zu beweisen, dass in den Muskeln, in der contractilen Substanz selbst, ein spontan gerinnender Körper existirt, von welchem die Erscheinung der Todtenstarre abgeleitet werden muss. Die Todtenstarre ist eine Gerinnung, und alle anderen Meinungen darüber sind reine Hypothesen, denn es ist kein einziger Grund vorhanden, der zu der Annahme führt, dass neben dieser Gerinnung bei der Starre noch ein anderer Act mit unterlaufe. Die schwache Verkürzung der Muskeln, welche während der Starre eintreten kann, ist nichts anderes als die Zusammenziehung, welche das Muskelgerinnsel mit jedem anderen Coagulum theilt, und daher erklären sich alle Bewegungen,

1) Die Flüssigkeit ganz frischer und nicht durch langes Tetanisiren erschöpfter Muskeln ist immer alkalisch. Sie hat allerdings die Eigenthümlichkeit, das rothe Lackmuspapier blau und das blaue roth zu färben, die erstere Reaction ist aber immer stärker. Bedient man sich hingegen eines passend violett gefärbten Reagenspapiers, so beobachtet man nur e i n e Reaction, nämlich eine starke Bläuung.

welche beim Eintritt der Starre oder während derselben an den Gliedern der Leichen vorgehen können. Da ich beträchtliche Mengen jenes Gerinnsels darzustellen genöthigt war, so kann ich hinzufügen, dass bei Einhaltung des so eben mitgetheilten Verfahrens niemals die beschriebene Coagulation der Muskelflüssigkeit ausbleibt.

Ich habe versucht dieselben Experimente auch mit den Muskeln der Fische anzustellen, aber vergebens, ohne Zweifel wegen der ausserordentlich raschen Veränderung, welche die Fischmuskeln nach dem Tode erleiden. Dagegen ist es mir gelungen, aus den Muskeln der Schildkröte (*Testudo graeca*) eine röthliche Flüssigkeit zu erhalten, die ganz so wie die der Frösche freiwillig gerann.

Mit sehr geringen Erwartungen ging ich an die Untersuchung der Muskeln warmblütiger Thiere. Kaninchen- oder Hundemuskeln werden bei der nothwendigen Zerkleinerung so rasch starr, und andererseits hatte Brücke schon die Erfahrung gemacht, wie der Druck der Presse diesen Zustand noch befördere, dass ich kaum hoffen durfte, die Flüssigkeit, welche dem Inhalte des noch erregbaren Organs entspricht, isolirt zu erhalten. Gleichwohl wollte ich Nichts unversucht lassen. Durch einen Stich in das verlängerte Mark wurde ein Kaninchen getödtet, schnell die Brusthöhle geöffnet, und in die Aorta die Canüle meiner Druckpumpe eingesetzt, durch welche ich einen kräftigen Strom der 0,7 procentigen Kochsalzlösung hindurchtrieb. Während das strömende Salzwasser das Blut aus den Gefässen verdrängte, enthäutete ich die Schenkel und präparirte sodann die Oberschenkelmuskeln von den Knochen ab, als die aus dem rechten Herzen hervorströmende Flüssigkeit nur noch ganz schwach gefärbt erschien. Die weitere Behandlung der Muskeln geschah in derselben Weise, wie sie bei den Froschmuskeln soeben beschrieben worden, und zu meiner grossen Freude erhielt ich darauf eine alkalische Pressflüssigkeit von ganz ähnlichem Aussehen, wie die der Frösche. Nach 3 Stunden setzte dieselbe zuerst ein gallertiges Gerinnsel ab, von dem ich schwache Spuren beim Umherfischen mit einer Nadel darin entdeckte, und nach abermals 3 Stunden hatten sich diese Coagula zu festen, membranösen, weisslichen Flocken verdichtet. Ich habe den Versuch oft wiederholt, es ist mir aber leider nie gelungen, grössere Mengen dieser spontan gerinnenden Körper zu erhalten. Die Menge derselben beschränkte sich immer nur auf einige wenige Flocken, und ich würde in diesen Erfahrungen kaum eine Stütze für die Gerinnungstheorie finden, wenn nicht bei den kaltblütigen Thieren, wo die Verhältnisse so unendlich viel günstiger sind, das Resultat so ganz eclatant wäre. Bei dem Muskelsafte der Kaninchen und Hunde ist es mir indessen zuerst aufgefallen, dass auch noch bei beginnender Starre, wenn die Reaction schon in die saure umgeschlagen ist, so dass die Pressflüssigkeit das blaue Lackmuspapier entschieden röthet, noch derartige Gerinnsel auftreten können, und spätere Versuche zeigten mir, dass dies auch bei den Muskeln der Frösche eintreten kann. Es geht daraus hervor, dass der Act der Gerinnung bei der Todtenstarre kein ganz plötzlicher ist, sondern dass ein grosser Theil der contractilen Substanz schon geronnen sein kann, während ein anderer noch in dem flüssigen Zustande beharrt.[1])

Auf diesem Umstande beruht es, dass alle noch nicht zu weit abgestorbenen Muskeln, einerlei von welchem Thiere sie herstammen, selbst beim blossen Auspressen durch Einschnüren in Leinen, stets eine Flüssigkeit liefern, die immer eine gewisse Menge von weissen flockigen Gerinnseln absetzt, wenn man die zerschnittene Muskelmasse vorher gut mit der verdünnten Salzlösung durchtränkt hat. Auf den ersten Anschein könnte man diese Massen für jene häutigen Bildungen, welche man bei der Fäulniss immer leicht beob-

---

1) Es ist darum möglich, dass auch die Coagulationen, welche Virchow beim Auspressen frischer amputirter menschlicher Muskeln erhielt, eine gewisse Menge des spontan gerinnenden Muskelstoffs einschlossen, wenngleich die Hauptsache doch ohne Zweifel der Gerinnung des Blutfibrins zugeschrieben werden muss. Auf dieser Ueberlegung beruhen auch wohl die Zweifel, welche Virchow gerade bei dieser Gelegenheit gegen die Theorie Brücke's über die Ursachen der Todtenstarre geltend macht.

achtet, halten; sie entstehen aber stets zu einer Zeit, wo die Flüssigkeit noch sauer reagirt, und wo nicht der mindeste faulige Geruch daran wahrzunehmen ist. Fault die Lösung endlich, so treten auch jene häutigen Massen, welche mit Pilzen und Vibrionen durchsetzt sind, ausserdem immer noch auf, die ersten Gerinnsel aber entstehen schon nach einer bis 2 Stunden selbst bei einer niederen Temperatur von 8 bis 10 ° C., wo die Fäulniss noch lange auf sich warten lässt.

Nach dem bis hieher Angeführten kann es keinem Zweifel unterliegen, dass die Todtenstarre bei den Kaltblütern auf einer Gerinnung des Muskelinhalts beruht, und dass dieselbe hauptsächlich deswegen keine Contraction sein kann, weil sie eintritt, wenn der Muskel nicht mehr contractil ist. Bei den Warmblütern ist die Sache im Grunde dieselbe, wir sind nur hier nicht im Stande, so einleuchtend die Starre auch unabhängig von dem thierischen Gewebe in der isolirten Flüssigkeit darzustellen. Aus diesem Grunde muss hier auf den Verlauf der Muskelstarre bei den letzteren Thieren etwas näher eingegangen werden.

Man wäre gewiss schon seit langer Zeit über die Ursachen der Todtenstarre besser unterrichtet, wenn man die Beobachtungen auf alle Thierklassen ausgedehnt hätte. Es ist eine ganz grundlose Behauptung, wenn man angiebt, dass dieselbe bei den niederen Thieren, z. B. den Fröschen nur schwach ausgebildet sei, denn ein getödteter Frosch, dessen Muskeln unerregbar, undurchsichtig und sauer geworden, zeigt auch die übrigen Erscheinungen der Starre in dem Grade, dass er steif und hart wie ein Brett wird, so dass man ihn an den Zehen wagerecht schwebend halten kann. Der einzige Unterschied, welcher zwischen den verschiedenen Thierklassen besteht, liegt darin, dass die Starre zu anderen Zeiten eintritt.

Tödtet man Kaninchen oder Hunde durch einen Stich in das verlängerte Mark, so bemerkt man, wie schon nach einer Stunde bei gewöhnlicher Zimmertemperatur (18° C.) das ganze Thier steif und starr wird, und dass immer einige Kraftanstrengungen nöthig sind, um die Lage der Glieder zu ändern, welche schon nicht mehr den Einflüssen der Schwere folgen. Alle Muskeln fühlen sich durch die Haut hindurch härter an, als die eines daneben betasteten lebenden oder soeben getödteten Thieres, kurz für den äusseren Eindruck hat die Starre begonnen. Isolirt man dann diese Muskeln, so wird man immer finden, dass sie bei jeder Art der Reizung noch jene langsam fortschreitenden Contractionen zeigen, und es muss als ein Verdienst Schiff's anerkannt werden, dass er auf das lange Bestehen der Reizbarkeit nach dem Tode, zu einer Zeit wo die Starre schon begonnen, nachdrücklich aufmerksam gemacht. Hieraus erklärt sich denn auch noch besser, weshalb bei den warmblütigen Thieren das Fortschreiten der Muskelcontraction über die Reizstellen hinaus bald nach dem Tode eine so grosse Verlangsamung erleidet, während bei den Fröschen jene scheinbar localen und lange anhaltenden Verdickungeu auf der Reizstelle nur so unvollkommen zum Vorschein kommen. Da die Starre bei den Warmblütern schon beginnt, während der Muskel noch erregbar ist, und da bei den Kaltblütern der Verlust der Erregbarkeit und der Eintritt der Starre zeitlich so bedeutend getrennt sind, so liegt der Schluss nahe, dass beide Vorgänge ganz unabhängig von einander seien, und dass nur die Molecüle des Muskels, welche in der Starre befindlich sind, nicht mehr an der Contraction Theil nehmen können, mithin nicht mehr Zeichen der Erregbarkeit von sich geben können. Ein Muskel kann ganz unerregbar, aber noch nicht starr sein, während ein ganz starrer Muskel nicht mehr erregbar und contractil sein kann.

Der zeitliche Unterschied, den die Starre bei Kalt- und Warmblütern darbietet, veranlasste mich, die Versuche von Stannius und Brown-Séquard auch an Kaninchen und Hunden zu wiederholen. Ich kann versichern, dass es ausserordentlich schwer ist, hier an dem lebenden Thiere den Blutstrom vollkommen von einer Extremität abzuschneiden, da sich durch die Verschliessung einer Arterie eine Menge von anderen kleineren Collateral-Gefässen erweitern, und der frühere Zustand wieder hergestellt wird. Beim Kaninchen können die hinteren Extremitäten nach der Methode von Stannius am besten vor dem Blutstrom bewahrt werden, wenn man die Aorta abdominalis und gleichzeitig die Crural-Arterien unterbindet, wobei der Collateralkreislauf durch die epigastrischen Arterien beseitigt wird. Trotzdem besteht aber immer noch eine Spur von Circulation in den Schenkeln, namentlich nach längerer Zeit, wovon man sich leicht an den hinreichend blutenden Wunden überzeugen kann, wenn man irgendwo einen tiefen Einschnitt macht. Beim Hunde kommt man durch dasselbe Verfahren auch nicht weiter, es ist mir hier sogar passirt, dass die Thiere nach Unterbindung der Aorta über ihrer Theilungsstelle und nach dem Verschluss beider Crural-Arterien noch mehrere Stunden ganz munter die Hinterbeine zu allen willkürlichen Bewegungen benutzten. Bei einem Versuche, den ich an dem Kaninchen nach der Methode von Stannius anstellte, gelang es mir indessen doch die Schenkel nicht allein beträchtlich starr zu machen, wie das hier nie auszubleiben pflegt, sondern ich erreichte auch nach 7 Stunden ein vollkommenes Schwinden der Erregbarkeit, so dass einzelne entblösste Stellen der Oberschenkelmuskeln nicht mehr auf die heftigsten elektrischen oder mechanischen Reizungen reagirten. Ich liess durch Lösung der Ligaturen den Blutstrom wieder hinzutreten und überzeugte mich an dem Pulse der Schenkelarterie von dem Wiedereintritt des Blutes. Am anderen Morgen (nach 15 Stunden) fand ich das Kaninchen in den letzten Athemzügen. Alle Muskeln des ganzen Körpers waren vollkommen erregbar, die der hinteren Extremitäten aber waren in einem stark putriden Zustande, reagirten sehr stark alkalisch, waren ausserordentlich weich, stellenweise bräunlich missfarbig und verbreiteten einen intensiv fauligen Geruch. Natürlich war keine Spur von Erregbarkeit vorhanden, die Todtenstarre war indessen gelöst — aber durch die Fäulniss.

Die Unmöglichkeit den Blutstrom vollkommen abzuhalten durch die Unterbindung einzelner Gefässe, und die damit verbundenen Schwankungen in den Resultaten, wodurch ich unter anderen einst auch mehrere Muskeln ganz verfaulen sah, als nur die Aorta unterbunden und noch ein mässiger Kreislauf des Blutes fortwährend durch die Arteria epigastrica unterhalten wurde, machten ein anderes Verfahren wünschenswerth. Ich exarticulirte daher bei einem Hunde das Femur und durchschnitt darauf alle Weichtheile des Oberschenkelmuskels, mit Ausnahme der Arteria und Vena cruralis. Der Hund wurde auf einem Tische mit Stricken so befestigt, dass keine Zerrung der zarten Gefässbrücke entstehen konnte, durch welche der Schenkel mit dem übrigen Thiere noch verbunden war. Die beiden Blutgefässe wurden sodann mit einer Serre fine verschlossen und die Muskeln darauf von Zeit zu Zeit beobachtet, nachdem vorher ein Stück Haut entfernt worden war. Die Veränderungen in der Form der Muskelcontractionen bei der jedesmaligen Reizung waren hierauf ganz dieselben, wie sie oben von den allmälig absterbenden isolirten Muskeln geschildert sind, und am Ende der sechsten Stunde nach der Absperrung des Blutstromes hörte die Erregbarkeit auch in den tieferen Oberschenkelmuskeln ganz auf. Mechanische Reizungen und die gewaltigsten Inductionsschläge brachten keine Zusammenziehungen hervor. In dem Gastroknemius hingegen war noch eine Spur von Erregbarkeit vorhanden, und ein nahe an der Achillessehne angelegter Querschnitt bläuete das rothe Lackmuspapier, während die starren Oberschenkelmuskeln ganz schwach sauer reagirten. Jetzt nahm ich die Klemme von den Blutgefässen ab, und gleich darauf fühlte ich nicht nur den Puls in der Art. poplitea, sondern es drang auch Blut aus den Hautwunden und den Muskelquerschnitten hervor. Nach der Oeffnung der Gefässe lebte das Thier noch 1½ Stunde. Dennoch trat keine Veränderung in den Oberschenkelmuskeln ein, die für immer ihre Erregbarkeit verloren hatten, und auch bis zu dem Tode des Thieres keinen noch so heftigen Reiz mit der leisesten Spur von Bewegung beantworteten. Im Gastroknemius wurde indessen eine unzweideutige Veränderung bemerklich, die Reizungen hatten kräftigere Erfolge, und endlich entstand bei elektrischer Reizung sogar eine flimmernde Bewegung mehrerer Muskelbündel, also gut fortgeleitete Contractionen in einer beträchtlichen Länge der Fasern, wogegen die Contractionen vor der Rückkehr des Blutes nur in schwachen wulstigen Erhebungen bestanden, welche langsam über eine kurze Strecke der Fasern fortkrochen und dann verschwanden. Bei dem Tode des Thieres und nach dem Aufhören des Herzschlages reagirten die Oberschenkelmuskeln wieder alkalisch und waren augenscheinlich stark mit Blutfarbstoff imbibirt, so weit sich dies bei Gaslicht erkennen liess. Jedenfalls waren sie bedeutend gequollen und reichlich mit Flüssigkeit getränkt. Der Gastroknemius zeigte nichts von dieser Imbibition, seine Reaction hatte sich nicht geändert, sie war nach wie vor alkalisch. Der Versuch wurde mit dieser Probe um 10 Uhr Abends beendet. Am anderen Morgen 8 Uhr reagirten alle Muskeln des Cadavers sauer; nur die Oberschenkelmuskeln waren stark alkalisch, sehr tief gefärbt und völlig in Fäulniss begriffen. Die Temperatur im Laboratorium war während der Nacht von 19° bis auf 13° gesunken.

Ich konnte nicht hoffen, den oben beschriebenen Versuch günstiger ausfallen zu sehen. Die Exarticulation des Oberschenkels ist eine zu eingreifende Operation, als dass auf eine längere Erhaltung der Thiere gerechnet werden konnte. Selbst wenn man ganz lege artis dabei verfährt, ist die Blutung doch so stark, dass eine tödtliche Erschöpfung immer zu fürchten ist. Ich versuchte später mit Herrn Bernard die Amputation mit dem Écraseur vorzunehmen, was aber an dem Zerbrechen unserer Instrumente scheiterte.

Wir schufen uns deshalb einen neuen Écraseur, indem wir bei Kaninchen mit einer Packnadel hart neben dem Femur den Schenkel durchstachen, dabei einen starken Bindfaden unter der Schenkelvene und Arterie hindurchzogen und nun die innere Seite des Beines zusammenschnürten. Ebenso wurde auf der äusseren und unteren Seite verfahren und schliesslich das Femur durchschnitten, nachdem alle Weichtheile unter den 3 Ligaturen abgelöst waren. Der Bindfaden - Écraseur hatte so gut gewirkt, dass es kaum nöthig war, das Messer dabei zu Hülfe zu nehmen. Nur die Haut musste wirklich zerschnitten werden.

Der so isolirte Kaninchenschenkel hing nun mit dem übrigen Körper nur noch durch die beiden Blutgefässe zusammen, die dann mit einer Klemme verschlossen wurden. Alles trat genau so ein, wie bei dem Hunde. Erst nach 7 Stunden wurden die Muskeln ganz unerregbar, ziemlich gleichzeitig aber auch die Muskeln des Unterschenkels. Als letztes Zeichen der Erregbarkeit galten immer nur die beschriebenen schwachen localen Contractionen an der Reizstelle, was ich von Neuem erwähnen muss, da manchen diese lange Dauer der Erregbarkeit frappiren könnte. Die Reaction aller Muskeln wurde sauer, wie überhaupt beim Absterben, und ich muss nach vielen derartigen Versuchen Schiff widersprechen, der behauptet, dass beim Unterbinden der Gefässe keine saure Reaction eintrete, sondern eine alkalische, welche die Starre (in Schiff's Sinne die idiomusculäre Contraction) hervorrufe. Anfangs scheint es allerdings, namentlich wenn die Vene gleichzeitig mit unterbunden wird, dass die Muskeln stärker alkalisch reagiren, als sonst gleich nach dem Tode, im Augenblicke aber, wo der letzte Rest der Erregbarkeit schwindet, fand ich die Reaction immer sauer, die Muskelquerschnitte gaben dann immer schwache Röthung des violetten Lackmuspapiers. In diesem Stadium bewirkt nun auch die Rückkehr des Blutes bei Kaninchen keine Wiederbelebung der Muskeln, sondern die Fäulniss greift ebenso rasch um sich, wie bei dem Hunde, und die Thiere gehen deshalb nach der so bewerkstelligten Lösung der Starre an einer putriden Infection zu Grunde. Ist hingegen noch einige Erregbarkeit in den Muskeln vorhanden, so werden sie durch das wiederkehrende Blut für einige Zeit von neuem reizbarer. Schliesslich tritt aber doch Fäulniss ein, und kein Thier kommt mit dem Leben davon, nach einer derartigen Operation. Der Grund des Todes scheint auch hier immer wieder in dem faulenden Organe zu liegen. Gewiss ist, dass nach dem Tode des Thieres die Muskeln des amputirten Schenkels immer früher als die des übrigen Körpers faulen, auch wenn dieselben ihre Reizbarkeit noch nicht völlig verloren, und bei der Rückkehr des Blutes sich beträchtlich wieder erholt hatten.

Es schien mir wünschenswerth, den Zeitpunkt so genau wie möglich zu bestimmen, nach welchem der Blutstrom keine Restitution mehr hervorbringt. Ich nahm dazu die Sartorii oder Recti femoris vom Hund, welche ich vorsichtig aus dem eben getödteten Thiere herauspräparirte, und welche ich dann mit dem Blute des Hundes ausspritzte. Derselbe wurde deswegen durch einen Schnitt durch den Hals getödtet, das Blut aufgefangen, geschlagen und dann durch Leinen filtrirt. Legt man von 2 isolirten, gleichnamigen Muskeln den einen nur in das Blut hinein, den anderen aber in einen feuchten Raum, so findet man, dass nach einer Stunde der erstere auf dieselben Reize viel kräftiger reagirt als der andere, und zwar bei jeder Art der Reizung, bei der elektrischen wie bei der mechanischen, durch Druck oder Schlag. In dem einen pflanzen sich die Contractionen fast über die ganze Länge der Bündel fort, während sie in dem letzteren langsam eintreten und langsam weiterschreiten. Viel auffallender ist dieser Unterschied noch, wenn man eine Stunde nach dem Tode den einen Muskel durch seine Arterie mittelst Injectionen mit Blut speist. An den genannten Muskeln ist das leicht zu bewerkstelligen. Wenn der Hund recht gross war, sind die Arterien leicht zu finden und weit genug für die Canülen. Etwaige Seitenöffnungen klemmt man mit Serres fines zu. Bei dieser Behandlung hat sich mir nun das nach dem Obigen vorauszusehende Resultat ergeben, dass der Muskel, welcher einmal seine Reizbarkeit g ä n z l i c h verloren hat, dieselbe auch nicht wieder gewinnt, und es war mir leicht, in dieser Zeit auf dem Querschnitt die ersten Anfänge der sauren Reaction zu entdecken. Hinter dem Querschnitt wurde der Sartorius oder Rectus mit einem Faden abgebunden, und dann die grosse Menge des geschlagenen, stark hellrothen, arteriell gefärbten und bis zur Körpertemperatur wieder erwärmten Blutes nach und nach durch seine Gefässe hindurchgetrieben. Die alkalische Reaction kehrte wieder, die Reizbarkeit aber war dahin.

Nach diesen Versuchen glaube ich daher den Satz vertheidigen zu können, dass ein einmal unerregbarer, ganz starrer und schwach sauer reagirender Muskel eines Warmblüters durch das Blut nicht wieder erregbar werden könne, dass dagegen die Starre und die saure Reaction dabei der Fäulniss weichen, und ferner, dass die Erregbarkeit, wo sie noch im Sinken begriffen ist, wieder restituirt werden kann, wenn auch nach längerer Zeit der Muskel doch der Fäulniss anheimfällt. Bei den Kaltblütern andererseits kehrt die Erregbarkeit wieder, wenn sie auch schon gänzlich verloren gegangen, der Froschmuskel geht aber durch die erneuerte Blutzufuhr ganz zu Grunde, wenn er einmal wirklich starr und sauer geworden ist.

Diese Resultate sind, wie ich glaube, mit den früheren Beobachtungen ganz vereinbar. Stannius sah die Restitution nur an solchen Muskeln, welche noch erregbar waren und Brown-Séquard konnten die letzten schwachen Contractionen der Muskeln leicht entgangen sein, da er sie nicht direct beobachtete, sondern den Reiz mit 2 durch die Haut gesteckten Nadeln, die mit einem galvanischen Apparat verbunden waren, einwirken liess.' Verstärkte sich durch die Blutzufuhr die Reaction der Muskeln, so konnten Bewegungen durch die Haut hindurch wahrgenommen werden, während sie vorher nicht erkannt werden konnten. Ausserdem weiss man aber nicht, ob nicht Brown zu schwache Reize angewendet, als er die Muskeln für ganz unerregbar erklärte. Ich habe mich dazu eines du Bois-Reymond'schen Schlittenelektromotors mit 2 Grove'schen Elementen bedient. Bei ganz übereinander geschobenen Rollen sind die Inductionsschläge von solcher Mächtigkeit, dass ich annehmen muss, der Muskel sei wirklich vollkommen unerregbar gewesen, wenn er keine Bewegungen mehr zeigte.

Mit derjenigen Modification, welche die Wiederbelebungsversuche der Muskeln in ihren Resultaten durch diese neueren Erfahrungen erhalten, sind dieselben also noch viel weniger geeignet, eine Stütze für die Contractionstheorie und eine Waffe gegen die Lehre von der Gerinnung bei der Todtenstarre zu liefern, und wir ständen nun jetzt bei der Frage, was denn eigentlich in der Muskelsubstanz gerinne. Ehe wir hierzu übergehen, muss noch eine zweite Art der Starre abgehandelt werden, welcher mit der Todtenstarre dasselbe Schicksal getheilt hat, ebenfalls für eine Contraction gehalten worden zu sein.

2. Die Wärmestarre.

Nach den Angaben von Pickford [1]) soll ein Froschmuskel, welcher 25 Secunden in Wasser von 65° R., oder mehrere Minuten in Wasser von 30° R. verweilt hat, starr und steif werden, wobei er sich verkürzt. In diesem Zustande ist der Muskel völlig unerregbar, soll aber nach wenigen Minuten seine frühere Erregbarkeit wieder gewinnen, wobei die Starre sich von selbst löst. Schiff [2]) will ausserdem bestätigt haben, dass ein in Wasser von 36° R. in einer Minute steif gewordener Froschschenkel sich nach 4 Minuten völlig wieder erholt. Diesem entgegen steht die Bemerkung von Wundt [3]), der bei den bezeichneten Wärmegraden wohl die Starre eintreten sah, die Lösung derselben und die Rückkehr der Erregbarkeit aber nicht beobachten konnte.

Dies ist in Kurzem Das, was seither von der Wärmestarre bekannt geworden. Die geringe Aufmerksamkeit, welche man diesen Beobachtungen geschenkt hat, beruht gewiss zum Theil auf den offenbar sehr mangelhaften Methoden, welche Pickford bei seinen Versuchen anwendete, ein Umstand, der schon von Eckhard hervorgehoben ist, andererseits aber wohl auf der allgememein bekannten Thatsache, dass auch kaltes Wasser einen sehr verderblichen Einfluss auf die Muskelsubstanz ausübt, indem das blosse Benetzen und Eintauchen in nicht erwärmtem destillirten Wasser die Mus-

1) Pickford, Zeitschrift für rat. Medicin, red. von Henle und Pfeuffer. Neue Folge I. S. 110.

2) Schiff, Lehrbuch der Physiologie S. 44.

3) Wundt, die Lehre von der Muskelbewegung S. 66.

kelstarre sehr rasch herbeiführt. Hieran schliessen sich die Beobachtungen von du Bois-Reymond, welcher fand, dass die thierischen Organe, wie Nerv und Muskel, auch durch die gewöhnliche Körpertemperatur, wenn man sie z. B. in den Mund nimmt, ziemlich schnell verändert werden, so dass ein Gastroknemius bald in Starre verfällt. Die strahlende Wärme eines glühenden Körpers setzt nach du Bois ebenfalls die Erregbarkeit herab, und der Nervenstrom wird meistens dadurch umgekehrt.

Bei der Wiederholung der Versuche über die Wärmestarre stellte ich mir vor Allem die Aufgabe, zu untersuchen, ob die Wärme überhaupt ein Reizmittel für den Muskel sei. Es dürfte bekannt sein, wie leicht es ist, mittelst einer glühenden Nadel einzelne Muskelbündel zum Zucken zu bringen. Breitet man den frischen Sartorius eines Frosches auf einer Glasplatte aus, und berührt man ihn an irgend welchem Punkte, auch an seinen nervenlosen Enden mit der Spitze eines rothglühenden Drathes, so zuckten meist immer die Fasern, welche direct verbrannt wurden, und zwar in ihrer ganzen Länge, so dass Längsfurchen entstehen, auf deren Boden eine zitternde Bewegung stattfindet. Hohe Wärmegrade sind also als Reize ebensowohl für die nervenlose contractile Substanz zu betrachten, wie für die Nerven selbst. Bei niederen Temperaturen hingegen, welche für den Nerven als Reize wirken, findet man nur sehr selten Muskelzuckungen, wenn die Temperatur der contractilen Substanz allein erhöht wurde. Um die erregende Wirkung der Wärme auf die Muskelsubstanz genauer zu studiren, bediente ich mich folgender Vorrichtung, welche, wie ich glaube, allen Anforderungen genügen dürfte.

Als Medium der Wärme wandte ich nicht Wasser an, sondern reines Olivenöl [1]) oder Quecksilber, zwei Flüssigkeiten,

1) Das käufliche Olivenöl reagirt häufig sauer und kann bei diesen Versuchen deshalb leicht zu Täuschungen Anlass geben. Es ist darum gut, dasselbe vorher zu prüfen, was nach dem Verfahren von Berthelot am besten so geschieht, dass man einige Tropfen des Oels mit Alkohol schüttelt und hierauf einige Tropfen blaue Lackmus-

die nur nach längerer Zeit verderblich für den Muskel werden, während das Wasser, namentlich das salzfreie, destillirte in kurzer Zeit bei ganz niederer Temperatur Zuckungen bewirkt und den Eintritt der Starre beschleunigt. Das Quecksilber oder das Oel befand sich in einer Schale von emaillirtem Eisenblech, welche 250 Cub.-Cent. der Flüssigkeit fasste, und diese war wieder in eine zweite sehr grosse Schale eingesetzt, die mit einer grossen Menge Wasser angefüllt war. Zwischen den Wänden beider Schalen fand keine directe Berührung statt, sondern das kleinere Gefäss wurde von drei Holzklötzen getragen, welche lose auf den Boden der grossen Schale gesetzt wurden, ehe das Wasser hinein gegossen worden. In das Oel oder das Quecksilber tauchte ein an einem Holzstative befestigtes Thermometer von Fastré, dessen Scale in fünftel Grade getheilt war, in allen Versuchen so, dass die erwärmte Flüssigkeit gerade bis an den Anfang der feinen Quecksilbersäule reichte. Selbstverständlich wurden die Thermometer vorher auf ihre Richtigkeit geprüft. Mit Hülfe einer kleinen Spirituslampe, welche ich hoch oder tief unter das Wasserbad stellen konnte, war es nun sehr leicht, jeden beliebigen Temperaturgrad längere Zeit constant herzustellen. Das Thermometer musste mir immer genauen Aufschluss über die Temperatur des Oels oder des Quecksilbers geben. Weiter reichte natürlich die Genauigkeit nicht, da es unmöglich ist, die jedesmalige Temperatur des eingetauchten Muskels kennen zu lernen und alle Angaben beziehen sich deshalb nur auf die Temperatur des Mediums, welches denselben umgab.

Ich muss zuvor erwähnen, dass ich ausser den Wärmegraden, welche in dem Wasserbade erreicht werden konnten, auch noch mit anderen höheren Temperaturen arbeitete, und dass ich schon dabei bemerkte, wie höchst unsicher die Er-

---

tinctur hinzufügt. Ist viel freie Fettsäure vorhanden, so röthet sich die Tinctur sogleich, in Fällen, wo nur Spuren zugegen sind, erst beim Erwärmen. Ich bediente mich bei meinen Versuchen des ganz frischen neutralen Oels, welches dem mit Kali neutralisirten selbstverständlich vorzuziehen ist.

folge der directen thermischen Muskelreizung sind. Obwohl es immer gelingt, mit der glühenden Nadel einzelne Primitivbündel zum Zucken zu bringen, so bleiben dieselben im Sartorius doch auch häufig ganz aus, wenn man z. B. seinen ganzen Querschnitt plötzlich mit einer Flamme berührt. In diesem Falle kann man nur sicher Zuckungen erzeugen, wenn man mit der Flamme sogleich ein grösseres Stück verbrennt. Ich legte dabei den Muskel auf eine Glasplatte, deren Rand er um einige Millimeter mit seinem breiten oberen Ende überragte, und auf diese Weise blieb der nicht direct getroffene Theil noch nach vielen Versuchen reizbar. Etwas leichter entstehen aber die Zuckungen, wenn man den Muskel an der Stelle seines Nerveneintritts quer durchschneidet, und diesen Querschnitt mit der Flamme brennt. Noch viel seltener treten aber die Zuckungen ein, wenn man noch niedrigere Wärmegrade anwendet, z. B. einen Draht, der eben aufgehört hat zu erglühen, und selbst das bis zum Sieden erhitzte Quecksilber oder Oel erregen nur äusserst selten den Muskel von seinem nackten Querschnitte aus. Bei alledem hat es mir indessen doch nicht gelingen wollen, irgend constante Resultate zu erhalten. So oft auch die Erregung ausblieb, so konnte ich nie mit Sicherheit voraussagen, ob bei dem einen oder dem anderen Experimente nicht dennoch Zuckungen erfolgen würden.

Vielmehr steigerte sich die Unregelmässigkeit noch bei den unter 100° C. liegenden Temperaturen. Liess ich den oberen Sartorius-Querschnitt plötzlich die Oberfläche des in dem Wasserbade befindlichen Oels oder Quecksilbers berühren, so traten zwar in der überwiegenden Mehrzahl der Versuche keine Zuckungen ein, zuweilen aber schien der Muskel doch erregt zu werden, namentlich wenn der am Hilus angelegte Querschnitt erwärmt wurde. Die äusserste Grenze, bei welcher die Zuckungen eintreten können, scheint die Wärme von 50 bis 45° C. zu sein, obgleich die Erscheinung hier zu den grössten Seltenheiten gehört. Bei so niederen Temperaturen ist ferner kein Unterschied mehr zu bemerken bei Anwendung verschiedener nervenhaltiger oder nervenloser Querschnitte, und das Gesagte gilt für alle Methoden der Reizung, sei es dass die erwärmten Flüssigkeiten nur den Querschnitt oder eine grössere Strecke umspülten. Als Erregungsmittel der Muskeln steht also die Wärme auf der niedersten Stufe.[1])

Jede stärkere Erwärmung der Muskeln hat aber den augenblicklichen Eintritt einer sehr ausgebildeten Starre zur Folge. Die Muskeln werden weiss und undurchsichtig, schrumpfen ausserordentlich zusammen und sind dann ganz hart und steif. Da diese Erscheinungen so ungemein ausgeprägt sind, und ein wärmestarrer Muskel einen todtenstarren darin noch um vieles übertrifft, so müsste es gewiss sehr wunderbar sein, wenn dieselben binnen Kurzem wieder erweichten und ihre Erregbarkeit wieder erlangten. Niemals habe ich indessen diese Behauptung von Pickford und Schiff richtig finden können. Jeder starre Muskel bleibt für immer starr, einerlei bei welcher Temperatur die Starre eingetreten und in welchem Medium, und ich muss es sehr bedauern, dass diese Angabe schlechterdings mit keiner der

1) Nach den Versuchen von Calliburcès (Compt. rend. XLVII. 25. Oct. 1858) wäre es nicht unmöglich, dass in dieser Beziehung ein durchgreifender Unterschied zwischen den animalischen und den organischen glatten Muskelfasern bestände. Es geht aus den Versuchen dieses Autors hervor, dass die peristaltische Bewegung des Magens und der Därme durch Wärmeschwankungen selbst innerhalb der physiologischen Grenzen mächtig angeregt werden könne. Es bleibt aber andererseits sehr zweifelhaft, ob die Wärme hier direct als Muskelreiz gewirkt habe, ja es wäre denkbar, dass sie nicht einmal als Nervenreiz im gewöhnlichen Sinne die Contractionen mittelbar hervorgerufen. Die peristaltischen Bewegungen entstehen aus so vielen unbekannten Ursachen, dass man sich nicht wundern darf, wenn die Wärme vielleicht nur als Hebel dient, um die eine oder die andere dieser unbekannten Ursachen auf's Neue nach dem Tode in Wirkung zu setzen. Man fühlt sich zu dieser Betrachtung sehr geneigt, wenn man bedenkt, dass der Unterschied zwischen animalischer und organischer Bewegung nur in dem zeitlichen Verlauf derselben besteht, und wenn man ferner erwägt, dass nach Eckhard Temperaturen unter 45° C. sehr wenig geeignet sind, um den Zustand der Erregung in den Nerven auszulösen.

früheren Beobachtungen vereinigt werden kann. Schiff sagt nichts Näheres über die Art und Weise seines Verfahrens und nur die Pickford'schen Versuche konnte ich so anstellen, wie sie von ihm selbst ausgeführt sein müssen. Jeder einzelne Muskel vom Frosch, den man 25 Secunden in irgend welche auf 65° R. (etwa 82° C.) erwärmte Flüssigkeit taucht, sei es in Wasser, in Oel oder in Quecksilber, hat seine Reizbarkeit für alle Zeiten eingebüsst, und auch ein ganzer Froschschenkel ist nicht besser daran. Bei dieser Temperatur werden die Muskeln fast augenblicklich dermaassen hart und steif, dass sie mit keinem contrahirten und nicht einmal mit einem todtenstarren nur entfernt verglichen werden können. Ziemlich dasselbe gilt für die Muskeln, welche eine ganze Minute hindurch einer Temperatur von 36° R. oder 45° C. ausgesetzt werden, und von denen Schiff behauptet, dass sie sich nach 4 Minuten wieder völlig erholten.

Für die erwähnten Temperaturen ist also kein Ausweg vorhanden, durch welchen der Widerspruch zwischen den angeführten Beobachtungen mit denen von Pickford und Schiff erklärt werden könnte. Die übrigen Angaben Pickford's sind mir dagegen erklärlich. Ein Muskel, der bis auf 30° R. mehrere Minuten lang erwärmt war, soll starr geworden und später wieder auf Reize sich contrahirt haben. Sartorii, welche ich entweder in Quecksilber von derselben Temperatur (37,5° C.) mittelst einer aufgedrückten Glasplatte untertauchte, oder welche ich ganz in ebenso erwärmtes Oel einsenkte, wurden erst nach längerer Zeit schwach starr, und es kann in einem solchem Zustande sehr leicht kommen, dass die Muskeln, welche vorher selbst ganz schwache Inductionsschläge mit kräftigen Zuckungen beantworten, dies später nicht mehr thun, bei verstärkter Reizung noch später aber schwache Contractionen zeigen. Ich legte deshalb den Sartorius auf die Platinbleche der stromzuführenden Vorrichtung von du Bois-Reymond und merkte mir den Abstand der Inductionsrollen, bei welchen die ersten Zuckungen eintraten. Senkte ich dann den Muskel in das auf 37,5° C. erwärmte Quecksilber ein, so war die Erregbarkeit schon nach einer Minute so weit gesunken, dass die Rollen beträchtlich weiter an einander gerückt werden mussten, um wieder die ersten Zeichen der Erregung auszulösen. Niemals geschah es aber, dass ein solcher Muskel nach längerer Ruhe und längerem Aufenthalte in einem mit Wasserdampf gesättigten Raume wieder erregbarer wurde, er ging vielmehr, wie andere Muskeln, der weiteren Starre entgegen. Hatte ich ferner einen Sartorius durch längeres Erwärmen auf 37,5° C. gerade so weit verändert, dass auch die stärksten elektrischen, mechanischen oder chemischen Reizungen keine Contractionen mehr hervorriefen, so war er, wenn auch noch nicht durch und durch starr, doch in einem Zustande, aus dem er sich nie wieder erholte, da zu keiner Zeit dieselben Reize wieder Bewegungen anregten. Man kommt bei diesem Verfahren dahin, dass die Muskeln ihre Erregbarkeit vollständig verlieren, trotzdem aber ziemlich durchsichtig und weich bleiben und das rothe und violette Lackmuspapier bläuen. Erwärmt man sie etwas länger, so schrumpfen sie und werden starr, undurchsichtig und hart, und die Reaction ist jetzt sauer. Innerhalb kurzer Zeit kann also die contractile Substanz bei 30° R. alle die Veränderungen durchmachen, welche sie überhaupt constant nach dem Tode zeigt, und welche sich bei sehr niederen Wärmegraden über mehrere Tage erstrecken.

Dieser Umstand dürfte jetzt wohl von vornherein den alten Glauben zerstören, dass die Starre eine Contraction sei. Wir werden sehen, dass gerade bei der Wärmestarre am schönsten der Grund aufgedeckt werden kann, welcher wiederum in einer Gerinnung besteht. Die Todtenstarre tritt, wie allbekannt, bei niederen Temperaturen langsam ein, bei höheren rascher. Ein präparirter Froschschenkel kann im Winter wochenlang reizbar bleiben, im hohen Sommer wird er in einigen Stunden starr. Jemehr die Wärme steigt, desto mehr verkürzt sich die Zeit des Eintritts der Starre, und bei einer ganz bestimmten Temperatur wird sie unmessbar, das ist für den Froschmuskel bei 40° C. Taucht man einen dünnen Muskel, z. B. den Sartorius des Frosches in Oel,

Wasser oder Quecksilber von genau 40° C. ein, so wird er augenblicklich starr — hart, undurchsichtig und sauer, er verhält sich dann gerade so wie ein todtenstarrer Muskel, und auch das kreisende Blut vermag ihm nicht seine früheren Eigenschaften zurückzugeben.

So wahrscheinlich der letztere Satz an und für sich lautet bei der grossen Aehnlichkeit zwischen der Todtenstarre und der bei 40° eintretenden Veränderung, wollte ich doch nicht unterlassen, denselben auch durch den Versuch selbst zu erweisen. Ich band zu dem Ende 3 bis 4 Frösche auf ein Holzgestell so fest, dass sie mit den Vorder- und Hinterbeinen der Länge nach ausgestreckt wurden. Hierauf versenkte ich das Gestell in senkrechter Lage in ein Blechgefäss mit Wasser, welches auf 40° C. erwärmt war, so dass das Letztere nur die Beine bis an die Mitte der Oberschenkel umgab. Die Thiere zeigten durch Winden und Drehen, dass die Temperatur auch ihren sensiblen Nerven unangenehm sei, und ich befreite sie deshalb so bald als möglich aus der qualvollen Lage. Später, nachdem sie ihrer Fesseln beraubt und in kaltes Wasser gesetzt waren, schienen sie ganz munter zu sein, obgleich sie die Unterschenkel steif und unbeweglich nachzogen und hauptsächlich durch die Bewegung der vorderen Extremitäten umherschwammen. Den grössten der Frösche tödtete ich auf der Stelle und untersuchte seine Muskeln, welche ich bis zur Mitte der Oberschenkel vollkommen starr, sauer und unerregbar fand. Die übrigen Theile der Oberschenkelmuskeln waren kaum von normalen Muskeln zu unterscheiden, sie waren vielleicht um ein Geringes weniger erregbar, als die Muskeln der vorderen Extremitäten. Der eine Frosch, welcher sich unter ganz denselben Bedingungen befunden hatte, lieferte mir so Aufschluss über den Zustand der übrigen. Die Letzteren wurden ferner mit den Beinen auch über die Elektroden eines kräftigen Inductionsapparats gelegt, und damit auch bei diesen der vollkommene Verlust der Erregbarkeit bestätigt. Meistens fand ich gleich darauf die Circulation in den Schwimmhäuten gehemmt, sie stellte sich aber bald darauf wieder her, manchmal dauerte sie sogar während des Erwärmens ruhig fort, und nie habe ich dabei Stockungen in den grösseren Gefässen eintreten sehen, da das Abschneiden der Beine gleich nachdem die Frösche aus dem Wasser hervorgezogen waren, immer sehr heftige Blutungen zur Folge hatte. Wir können uns also auf diesem Wege einen starren Muskel erzeugen, dessen Blutcirculation fortwährend erhalten bleibt.

Nach den früheren Angaben über die Wärmestarre sollte man nun meinen, dass diese erstarrten Schenkel, die ja von selbst ihre Starre verlieren und ihre Erregbarkeit wieder gewinnen sollten, bei erhaltener Ernährung durch das Blut gerade mit grosser Leichtigkeit zu ihren früheren Fähigkeiten gelangen müssten. Aber mit Nichten! Die Glieder sind und bleiben verloren, und es kann hier noch besser, wie bei der durch Blutentziehung erzeugten Starre gezeigt werden, dass der Blutstrom auch noch nach Wochen nicht den alten Zustand wieder herstellt. Bei der anderen Art der Erstarrung trat uns die fortschreitende Fäulniss hindernd in den Weg; hier fault der Muskel nicht, er erhält seine alkalische Reaction wieder, imbibirt sich stark mit Blutfarbstoff, bedroht aber das Leben des Thieres weiter nicht, da er eine Art körnig fettige Umwandlung zu erleiden scheint, bei welcher er wieder weicher wird, dem Einflusse der erregten Nerven aber für immer entzogen bleibt. Ich habe solche Frösche 4 und 5 Wochen am Leben erhalten, die Circulation blieb die ganze Zeit im schönsten Gange, und trotzdem wurden die Muskeln nicht einen Augenblick wieder erregbar, kein Reiz erzeugte auch nur die schwächste Spur einer Bewegung. Von einer Lösung der Wärmestarre in dem ehedem gemeinten Sinne kann also die Rede nicht sein. Es sei hier noch hinzugefügt, dass auch die durch höher als 40° C. gelegenen Temperaturen erzeugte Starre nicht weicht, und dass Froschbeine, die durch längeres Erwärmen zwischen 35 und 37° C. endlich starr geworden waren, starr und unerregbar blieben, dass aber hier der Starre die wirkliche Fäulniss bisweilen nachfolgte, an welcher die Thiere zu Grunde gingen.

Was die bei 40° plötzlich hervorbrechende Starre der

gemeinen Todtenstarre noch ähnlicher macht, das ist, ausser allen übrigen angeführten Charakteren, der Umstand, dass nur der noch nicht starre Muskel und die ungefaulten Organe bei dieser Temperatur in Starre verfallen.

Die von Pickford und Schiff beobachtete Erstarrung (Schiff spricht nur von 36° R.) ist nicht allein dem unerregbaren, sondern auch dem schon todtenstarren, und endlich dem gefaulten Muskel eigen, womit die Behauptung von Schiff, dass die Wärmestarre „nichts anderes als die bekannte idiomusculäre Zusammenziehung“ sei, nochmals einen argen Stoss erhält. Auch diese Starre ist wie die Todtenstarre, und die Wärmestarre von 40°, eine eclatante Gerinnung.

Es wurde oben erwähnt, dass die aus frischen Froschmuskeln gewonnene Pressflüssigkeit bei niederen Temperaturen langsam, bei höheren rasch coagulire. Dieselbe verhält sich in dieser Beziehung wie die Muskeln. Ich habe sie Tage und Wochen lang bei einer 0° nahen Temperatur bewahrt, ohne dass sie gerann, brachte ich sie dann in ein warmes Zimmer, so war die ganze Gerinnung binnen wenigen Stunden beendet. Wenn sich hierin schon zeigt, wie sehr die Gerinnung des spontan gerinnenden Körpers der contractilen Substanz von der Temperatur abhängt, und wenn wir auch hierin eine grosse Uebereinstimmung zwischen dem Verhalten des unversehrten Muskels und der aus ihm gewonnenen Flüssigkeiten finden, so steigert sieh dieses Verhältniss noch zur vollständigen Uebereinstimmung dadurch, dass die Muskelflüssigkeit augenblicklich, in unmessbarer Zeit coagulirt, bei genau derselben Temperatur, bei welcher der frische noch leistungsfähige, oder der unerregbare, aber noch nicht starre Muskel plötzlich starr wird, nämlich bei 40° C. Man braucht nur eine beliebige Menge der Muskelflüssigkeit in einem Glase mit eingestecktem Thermometer zu erwärmen, um zu finden, dass die Quecksilbersäule gerade bis zur Höhe von 40° C. emporgestiegen ist, wenn die ganze Flüssigkeit beginnt sich mit dicken Flocken zu erfüllen. Zur genaueren Untersuchung des Temperatur-Einflusses auf die

Gerinnung der Muskelflüssigkeit brachte ich je 20 Cub. Cent. derselben in ein Probirröhrchen, in welches ich ein Thermometer bis zum Beginn der Quecksilbersäule einsenkte, stellte dann dieses Röhrchen in das Oelgefäss der vorhin beschriebenen Vorrichtung, und erwärmte allmälig die letztere mit der Weingeistlampe. So musste mir das Thermometer ganz genau anzeigen, wann der Inhalt des Proberöhrchens gerade 40° C. erreicht hatte. Durch Probiren und Verstellen der Lampe ist es nach einigen Versuchen dann auch leicht, Alles so einzurichten, dass die Temperatur der zu untersuchenden Flüssigkeit den bezeichneten Wärmegrad nicht übersteigt.

Die einzelnen Erscheinungen bei der Gerinnung bestehen darin, dass die vorher klare oder nur schwach opalisirende Lösung allmälig trüber und milchig wird, zuletzt bis zur vollkommenen Undurchsichtigkeit. Man kann dieses Milchigwerden nur als einen Vorläufer der Gerinnung auffassen, um so mehr, als die eigentliche Coagulation sich dadurch ankündigt, dass die Flüssigkeit wieder klarer wird, statt dessen aber nun eine grosse Menge dicker und fester weisser Flocken absetzt, welche in ihr auf- und niedersteigen. Nur diese Erscheinung ist es auch, welche genau bei 40° C. plötzlich eintritt, während die blosse Trübung viel allmäliger und auch schon etwas unter 40° eintritt. Andererseits kann aber die flockige Gerinnung, wie schon aus dem vorher Gesagten hervorgeht, auch eintreten unter 40° C., bei gewöhnlicher Zimmerwärme, rascher hingegen beim künstlichen Erwärmen und zwar so, dass die auf circa 30° erwärmte Flüssigkeit in 1 Stunde, bei 35°, bis 38° in $^1/_2$ Stunde einen flockigen Bodensatz zeigt. Die Menge der, wie man sagen könnte, freiwilligen Gerinnsel, wenn man als solche die langsam und allmälig ausgeschiedenen bezeichnet, scheint aber nie ganz so bedeutend, als die grosse Menge klumpiger Massen zu sein, welche bei 40° plötzlich auftreten. In Uebereinstimmung damit steht wieder, dass auch die unversehrten auf 40° C. erwärmten Muskeln eine etwas ausgeprägtere Starre zeigen als die gemeinhin als todtenstarr benannten, so dass die Wärmestarre vielleicht eine kleine quantitative Differenz gegenüber der Todtenstarre erkennen lassen dürfte. Der Unterschied ist indessen nicht bedeutend genug, um die Anschauung zu widerlegen, dass die Gerinnungen der contractilen Substanz, welche spontan und allmälig eintreten, und diejenigen, welche plötzlich bei immer noch verhältnissmässig niedrigen Temperaturen zum Vorschein kommen, im Grunde genommen einerlei seien, so dass die Wärme nur ein begünstigendes Moment darstelle.

Wie der todtenstarre Muskel sauer reagirt, so ist es auch mit dem in Oel, Quecksilber oder Wasser bei 40° plötzlich erstarrten Muskel. Wird ein Gastroknemius auf diese Weise wärmestarr, so reagirt sein Querschnitt augenblicklich intensiv sauer, er röthet das blaue und violette Lackmuspapier. Es ist hier noch nicht der Ort, auf die Ursachen dieser Erscheinung näher einzugehen, es muss nur sogleich bemerkt werden, dass in dieser Beziehung keine vollkommene Uebereinstimmung zwischen der aus dem Muskel gewonnenen Flüssigkeit und dem Organ selbst existirt. Auch bei der freiwilligen Gerinnung der Muskelflüssigkeit kann sehr leicht die saure Reaction ausbleiben, sie bleibt dann bis zum Beginn der Fäulniss fortwährend ganz schwach alkalisch. In denjenigen Fällen aber, wo die Muskeln erst ausgepresst wurden, als schon ein Theil todtenstarr geworden war, und wo man aber trotzdem eine schwach alkalische Pressflüssigkeit erhält, tritt in der Regel auch in der letzteren früher oder später die saure Reaction hervor. Will man eine Muskelflüssigkeit gewinnen, welche ganz dieselben Verhältnisse wiederholt, wie der erstarrende Muskel selbst, so muss man das Filtriren meiden, in welchem Falle immer die alkalische Reaction in die saure umschlägt, während der Gerinnung, sei es dass diese nun freiwillig und allmälig, oder plötzlich bei 40° eintrete. Man sieht also, dass die Gerinnung und der Eintritt der sauren Reaction zusammen vorkommen, dass aber beide Processe nicht nothwendig an einander gebunden sind, da ein starrer Muskel, trotzdem er meist sauer ist, auch alkalisch reagiren, und da die geronnene Muskelflüssigkeit ebenfalls beide Reactionen zeigen kann.

Ohne der unten folgenden Betrachtung über die Art des Vorkommens der gerinnenden Körper in den Muskeln vorzugreifen, muss hier gleich erwähnt werden, dass die Möglichkeit einer Gerinnung daran geknüpft ist, dass sich jene Substanz noch in flüssiger Form befinde. Die Muskelflüssigkeit, welche den spontan gerinnenden Körper enthält, scheidet denselben nicht unter allen Umständen aus, wie wir sahen, bei sehr niedrigen Temperaturen gar nicht, bei höheren schneller und sogar plötzlich. Es ist daher begreiflich, dass die Gerinnungserscheinungen sehr verändert werden, wenn die Muskelflüssigkeit durch Zusätze verändert wird. Ein bedeutender Zusatz von destillirtem Wasser beschleunigt z. B. die freiwillige Gerinnung ganz beträchtlich, während Zusatz von Salzen bis zu einer gewissen Grenze dieselbe verzögert. Dasselbe wissen wir auch vom Muskel selbst, welcher in destillirtem Wasser sehr rasch starr wird, in passenden Salzlösungen hingegen lange selbst im erregbaren Zustande verharren kann. Bei der Erstarrung unter Beihülfe der Wärme zeigt sich dagegen das Umgekehrte. Der Umstand, dass eine Kochsalzlösung von 0,5—1 pCt. so auffallend erhaltend auf den frischen Muskel wirkt, macht es minder wunderbar, dass auch die mit derselben Salzlösung gemischte Muskelflüssigkeit ganz genau bei derselben Temperatur plötzlich gerinnt, bei welcher der Muskel eben so plötzlich starr wird. Setzt man dieser Mischung von Salzwasser und Muskelauszug hingegen grössere Quantitäten destillirten Wassers zu, so geschieht die spontane Gerinnung zwar rascher, beim Erwärmen aber tritt bei 40° höchstens eine Trübung ein und erst bei 41 und 42° erscheinen wirklich feste und flockige Gerinnsel. Demgemäss kann auch ein Auszug, der aus ganz frischen Muskeln gewonnen wurde, ohne Anwendung von Kochsalz mit reinem destillirtem Wasser bei sehr verschiedenen Temperaturen gerinnen, je nachdem die Muskeln durch das Wasser schon vor dem Zerpressen todtenstarr geworden waren, oder je nachdem das Wasser wirklich mit einem mehr oder minder grossen Theile der ursprünglichen Muskelflüssigkeit sich vermischt hatte. Es wurde schon erwähnt, dass deswegen auch eine blosse Auspressung fein zertheilter Muskelstückchen mit vielem Wasser eine Flüssigkeit liefern könne, welche schwache häutige Gerinnsel zeige. — Die Bedingung der freiwilligen Gerinnung, so wie der bei 40° C. plötzlich eintretenden, bleibt also immer dieselbe, dass nämlich in der Muskelsubstanz selbst diese Gerinnung noch nicht beendet sei.

Dass ein sonst freiwillig bei allen Temperaturen gerinnender Körper plötzlich bei einer niederen Temperatur, wie bei 40° C. gerinnt, mag nicht besonders wunderbar erscheinen, wenn auch bei dem Fibrin des Blutes nicht dieselben Umstände Geltung haben, wie aus den oben mitgetheilten Versuchen hervorgeht, wo die Beinmuskeln lebender Frösche bei 40° erstarrten, ohne dass die Blutcirculation beeinträchtigt wurde, was auf eine ungestörte Erhaltung des Fibrins in Lösung schliessen lässt. Es giebt aber noch andere Körper in der contractilen Substanz, welche niemals freiwillig gerinnen, ein wenig über 40° C. hinaus aber so coaguliren, wie das gewöhnliche Eiweiss. Für den Muskel, welcher nur bei 40° C. starr werden kann, wenn er noch erregbar oder noch nicht todtenstarr war, folgt daraus zugleich, dass er noch starrer werden kann, wenn er über 40° erhitzt wird. Dieser Grad der Starre ist es, welcher bisher meist als Wärmestarre beschrieben worden ist, und ich denke, dass die nachfolgenden Versuche dazu beitragen werden, dieses Phänomen nun gänzlich aus der Reihe der Contractionserscheinungen hinaus zu bringen, da der Grund derselben so handgreiflich als in einer Gerinnung bestehend nachgewiesen werden kann.

Ich nahm zunächst einen frischen Sartorius vom Frosche und senkte denselben in umgekehrter Lage bis zur Mitte in Oel von 46° C. ein. Augenblicklich wurde derselbe weiss, undurchsichtig und hart, genau bis zu der Stelle, bis zu welcher das erwärmte Oel reichte. Nach dem Herausnehmen aus dem Oel und nachdem er mit Fliesspapier sorgfältig abgewischt war, legte ich ihn auf die stromzuführenden Platinbleche des Inductionsapparats, dessen Rollen ein wenig über einander geschoben waren. Der nicht eingetauchte Theil des Muskels zuckte sehr heftig, während der erstarrte nicht die mindesten Bewegungen zeigte. Ich spaltete hierauf den Muskel seiner ganzen Länge nach in 2 Platten und legte zwischen dieselben ein Stück violettes Lackmuspapier. Der erstarrten Hälfte entsprach hierauf ein rother und der unversehrten Partie ein blauer Fleck. Die Folgen der Erwärmung auf 45° sind also so weit dieselben, wie bei der auf 40° C. Vergleicht man aber 2 Muskeln, von denen der eine auf 40°, der andere auf 45° erwärmt waren, so sieht man, das der letztere weit härter und undurchsichtiger ist als der andere, so dass man beide auf den ersten Blick unterscheiden kann, um so mehr, als die unbelasteten Muskeln bei der Erstarrung zugleich eine Verkürzung eingehen, welche im letzteren Falle weit bedeutender ist. Deutlicher noch wird der bezeichnete Unterschied, wenn man einen Sartorius erst ganz bei 40° erstarren lässt, und nachträglich die eine Hälfte dann noch auf 45° C. erwärmt. Auf den ersten Blick ist dann der starrere Theil von dem anderen zu unterscheiden.

Da ein bei 40° wärmestarr gewordener Muskel bei 45° noch starrer wird, so wird es nicht überraschen, dass auch ein allmälig todtenstarr gewordener Muskel, von einem seit längerer Zeit getödteten Frosche, bei jener Temperatur einen höheren Grad der Starre zeigt. Ich nahm zu dem Ende wieder den Sartorius, den ich zur Hälfte in Oel tauchte. In allen Fällen, auch wenn die Todtenstarre nicht nur durch blosses Verweilen nach dem Tode eingetreten war, sondern auch wenn sie durch Einlegen in destillirtes Wasser oder durch Vergiftung mit Rhodankalium[1]) künstlich und

1) Auch bei der durch Muskelgifte oder durch die Imbibition mit destillirtem Wasser eingetretenen Starre kehrt die Erregbarkeit niemals wieder. Ich habe an solchen Muskeln die Versuche von Heidenhain wiederholt, der unerregbare Muskeln durch längeres Durchfliessen starker constanter Ströme wieder „erregbar“ werden sah, ohne eine Wiederkehr der Erregbarkeit eintreten sehen zu können. Auch

schneller erzeugt worden war, sah ich stets sehr deutlich die stärkere Starre an der auf 45° C. erwärmten Hälfte zum Vorschein kommen. Zur Controle wurden die Versuche ausserdem noch mit dem erwärmten Quecksilber und mit Wasser wiederholt, womit der Schein wegfällt, als ob das Oel in so kurzer Frist an und für sich einen verderblichen Erfolg herbeigeführt habe.

Es muss ferner noch hinzugefügt werden, dass die mit den letzteren Mitteln rasch zur Todtenstarre geführten Muskeln bei 40° keinerlei Veränderungen mehr zeigten.

Die bei 45° eintretende „Wärmestarre" ist also verschieden von der Todtenstarre, da sie auch starre Muskeln noch befallen kann. Wenn hieraus schon hervorgeht, dass diese Erscheinung nicht beeinträchtigt wird durch viele andere in dem Muskel vor sich gehende Processe, so springt dies noch auffallender in die Augen bei noch weiter veränderten Organen, welche durch die Fäulniss ihrem Verfall entgegengehen. Jeder Froschmuskel, auch der faulende, ganz weiche und mit Pilzen und Vibrionen bedeckte, erstarrt beim Erwärmen auf 45° C. zu einer harten, weissen und undurchsichtigen Masse.

Geben wir dieser Erscheinung auf den Grund, so können wir wiederum an eine Contraction nicht denken. Die Formveränderungen, welche der Muskel ebenfalls dabei erleidet, mag man Contraction nennen, es besteht dann aber auch kein Hinderniss das Zusammenrollen eines gebrannten Haares oder einer Sehne eben so zu bezeichnen; — mit der eigentlichen Muskelcontraction haben alle derartigen Dinge selbstverständlich Nichts gemein. Wie der Irrthum hat entstehen können, dass so veränderte Muskeln von selbst wieder er-

---

der Versuch von v. Wittich ist mir nicht gelungen, durch Wasser erstarrte Muskeln mittelst Bestreuen mit Na Cl wieder erregbar zu machen, ich sah vielmehr die Starre bestehen bleiben, eben so wie die saure Reaction, obgleich das Volum der gequollenen Muskeln abnahm. Man sollte übrigens meinen, dass das Bestreuen mit Salz vollends hinreichen müsste, um einen im Wasser noch nicht ganz abgestorbenen Muskel zu vernichten.

schlaffen und wieder erregbar werden, weiss ich nicht, da auch die angegebenen Zeiten, während welcher Pickford und Schiff ihre Präparate erwärmten, mehr als genügen, um jene Veränderungen in der vollkommensten Ausbildung hervorzurufen. Vielleicht bezeichnet Wundt die Ursachen jenes Irrthums richtig, wenn er annimmt, dass in jenen Versuchen nur die oberflächliche Schicht der Muskeln starr gewesen sei, und dass die innere noch erregbare erst nach einiger Zeit den starren Mantel habe ausdehnen können, worauf die Reizbarkeit scheinbar von neuem zurückgekehrt sei.

Die Starre, welche die Muskeln bei 45° befällt, ist eine Gerinnung. Damit es dieser Ansicht ebenfalls nicht an Beweisen fehle, müssen wir wieder denselben Weg einschlagen wie früher, wir müssen suchen die Gerinnung unabhängig von dem Muskelgewebe in einer Flüssigkeit herzustellen. Nichts ist in der That leichter, als das. Man braucht nur eine beliebige Menge todter oder gefaulter Froschmuskeln zu nehmen, dieselben mit der Scheere zu zerkleinern, mit destillirtem Wasser zu begiessen, und den nassen Fleischklumpen einfach durch ein Handtuch abzupressen. Man erhält eine opalisirende Flüssigkeit, welche leicht filtrirt werden kann. Was durch das Papierfilter läuft, ist immer noch schwach opalisirend, und reagirt meist sauer, wenn die grössere Menge der Muskeln noch nicht gefault war. Hat man Muskeln verwendet, welche schon längere Zeit gehörig todtenstarr waren, so coagulirt diese Flüssigkeit nie von selbst. Man thut sie, wie vorhin angegeben, in ein Probirröhrchen und erhitzt dieses in einem Oelbade. Bei 40° tritt gar keine Veränderung ein, eben so wenig zwischen 40 und 44°. Erwärmt man nun langsam weiter, so wird sie plötzlich milchig, und bei 45° setzt sie eine enorme Menge dicker, fester Flocken geronnener Eiweisskörper ab, während zu gleicher Zeit die Flüssigkeit wieder klarer wird.

So wie ein Muskel nach einander todtenstarr oder wärmestarr bei 40° und hinterher noch einmal starr bei 45° C. werden kann, so ist es auch mit der Flüssigkeit, welche dem lebenden Muskel entspricht und welche spontan gerinnt. Nachdem sich aus derselben alle Gerinnsel abgeschieden haben, am besten durch längeres Erwärmen auf genau 40° C. wird sie filtrirt und nun von neuem in das Oel gestellt. Erhitzt man jetzt weiter auf 41 und 42°, so bleibt sie fortwährend klar, bei 43° aber setzt sie von neuem eine grosse Menge fester Gerinnsel ab. Die Ausscheidung erfolgt vollständig bei 43° C., denn nach längerem Aufenthalte in dieser Temperatur coagulirt die von den Gerinnungen abfiltrirte Lösung nicht wieder bei 45°. Der Grund für diese Differenz zwischen dem Verhalten der beiden letzterwähnten Muskelauszüge liegt darin, dass in dem einen Falle reines Wasser mit der Muskelflüssigkeit gemischt war, in dem anderen Salzwasser von 0,5 bis 1 pCt. Wie man seit Panum's Untersuchungen weiss, kann die Temperatur, bei welcher Eiweisskörper coaguliren, herabgesetzt werden, wenn man sie mit Salzlösungen zusammenbringt, um so weiter, je concentrirter diese sind. Der Körper, welcher in dem Muskel selbst coagulirt, coagulirt wie wir sahen auch in beliebiger Verdünnung mit Wasser bei derselben Temperatur, zieht man dagegen die todtenstarren Muskeln statt mit reinem Wasser mit Na Cl-Lösungen von 0,5—1 pCt. aus, so gerinnt die Mischung schon bei 43 oder auch zwischen 42 und 43° C. [1]).

Der bei 43° C. gerinnende Eiweisskörper muss noch flüssig oder vielmehr in Lösung sein, wenn der Muskel schon todtenstarr ist, und darauf beruht seine leichte Darstellbarkeit. Es ist nicht einmal nöthig, Muskeln aus einem gewissen Stadium der Todtenstarre zu nehmen, um ein Wasserextract zu erhalten, dass erst genau bei 45° C. coagulirt. Man nehme ganz frische Froschmuskeln, zerhacke dieselben sehr fein, lasse sie eine Stunde mit dem doppelten Volum destillirten

1) Hieraus geht zugleich hervor, dass die Gerinnung der dem lebenden Muskel entsprechenden Flüssigkeit, welche nur mit einer Salzlösung gemischt gewonnen werden kann, bei 40°, nicht etwa daher kommt, dass der an und für sich bei 45° coagulirende Körper durch das Salz bei einer niederen Temperatur sich ausscheidet, da sonst die Lösung nicht bei 40, sondern bei 43° C. zuerst coaguliren müsste.

Wassers stehen und giesse das Flüssige dann durch Leinen ab. Die mechanische Zerkleinerung und die Wirkung des Wassers bringen hier gerade die vollständige Erstarrung des spontan gerinnenden Muskelstoffs hervor. — Was übrig bleibt, und mit dem Wasser gemischt gewonnen wird, beginnt dann gerade erst bei 45° C. zu gerinnen.

Niemand wird daran zweifeln, dass die Erscheinungen, welche bei noch höherem Erwärmen in den Muskeln eintreten, auch Gerinnungen seien, namentlich das plötzliche Erstarren in der Siedhitze. Was hier vorgeht, ist sicherlich höchst complicirter Natur, worauf schon das von du Bois-Reymond entdeckte interessante Factum hinweist, dass ein plötzlich auf 100° erhitzter Muskel immer stark alkalisch reagirt, während er beim allmäligen Erwärmen bis zur Siedhitze fortwährend sauer bleibt. Man wird gut thun, bei so merkwürdigen Anzeichen seine Aufmerksamkeit nicht allein auf die Coagulationen zu richten, da die Wirkung der Wärme noch ein Heer von anderen Veränderungen mit sich bringt, welche um so mehr Berücksichtigung verdienen, als gerade die einfachsten Agentien, welche wir einwirken lassen können, uns am besten Aufschluss geben werden über die Natur noch unbekannter Körper. Da auf dieses Gebiet hier nicht näher eingegangen werden kann, so mögen nur noch die über 45° C. eintretenden Coagulationen mit berücksichtigt werden. In Folge der sauren Reaction des Saftes starrer Muskeln coagulirt die daraus erhaltene Flüssigkeit ganz besonders gut, und man kann durch Kochen nirgends besser alles Eiweiss entfernen, als hier. Die letzten Spuren eines in der Wärme gerinnenden Eiweissstoffes scheinen indessen schon bei 90° vollständig ausgeschieden zu werden, so dass zur Befreiung der Lösung von Eiweiss nicht einmal Siedhitze erforderlich ist.

Zwischen der letzten Ausscheidung bei 90° und der ersten bei 40 oder 45° giebt es in allen fractionirten Coagulationen, nach dem jedesmaligen Abfiltriren, beim allmäligen Steigern der Wärme, immer wieder neue Ausscheidungen, deren Zahl schwer bestimmbar ist, um so mehr, als es schwer ist, die wirklichen Gerinnungen von den immer wieder kommenden milchigen Trübungen zu scheiden.

Wie allbekannt, zeigen namentlich faulige, eiweissartige Flüssigkeiten, zum Theil wohl wegen ihrer alkalischen Reaction, beim Erwärmen nur eine sehr unvollkommene Gerinnung, welche immer mehr jenen milchigen Trübungen gleicht. Bei sehr faulen Froschmuskeln tritt darum die Starre auch bei 45° C. nicht in ihrer vollen Stärke ein, und die Flüssigkeit solcher Muskeln wird bei 45° C. dann auch nur milchig. Es ist aber von ganz besonderem Interesse, dass sich an solchen Muskeln wirklich nachweisen lässt, wie eine Lösung der Todtenstarre im wahren Sinne des Wortes existirt. Der Ausdruck war bisher nur dem Wiederweichwerden der erstarrten Muskeln entnommen, er passt aber vortrefflich, da diese Erscheinung wirklich in einer chemischen Lösung des vorher spontan ausgeschiedenen Gerinnsels besteht. Man beobachtet, dass die aus faulenden Froschmuskeln ausgezogene Flüssigkeit schon bei 40° milchig wird, was die aus blos starren erhaltene nicht thut, selbst wenn sie nachträglich für sich zu faulen beginnt. Weiter geht diese Ausscheidung nun nicht, woran offenbar die stark alkalische Reaction Schuld ist. Neutralisirt man aber diese Flüssigkeit vor dem Erwärmen mit einer minimalen Menge verdünnter Milchsäure, so dass sie entweder nur noch ganz schwach alkalisch bleibt oder höchstens eine Spur von freier Säure enthält, so setzt sie nach dem Filtriren innerhalb einiger Stunden ganz von selbst flockige Gerinnsel ab, welche in beträchtlicher Menge auch plötzlich erscheinen, wenn man sie bis auf 40° C. erhitzt. Der Saft faulender Muskeln zeigt also dasselbe wie der ganz frischer, wenn er nur mit Vorsicht neutralisirt, und damit die Wirkung des bei der Fäulniss gebildeten Ammoniaks gedämpft wird. Dass der Grund davon in der wirklichen Wiederlösung des vorher spontan geronnen gewesenen Körpers bestehe, von welchem die Todtenstarre herzuleiten ist, wird dadurch noch evidenter, dass bei der wirklichen Entfernung dieses Körpers die Flüssigkeit durch die Fäulniss nie dasselbe Verhalten wieder erlangt.

Zieht man todtenstarre und gefaulte Muskeln mit Wasser aus, so erhält man keine Spur jenes geronnenen Stoffs in Lösung. Fault die letztere, und wird sie dabei stark alkalisch, so coagulirt sie doch immer erst bei 45° C., auch nach dem Neutralisiren mit Milchsäure.

Nach dem bisher Mitgetheilten scheint nun die Anschauung auf festen Füssen zu stehen, welche die Erscheinungen der Muskelstarre allein auf Gerinnungen zurückführt. Die Todtenstarre und diejenige Starre, welche bei 40° C. eintritt, wären nämlich als identisch zu betrachten, und eine Wärmestarre könnte allenfalls die bei 45° hervortretende Gerinnung genannt werden. Die Erstarrungen, welche nach höheren Erwärmungen sich ausprägen, bedürfen keines besonderen Namens, es genügt, wenn das Wort „Wärmestarre" die Coagulation eines im Muskel enthaltenen und diesem eigenthümlichen Körpers bezeichnet, welcher im übrigen Organismus bisher noch nicht hat aufgefunden werden können. Uns ist wenigstens zur Zeit kein anderer Eiweisskörper oder keine andere eiweisshaltige Mischung bekannt, aus welcher sich ein Theil schon bei 45° C. als unlöslich absetzt.

Da die Starre in den Froschmuskeln schon bei 40° C. eintritt, so liegt die Aufforderung nahe, zu untersuchen, bei welchen Wärmegraden sie denn in den Muskeln solcher Thiere eintrete, deren normale Körperwärme nahe an 40° reicht, oder diese selbst überschreitet. Zunächst ist es bemerkenswerth, dass die Wärmestarre bei den warmblütigen Thieren erst bei höheren Temperaturen als bei den Kaltblütern eintritt. Während der todte oder starre Froschmuskel schon bei 45° C. die ersten Veränderungen oder eine bedeutend verstärkte Starre zeigt, tritt dies an den Muskeln todter Kaninchen und Hunde erst zwischen 49 und 50° ein, wobei dieselben weisslich und härter werden. Bei den Schenkelmuskeln der Taube bemerkt man eine ähnliche Veränderung erst bei 53° C.[1])

---

1) Nach Schiff (Lehrbuch der Physiol. S. 44) sollen sich Kanin-

Es ist schwer, von den Muskeln dieser Thiere genau zu sagen, wann sie im Zustande der Wärmestarre befindlich seien, und es liegt eine verzeihliche umgekehrte Schlussfolgerung mit in diesen Angaben. Die Wasserauszüge aus den todtenstarren Muskeln der Hunde und Kaninchen coaguliren nämlich genau zwischen 49 und 50° C., während der aus den Muskeln der Taube gewonnene erst bei 53° C. jene dicken flockigen Gerinnsel absetzt. Bei welcher Temperatur aber die eigentliche Todtenstarre plötzlich eintrete, ist hier noch schwerer richtig anzugeben, da einerseits Muskelstreifen, wie sie sich allein zu dieser Untersuchung eignen, auch ohne Mithülfe der Wärme zu rasch erstarren, und da andererseits die Darstellung der frischen Muskelflüssigkeit in diesem Falle mit grösseren Schwierigkeiten verknüpft ist. Die kleinen Mengen derselben, die ich von Hunde- und Kaninchenmuskeln erhielt, coagulirten zwischen 45 und 46° C.

Im Einklange mit dieser Beobachtung stehen die Erfahrungen des Herrn Cl. Bernard, welcher, einer mündlichen Mittheilung zu Folge, Kaninchen in sehr hoher Temperatur ganz plötzlich sterben, und gleich darauf vollkommen starr werden sah. Die Temperatur der Muskeln betrug im Augenblicke des Todes immer gerade 45° C. Näheres über diese Frage könnte vielleicht bei den Warmblütern gefunden werden, wenn man die Temperatur bestimmte, bei welcher der neutralisirte Saft der gefaulten Muskeln gerade von neuem zu gerinnen beginnt, obgleich diese Methode allein für sich kein zuverlässiges Resultat geben kann. Bei der unendlichen Grösse dieses Gebietes sei es deshalb lieber gestattet, hier sogleich zu einer anderen Frage überzugehen, welche für die vorgetragenen Thatsachen von ganz besonderem Belange ist. Ich meine die Frage nach dem Zustande, in

---

chenmuskeln in Wasser von 54° C. so verhalten wie Froschmuskeln in Wasser von 40° C., eine Angabe, welche wesentlich an Werth gewinnen dürfte, wenn Herr Schiff noch irgendwo hinzufügen möchte, wie sich denn eigentlich die Froschmuskeln bei 40° C. verhalten. Nirgends in seinem ganzen Buche findet sich jenes nothwendige Tertium comparationis.

welchem die gerinnenden Körper in den Muskeln vorkommen?

Die Gerinnungserscheinungen, welche die contractile Substanz darbietet, sind verschieden von denen anderer Theile des Körpers. Nur das Blut theilt mit derselben die Eigenthümlichkeit, dass es spontane Gerinnungen bildet, es zeigt aber niemals plötzliche Coagulationen bei 40 und 45° C. Da es unmöglich ist, wirkliche chemische Unterschiede zwischen spontan einmal geronnenem Fibrin und anderen auf irgend welche Art coagulirten Eiweisskörpern anzugeben, so wird man sich nach Virchow's Vorgange, auch bei den Gerinnungen der Muskelsubstanz zunächst daran erinnern müssen, dass unter zwei Mischungen, welche jede spontane Gerinnsel absetzen, trotzdem immer sehr grosse Unterschiede bestehen können, welche nur von Einfluss auf die Zeit des Eintritts der freiwilligen Coagulation sein können, während dennoch in beiden ganz der nämliche Körper enthalten sein kann. Mit dieser Betrachtung fallen auch alle Einwände, welche man aus dem verschiedenen Eintritt der Blutgerinnung in der Leiche und dem Beginne der Todtenstarre, gegen die Gerinnungs-Theorie hat herleiten wollen. Muskeln und Blut sind nach der letzteren niemals als gleichbedeutend neben einander gestellt, sondern es ist nur eine Aehnlichkeit in einem Punkte zwischen beiden geltend gemacht worden, und es ändert darum nichts an der Richtigkeit der Gerinnungslehre, wenn einmal die Muskeln schon starr gefunden werden, während das Blut noch flüssig ist, oder wenn die Muskeln noch erregbar und nicht starr sein sollten, während das Blut in ihren Gefässen bereits geronnen wäre. Mit Recht aber hat man sich gegen den früher beliebten Glauben aufgelehnt, dass die wesentliche Substanz der Muskeln einfach aus Faserstoff bestehe, wenn man gleich ganz irrthümlich annahm, dass die Brücke'sche Anschauung über das Wesen der Todtenstarre nothwendig an jene Voraussetzung geknüpft sei. Es wird daher auch nichts gegen die neue Lehre von der Todtenstarre bewiesen, wenn man die Abwesenheit eines Muskelfaserstoffs damit zu stützen meint, dass das von Liebig entdeckte Syntonin sich anders verhalte als spontan gerinnendes Fibrin, und ich muss deswegen gegen viele sehr gewichtige Stimmen durchaus betonen, dass die Existenz eines eigenen Eiweisskörpers, wie des Syntonin's, doch nicht im geringsten die Existenz eines anderen ausschliesst.

Auf der anderen Seite ist es aber eben so falsch anzunehmen, dass der von Liebig entdeckte Körper, das Syntonin, derjenige sei, welcher eine spontane Gerinnungsfähigkeit besitze. Um diese Behauptung nur einigermaassen wahrscheinlich zu machen, müsste es gelingen, Syntonin aus einem noch nicht geronnenen Muskel darzustellen. Nach allen vorliegenden Untersuchungen ist es aber eben unmöglich, jenen Körper zu erhalten, ohne die Mitwirkung einer ausserordentlich verdünnten Säure, und der einfachste Versuch lehrt, dass jeder Muskel, mit einer noch so verdünnten Säure behandelt, in kurzer Zeit seine Erregbarkeit verliert und in die ausgeprägteste Starre verfällt. Dem zu Folge ist es unmöglich, Syntonin aus einem ganz frischen Muskel zu erhalten, und seine allgemein gebräuchliche Darstellung beruht vielmehr immer auf der Extraction ganz exquisit starrer Muskeln, da man zur Extrahirung des Syntonin's immer stark zerkleinerte und mit Wasser völlig ausgewaschene Muskeln verwendet, an welches Verfahren sogar die einzig mögliche Gewinnung der ganz reinen Substanz geknüpft ist. Es braucht ferner nur noch darauf aufmerksam gemacht zu werden, dass das einmal in Lösung erhaltene Syntonin überhaupt gar nicht die Fähigkeit der Gerinnung besitzt. Eine mit 100fach verdünnter Salzsäure aus gut mit Wasser gewaschenen Frosch-, Hunde- oder Rindsmuskeln gewonnene, saure Syntonin-Lösung gerinnt niemals freiwillig, ja nicht einmal beim Kochen. Nur wenn dieselbe ganz vorsichtig mit einem Alkali neutralisirt wird, scheidet sich die Substanz in Flocken aus, welche sich in dem geringsten Ueberschuss der Base wieder auflösen. Eine so erhaltene alkalische Syntoninlösung coagulirt ebenfalls niemals durch Kochen und noch weniger freiwillig.

Damit fallen also alle Gründe weg, die freiwilligen Gerinnungen, welche in der Muskelsubstanz vorkommen, dem Syntonin zuzuschreiben, wofür ferner noch angeführt werden könnte, dass auch solche Muskeln, denen mittelst der Presse die spontan gerinnende Substanz entzogen war, beim Ausziehen mit verdünnter Salzsäure immer noch reichliche Mengen von Syntonin lieferten. Dass die in der Muskelflüssigkeit sich ausscheidenden Gerinnsel von verdünnter Salzsäure mehr oder weniger angegriffen werden, kann nicht auffallen, da dies eine Eigenthümlichkeit aller Eiweisskörper ist, und da bekanntlich aus jedem derselben Körper erhalten werden können, welche dem Syntonin sehr ähnlich sind, wenn auch nicht in so auffallender Menge, wie aus den todtenstarren Muskeln.

Wir haben uns nun vorzustellen, dass der frische Muskel eine Flüssigkeit enthalte, in welcher verschiedene Körper aufgelöst sind, welche beim Eintritt der Todtenstarre zum Theil in fester Form ausgeschieden werden. Wie weit es möglich sei, dass dieser Vorgang solchen Einfluss auf die Muskeln als Ganzes ausüben könne, dass seine Eigenschaften derart verändert werden, bis zu einer solchen Differenz, wie sie lebende und starre Muskeln darbieten, das ist allerdings ein Punkt, an welchem bisher die meisten Forscher Anstand genommen haben, und man muss mit Kölliker übereinstimmen, welcher meint, es hiesse jedenfalls die Hauptsache aus den Augen verlieren, wenn man die Todtenstarre von der Gerinnung einer in Vacuolen der festen contractilen Substanz befindlichen Flüssigkeit herleiten wolle. Man braucht darum indessen noch nicht zu einer so unverfänglichen Allgemeinheit Zuflucht zu nehmen, wie Kölliker, der mit dem Anschein einer neuen Nachricht bei dieser Gelegenheit verkündet, die Todtenstarre bestehe in einer Aenderung des chemischen oder physikalischen Verhaltens der Molecüle der contractilen Substanz.[1]) Die Behauptung ist an und für sich gewiss so rich-

1) Kölliker, über die Wirkung einiger Gifte in Virchow's Archiv X. S. 293.

tig, dass sich nicht der Schatten eines Zweifels dagegen einwenden lässt, aus demselben Grunde fördert sie aber unsere Kenntniss des Gegenstandes nicht mehr, als der genau genommen ganz gleiche und leicht ersichtliche Umstand, dass man überhaupt einen todtenstarren Mnskel von einem anderen unterscheiden könne.

E. Brücke hat in seiner Schrift über das Verhalten der Muskeln im polarisirten Lichte sehr bemerkenswerthe Betrachtungen über den Aggregatzustand der contractilen Substanz angestellt. Mit der ihm eigenen Klarheit hat dieser Physiologe gleich die Frage aufgeworfen, wie eine feste Substanz, selbst eine solche, die nur einer zitternden Gallerte gleichkäme, es eigentlich anfangen solle, sich zu contrahiren. Die Beobachtungen Brücke's über die Contractionen ganz frischer Muskeln unter dem Mikroskop mussten eine ganz besondere Anregung zum Studium dieser Frage abgeben, da bisher gerade von den Anatomen eigentlich nur sogenannte todte oder nach beendetem Leben sehr veränderte Organe zur Untersuchung gekommen waren. Man kann dreist behaupten, dass gerade von Seiten der Anatomen, welche am meisten geneigt sind, dem Physiologen vorzuwerfen, er beschäftige sich mit todten oder veränderten Apparaten des Thierleibes, Nichts mehr bisher ausser Acht gelassen worden ist, als die Veränderungen, welche die Gewebe bei ihrer Isolation erfahren, und dass wohl niemals anatomische Beschreibungen von dem Zustande des lebenden Körpers ausgegangen sind.

Ganz besonders gilt dies von den meisten Untersuchungen über die Muskeln, bei welchen überhaupt eigene Vorsichtsmaassregeln nöthig sind, um einzelne Theile derselben, selbst wenn sie einem ganz frischen Organe entnommen wurden, noch in dem dem Leben entsprechenden Zustande zur Anschauung zu bringen. Alle früheren mikroskopischen Beobachtungen über die quergestreiften Muskelfasern beruhen auf der Betrachtung todtenstarrer oder gar gefaulter Massen, und merkwürdiger Weise haben gerade vereinzelte Erscheinungen, welche zufällig an lebenden Muskelbündeln unter dem Mikroskope zur Anschauung kamen, sehr geringes Interesse und eine ganz falsche Deutung erfahren.

Wenn man die isolirten Muskelprimitivbündel der meisten Thiere, wie es meist geschieht, in einem Wassertropfen mikroskopisch besieht, so muss man allen den Angaben unzweifelhaft beistimmen, nach welchen die contractile Substanz eine cylindrische feste Masse darstelle, die von einem dünnen Schlauche, dem Sarkolemm, umgeben sei. Durch mechanische Misshandlungen entstandene Eindrücke und Risse an den Primitivbündeln, behalten ihre Form, wie wenn ein fester Körper gepresst, geschnitten oder zerrissen wäre, und Nichts deutet auf einen ursprünglich flüssigen Zustand. Solche Muskeln sind aber unzweifelhaft todtenstarr, und es ist immer leicht zu zeigen, dass keiner der so sich darstellenden Primitivcylinder durch Reize zur Contraction gebracht werden kann, und dass denselben die saure Reaction der starren Muskeln zukommt, da jedes gewöhnliche Muskelpräparat beim Uebertragen auf violettes Lackmuspapier daselbst einen rothen Fleck hinterlässt.

Ganz anders sieht dagegen ein noch zuckungsfähiges Primitivbündel aus. Legt man, wie es früher beschrieben wurde, einen schmalen Streifen aus dem frischen noch reizbaren Sartorius eines Frosches, ohne Flüssigkeitszusatz, oder in Froschlymphe oder in Salzwasser von etwa 0,7 pCt., unter das Mikroskop, so findet man die Primitivbündel viel durchsichtiger, im Gegensatze zu der graubraunen Farbe todtenstarrer Froschmuskeln, und beim absichtlichen oder zufälligen Drücken an irgend einer Stelle der Muskelcylinder sieht man nicht einen dauernden Eindruck zurückbleiben, sondern der Muskel zeigt vielmehr einen Wulst, welcher sich allmälig wieder verliert, so dass sich die ursprüngliche Form an der gedrückten Stelle vollkommen wieder herstellt. Im günstigsten Falle sieht man aber auch an den isolirten Muskelbündeln der Frösche ein Hin- und Herwogen der contractilen Substanz eintreten, wobei bald eine wulstige Anschwellung mit verschiedener Geschwindigkeit in der Längsrichtung unter dem Sarkolemm fortrollt, bald eine wackelnde

Bewegung in der Querrichtung der Cylinder eintritt. Der Entdecker dieser äusserst zierlichen Erscheinung ist Bowman, der die wellenartigen Bewegungen zuerst an den Muskeln niederer Thiere, namentlich der Insecten, beobachtete. Später wurden dieselben noch von vielen anderen Histologen bestätigt, so von Remak und in jüngster Zeit auch von Berlin, Brücke u. A. m.

Die wellenartige Verschiebung der Theilchen in der contractilen Substanz macht so sehr den Eindruck der Bewegung einer Flüssigkeit, dass diejenigen, welche bei der Meinung beharrten, die contractile Substanz sei ein fester Körper, selbst auf den Gedanken gekommen sind, dieselbe rühre von dem Eindringen des Wassers in das Innere der Muskelcylinder her. Die wulstigen Erhebungen sollten danach nur von dem Fortschreiten eines Wassertropfens herrühren, mit welchem sich der Muskel fortschreitend imbibire, oder sie sollten der Ausdruck jener fortschreitenden Quellung selbst sein. Gegen diese Auffassung ist von vornherein zu bemerken, dass sie schon deswegen unrichtig ist, weil alle Muskeln die Bewegungen zeigen können, ohne den Zusatz einer Flüssigkeit zum Präparat, und dass die längere Dauer derselben bei der Benetzung der Muskelfasern immer noch nicht beweist, dass nothwendig auch Flüssigkeit in solcher Menge in die Letztere eindringe, sondern dass vielmehr die flüssige Umgebung den Muskel längere Zeit vor dem Absterben schütze.

Zum genaueren Studium der genannten Bewegungsformen eignen sich vorzugsweise die Muskeln der Insecten, am besten die Beinmuskeln der Hydrophilen, bei welchen auch Brücke seine ersten Beobachtungen anstellte. Unter besonders günstigen Umständen, und bei sehr vorsichtiger Präparation sieht man zwar Alles auch eben so gut an den Muskeln der Frösche oder der Säugethiere, in den meisten Fällen kommen aber die isolirten Primitivbündel, namentlich der letzteren, erst in einem sehr veränderten Zustande zur Ansicht. Wie Remak ist es aber auch mir gelungen, an den Fasern des Diaphragma's vom Kaninchen ganz dasselbe zu sehen, wie an den Insectenmuskeln; man muss dabei vom Glück begünstigt werden, da es vorkommen kann, dass diese Muskeln der höheren Thiere nicht selten eine ganz erstaunlich lange Zeit nach dem Tode noch vollständig erregbar bleiben. Der frühe Eintritt der Todtenstarre ist der einzige Grund, weshalb die Details der Contraction nicht an den Muskeln der höheren Thiere in der Deutlichkeit, wie bei den tiefer stehenden Thierklassen untersucht werden können.

Die frischen Beinmuskeln der Hydrophilen zeigen bei jeder Art der Präparation noch lange Zeit nach der Isolirung ein wellenartiges Spiel von Bewegungen in zwei Formen, solchen, welche in der Länge, und solchen, welche in der Quere über den Muskelcylinder sich ausdehnen. Dieselben sind so constant und so leicht zu beobachten, dass hier kaum mehr hinzuzufügen ist. Nur die lange Dauer derselben hat zu der falschen Annahme Anlass gegeben, dass die Bewegung auch an nicht mehr erregbaren, todten Muskeln vorkomme. Nirgends sieht man deutlicher die scharfe Grenze, welche zwischen dem Verlust der Erregbarkeit, dem Eintritt der Todtenstarre und dem lebendigen Zustande liegt, als hier. Die unerregbaren, todtenstarren Primitivbündel stechen durch ihre runzelige Form und ihre dunkle und trübe Färbung so sehr von den klaren, straffen, noch erregbaren Fasern ab, dass man leicht sehen kann, wie nur die Letzteren Bewegungen zeigen, während jene auch bei jeder Art der Reizung ganz in Ruhe bleiben. Elektrische oder chemische Reizung der isolirten Primitivbündel zeigt, dass solche Bündel, welche jene scheinbar spontanen Bewegungen darbieten, noch vollkommen erregbar sind, und dass andererseits diejenigen, welche auf die künstlichen Reize nicht mehr reagiren, überhaupt ganz bewegungslos bleiben.

Wenn hiernach die wellenartigen Bewegungen eng an den lebenden Zustand der contractilen Substanz geknüpft erscheinen, und schon darin eine Garantie liegt, dass dieselben gleichbedeutend mit der wirklichen Contraction der Muskeln seien, so wird diese Anschauung noch ungemein unterstützt durch die Möglichkeit, dieselben an allen Muskeln bei gewissen Reizungen zum Vorschein bringen zu können. Bei der gewöhnlichen Reizung des Muskels mittelst des erregten Nerven, oder bei heftigen directen elektrischen Reizungen scheint die Contraction zu rasch vor sich zu gehen, als dass man dieselbe in ihre einzelnen Phasen auflösen könnte. So wie aber durch Schwächung der Muskeln, sei es durch Dehnung oder durch Ermüdung, die Contraction langsamer zu verlaufen beginnt, kann auch mit dem blossen Auge überall jenes Fortschreiten in Form von wulstigen Anschwellungen beobachtet werden, wie es oben in dem Abschnitt über die idiomusculäre Contraction näher erörtert worden ist. Ich habe ausserdem mittelst der chemischen Reizung an dem isolirten Sartorius eines sehr kleinen Frosches sehr gut sehen können, wie die Contraction auch hier in ihrer Art und Weise ganz mit den bei den Insectenmuskeln so klaren Bewegungsformen übereinstimmt. Der ganz frische Muskel wurde zu dem Ende ohne Wasserzusatz unter ein Deckgläschen auf einen Objectträger gelegt, so dass nur das breite obere Ende mit dem nackten Querschnitte unbedeckt blieb. Den mittleren Theil betrachtete ich hierauf bei 200facher Vergrösserung. So wie nun ein mit Ammoniak befeuchteter Baumwollenpfropf in die Nähe des Querschnitts gebracht wurde, begann der Muskel zu zucken und eine dicht gedrängte Reihe von wulstigen Erhebungen lief mit äusserster Geschwindigkeit über jedes einzelne Primitivbündel weg, worauf nach Entfernung der reizenden Dämpfe der Zustand der Ruhe zurückkehrte.

Es scheint also, dass allen Contractionen, wie Schiff ebenfalls vermuthet, jener Modus der Bewegung zu Grunde liegt. Dass bei den scheinbar spontanen Bewegungen der Insectenmuskeln ebenfalls ein Reiz irgend welcher Art im Spiele sei, kann nicht bezweifelt werden. Sie nehmen meist da ihren Anfang, wo das Muskelbündel irgend wie gezerrt, gedrückt oder verletzt wurde, und sind am stärksten, wenn auch nur von kurzer Dauer, wenn eine schwach erregende Flüssigkeit die Fasern umgiebt. So in ganz ungemein verdünnten Säuren, Alkalien oder Na Cl-Lösungen, mittelst welcher man auch die Erscheinungen sehr gut an frischen isolirten Primitivbündeln vom Frosch studiren kann. Die letzteren zeigen in Salzsäure von 1 pro mille sofort eine kurz dauernde, schlangenartige Bewegung, werden dann plötzlich ganz undurchsichtig, womit das Stadium der Starre sich ankündigt, um schliesslich wieder im höchsten Grade durchsichtig zu werden, wegen der lösenden Eigenschaft der verdünnten Säure.

Die Möglichkeit einer wellenartigen Bewegung in der Weise, wie man sie in der contractilen Substanz beobachtet, ist offenbar an einen flüssigen Zustand derselben geknüpft, und es wäre von grossem Interesse, wenn dieselbe bei jeder Art der Reizung nachgewiesen werden könnte. E. Weber hat indessen namentlich die Uebereinstimmung der Bowman'schen Phänomene mit der gewöhnlichen Contraction, deswegen geleugnet, weil er bei der elektrischen Tetanisirung frischer Muskeln unter dem Mikroskop nichts der Art beobachten konnte. In allen Fällen bleibt hier noch eine Lücke auszufüllen; es ist aber im höchsten Grade wahrscheinlich, dass das Fortschreiten von Wülsten von einem Punkte zum anderen nur deshalb von Weber nicht hervorgerufen werden konnte, weil er in seinen Versuchen alle Punkte der Primitivbündel zugleich erregte, indem er die Elektroden an beiden Enden der Bündel anlegte. Ohne Zuziehung des Mikroskops ist es aber leicht, das Wellenspiel auch an einem gespannten Sartorius zu sehen, dessen unteres oder oberes Ende in einer Ausdehnung von 1—2 Mm. mittelst gerade hinreichender Inductionsschläge gereizt wird.

Die Contraction der Muskeln mag nun in allen Fällen auf der in Rede stehenden Bewegungsform beruhen oder nicht, sicher ist es, dass jeder lebende Muskel im Gegensatz zum starren und unzweifelhaft festen, dieselbe darbieten kann. Die Wellenbewegung ist unzweifelhaft, wie überhaupt jede Contraction an eine ausserordentliche Verschiebbarkeit der Theilchen geknüpft, welche so gross sein muss, dass sie mit dem Begriff des Flüssigen vollkommen zusammenfällt. Kölliker meint zwar, dass es den Begriff des Flüssigen ganz willkürlich ausdehnen heisse, wenn man die contractile Substanz nicht als einen festen Körper betrachten wolle, man könnte darauf aber antworten, dass die entgegenstehende Behauptung dem Begriff des Festen eine übermässige Ausdehnung gebe. Die contractile Substanz kann im Gegentheil nur flüssig gedacht werden, da es eben keinen festen Körper von den elastischen Eigenschaften derselben giebt, und da es leicht ist nachzuweisen, dass sich dieselbe in den beiden wesentlichsten Punkten wie ein flüssiger Körper verhält. Sie besitzt eine vollkommene Beweglichkeit ihrer Theilchen und nimmt in Folge davon jede Form an, welche ihr durch den Einfluss der Schwere zukommt. Auch dürfte es innerhalb der Grenzen der Möglichkeit liegen, einen mit Flüssigkeit gefüllten elastischen Schlauch herzustellen, welcher dieselben elastischen Eigenschaften, wie der Muskel besässe. Brücke hat darauf aufmerksam gemacht, dass ein contrahirter Muskel z. B. das Herz in der Systole nicht wie ein harter, fester Körper sich verhalte, sondern eine weiche Masse darstelle, welche je nach ihrer Anordnung bei der Dauer der Contraction in einer Gleichgewichtslage verharre, wie sie nur unter dem Einfluss der Schwere entstehen könne. Man hat sich demnach die Contraction der Muskeln so zu denken, dass eine Umlagerung entstehe, bei welcher die Flüssigkeitstheilchen ihre ursprünglichen Orte verlassen, um sich nach dem Aufhören der Kraft, durch welche sie in die neue Lage kamen, so anzuordnen, wie sie ihrem Gewichte nach zu liegen kommen müssen. Ein Muskel kehrt darum ohne das Zuthun äusserer Kräfte nach einer einmaligen Contraction nie wieder in seinen vorigen Zustand zurück, sondern er verharrt in einer Gleichgewichtslage, welche durch den blossen Anschein kaum von dem contrahirten Zustande zu unterscheiden ist. Man könnte in vielen Fällen denken, dass seine Ausdehnung durch die Reibung verhindert werde, welche er auf einer festen Unterlage erfährt. Legt man aber einen Sartorius auf Quecksilber und lässt man ihn dort durch einen einzigen Inductionsschlag in seiner ganzen Ausdehnung zucken, so wird er sich nach dem

Aufhören der Reizung zwar um ein Geringes wieder ausdehnen, ohne künstliche weitere Dehnung aber fortwährend den Anschein eines schwach tetanisirten Muskels behalten. Ruht hingegen der Muskel nicht, sondern hängt er senkrecht herab, so scheint er von selbst aus dem contrahirten Zustande in den erschlafften zurückzusinken. Es ist aber klar, dass er in diesem Falle nur seine frühere Gestalt verlor durch die eigene Schwere. Ist die contractile Substanz flüssig, so kann es nun schliesslich nicht auffallen, dass ihre Gerinnung einen so grossen Unterschied hervorbringt, wie den zwischen starren und noch erregbaren Muskeln. Die Möglichkeit der Mischung der contractilen Substanz mit verdünnten Salzlösungen gewährt ferner eine Garantie für die flüssige Natur derselben. Es nützt zu nichts sie halbflüssig — festweich, oder sonst wie in zweifelhafter Weise zu benennen, der Unterschied zwischen starren und noch erregbaren oder contrahirten Muskeln wird damit weder grösser noch kleiner. In diesen ist die contractile Substanz als eine sehr concentrirte Lösung von Eiweisskörpern anzusehen — in jenen als ein festes Gerinnsel. Die Ursachen des Uebergangs aus dem flüssigen in den festen Zustand sind Aufgaben der chemischen Untersuchung.

V. Ueber das Vorkommen wahrer Muskeln bei den niedersten Thieren.

Wer die Muskelbewegung in allen Einzelheiten so verfolgt, wie es zuvor geschildert wurde, wird sich des Gedankens nicht erwehren können, dieselbe sei im Grunde ganz gleich mit der bekannten Bewegung der Amoeben oder der Sarkode Dujardin's. Das Sarkolemm umschliesst eine flüssige Masse, welche dicht und in regelmässiger Anordnung mit kleinen, festen Körpern, den Disdiaklasten Brücke's, erfüllt ist, und diese Flüssigkeit besitzt die Fähigkeit, Bewegungen nach allen möglichen Richtungen einzugehen, vorzugsweise aber so, dass das Primitivbündel an Breite um so viel zunimmt, als es an Länge verkürzt wird. Die Volumverminderung, welche die contractile Substanz bei der Muskelaction erfahren soll, ist jedenfalls so ausserordentlich gering, dass man der Vermuthung Schiff's beizupflichten geneigt ist, nach welchem sie möglicherweise nur auf Rechnung der in dem Präparate selbst enthaltenen Gase zu schieben wäre, und die ganze Bewegung eines Muskels würde demnach nur auf ein Hin- und Herwallen der contractilen Substanz zurückzuführen sein. Dem äusseren Anschein nach scheint dieses Phänomen sich genau in den Amoeben zu wiederholen. Man sieht gleichsam einen freien Tropfen jener Materie im umgebenden Wasser sich umherwälzen, welcher aus einer uneingekapselten Flüssigkeit besteht, die sich nicht mit Wasser mischt, und welche kleine feste Körper in unregelmässiger Anordnung eingestreut enthält. Ohne sichtbare äussere Veranlassung ist der Tropfen in fortwährender Bewegung begriffen, und wir schreiben das Hin- und Herströmen im Inneren der Masse, das bald kuglige Zusammenballen, bald das Ausstrecken langer bruchartiger Aussackungen dem Willen eines thierischen Individuums zu. Alle diese Bewegungen gehen ebenfalls in der Art vor sich, dass das Volum der Hauptmasse um eben so viel abnimmt, als es an irgend einer Stelle durch die Aussackungen verliert, sie scheinen das vollkommene Analogon zu der Bewegung des Muskelcylinders darzustellen, mit einer Abweichung von der regelmässigen Form, welche das Muskelbündel allein geeignet macht zu mechanischen Arbeitsleistungen.

Um eine weitere Uebereinstimmung zwischen der contractilen Substanz und der der Amoeben aufzudecken, stellte ich mir die Frage, ob die Sarkode reizbar sei im Sinne der Muskelirritabilität, und ob sie gerinnen, todtenstarr werden könne, wie die in dem Sarkolemm eingeschlossene Flüssigkeit.

Die Amoeben, welche ich zu den folgenden Versuchen verwendete, fand ich in reichlicher Menge in dem grünen, schwammigen Bodensatze eines Meerwasseraquariums des Herrn Coste, welches zur Demonstrirung der künstlichen Austernzucht im Collège de France diente. Ich hob mit einer Pipelle den Bodensatz heraus und verwahrte diesen in einzelnen nur gegen Staub locker geschützten Gläsern, auf deren Boden sich der Schlamm von neuem ablagerte. Mit einer spitz ausgezogenen Glasröhre war es mir dann leicht, einen Tropfen Wasser vom Boden emporzuheben, welchen ich auf einen Objectträger übertrug. Unter dem Mikroskop zeigte sich darin eine grosse Menge vegetabilischer Zuthaten, Pilze, Algen u. s. w., und in der Menge eines gewöhnlichen Tropfens stets etwa 20—30 Amoeben, welche als *Amoeba diffluens* (Dujardin) erkannt werden konnten. Die Grösse dieser Geschöpfe wechselt sehr. Ich sah einzelne von der Grösse der Froschblutkörperchen, andere aber auch, welche den vierten Theil des Sehfeldes einnahmen. Genaue Grössenbestimmungen konnten begreiflicherweise nicht gemacht werden, da die Amoeben durch ihre stets wechselnde Gestalt sich der Messung entziehen.

Wie früher gezeigt wurde, besitzt die Muskelsubstanz die Fähigkeit, auch ohne Vermittlung der Nerven auf den Reiz elektrischer Stromesschwankungen Bewegungen einzugehen, und es war darum auch für die sogenannte freie contractile Substanz der Amoeben die Frage, ob dieselbe ebenfalls auf die Ströme des Inductionsapparats reagire. Ich brachte zu dem Ende einen Tropfen des Meerwassers, welcher viele Amoeben enthielt, nach dem Vorgange E. Weber's auf einen mit unterbrochener Spiegelbelegung versehnen Objectträger, so dass das Wasser eine leitende Schicht zwischen den beiden Amalgamplatten bildete. Dasselbe wurde sodann mit einem dünnen Deckgläschen bedeckt, das jederseits auf die Enden der Spiegelfolie zu liegen kam. Der Schlittenelektromotor diente mir als Reizquelle, die Drähte der secundären Spirale zu beiden Seiten des Objectträgers endigten mittelst isolirt in den Tisch des Mikroskops eingelassener Federn, welche jede für sich wieder die Metallschichten des Objectträgers berührten. Zwischen dem Inductionsapparat, der durch 2 kleine Grove'sche Ketten in Arbeit gesetzt wurde, und dem Mikroskop befand sich eine gut leitende Nebenschliessung, nach deren Hinwegräumung die Inductionsschläge erst durch das Präparat hindurchtreten konnten.

Ich hatte mir gedacht, dass die Amoeben, im Falle sie sich reizbar zeigen sollten, durch die Tetanisirung mittelst der Wechselströme des Inductionsapparates plötzlich einen dem Tetanus der Muskeln analogen Zustand zeigen müssten, so dass die unregelmässig gestalteten, und mit Fortsätzen nach allen Richtungen besetzten Massen plötzlich die Form einer Kugel annehmen würden. In Wahrheit sah ich indessen Nichts von Alledem. Die Amoeben, welche in Bewegung begriffen waren, bald hierher, bald dorthin ihre Arme ausstreckten, setzten diese Manöver ganz ruhig fort, wenn die Nebenschliessung beseitigt wurde und wenn eine dicht gedrängte Reihe von Inductionsschlägen durch das Präparat hindurchging. Ja ich konnte die Stärke der letzteren durch Uebereinanderschieben der Inductionsrollen so weit vergrössern, dass beim Berühren des Wassertropfens mit der Spitze des Fingers ein unerträglicher, stechender Schmerz entstand, ohne dass die Amoeben auch nur die leiseste Spur einer Reaction zeigten. Diejenigen, welche sich in Ruhe oder in sehr träger Bewegung befanden, schienen dabei nicht zu stärkeren Anstrengungen angeregt zu werden, während die emsig mit dem Ausstrecken bruchartiger Fortsätze beschäftigten Geschöpfe ohne Störung dieses Spiel weiter fortsetzten.

Obgleich diese gänzliche Fruchtlosigkeit der elektrischen Reizung wenig Aussicht gewährte die vermutheten Beziehungen zwischen der Muskelsubstanz und der contractilen Materie der Amoeben zu bestätigen, so wollte ich doch nicht allein bei dieser Art der Reizung stehen bleiben, sondern auch den Einfluss der chemischen Reize und der specifischen Muskelgifte prüfen. Die Unterschiede mehrten sich dadurch indessen noch ganz bedeutend, da ich sogleich fand, dass die äusserst verdünnte Salzsäure, welche auf den Muskel so energisch wirkt, und in kurzer Zeit Tetanus, Starre und schliesslich eine gänzliche Zerstörung des Sarkolemminhalts herbeiführt, nicht die mindeste Einwirkung auf die Amoeben besitzt. Ich habe dieselben in HCl von 1 bis 0,1 pCt. stundenlang aufbewahrt, ohne dass die Bewegungen dadurch beeinträchtigt wurden, und ohne dass Veränderungen in der

Durchsichtigkeit oder der Consistenz der Sarkode darauf folgten. Eins der energischsten Muskelgifte ferner, das Rhodankalium, dessen einprocentige Lösung die Muskeln sofort erstarren macht, erwies sich eben so wie die Salzsäure vollkommen wirkungslos für die bewegliche Amoebenmasse, ja nicht einmal Lösungen von 4pCt. äusserten einen irgend bemerkenswerthen Einfluss.

Nach diesen Beobachtungen kann also von einer Reizbarkeit dieser Geschöpfe in dem gewöhnlichen Sinne nicht die Rede sein: das qualitativ wirksame Reizmittel ist noch zu finden. Versuche, welche ich mit Alkalien anstellte, zeigten mir, dass die Amoeben in nur einigermaassen concentrirten Lösungen rasch die Bewegungen einstellten und sich dann auflösten. So wenig Aehnlichkeit die Sarkodenmasse in allen den Haupteigenschaften mit den Muskeln zeigt, so sehr muss es überraschen, dass sie mit dieser die Fähigkeit der Gerinnung theilt, wie es scheint sogar der spontanen Coagulation. Jeder, der sich mit der Beobachtung dieser Geschöpfe einmal beschäftigt hat, wird wissen, dass es auch Amoeben in sogenanntem abgestorbenen Zustande giebt, in welchem sie ihrer Fortsätze meist beraubt und zu Kugeln zusammen gezogen unbeweglich daliegen. In diesem Zustande scheinen sie härter zu sein und besitzen dann stärkere Contouren, eine Veränderung, welche man auch an einem vorher in Bewegung befindlichen Individuum allmälig eintreten sehen kann. Dieselben Zustände sind es auch wohl, welche zu der Meinung Anlass gegeben haben, die contractile Substanz sei hier mit einer Membran umschlossen. Es ist immer misslich, Gewebstheile durch verschiedene Reagentien zur Anschauung zu bringen, bevor man weiss, inwiefern dieselben nicht an und für sich Differenzirungen einer homogenen Masse hervorrufen können, und es ist darum auf den Nachweis der Amoebenmembran, welcher auf der Behandlung mit Reagentien beruht, nicht viel zu geben. Mir scheint die Abwesenheit einer Membran dadurch ganz besonders wahrscheinlich, weil man häufig 2 und mehrere Individuen so vollständig in einander fliessen sieht, dass später niemals eine Trennung wieder stattfindet. Ebenso umschliessen dieselben sehr oft fremde Körper, welche sie ganz in sich einverleiben, und welche später an den Bewegungen nicht Theil nehmend, bald hier bald dort in der Masse zerstreut liegen. Nicht selten fliessen zwei Amoeben in einander, welche mit verschiedenartigen fremden Körpern, kleinen gelben und grünen Körnchen erfüllt sind, nnd man sieht dann auch diese auf's Innigste mit einander sich vermischen. Wie hierbei eine Membran sich verhalten solle, ist mir unklar, und es scheint mir viel richtiger, daraus auf die Abwesenheit einer solchen zu schliessen. Die Bilder, welche zur Aufstellung einer Membran geführt haben, scheinen der erstarrten Sarkode zugeschrieben werden zu müssen.

Wenn es nach dem Gesagten erhellt, dass die Sarkode eine freiwillige Gerinnung darbietet, so dürfen wir vermuthen, dass dieselbe durch die Wärme begünstigt werden könne. Kocht man in einem Probirröhrchen Meerwasser, das viele Amoeben enthält und betrachtet man sich dann den Bodensatz bei 300facher Vergrösserung unter dem Mikroskop, so findet man in der That nur die geronnenen Formen der Sarkode, alle Bewegungen haben aufgehört. Ganz dasselbe beobachtet man beim Erwärmen der Infusion nach der früher mitgetheilten Methode im Oelbade, bei allen Temperaturen bis auf 40° herab. Ist die Temperatur der Flüssigkeit in dem Probirröhrchen gerade bis auf 40° gestiegen, so findet man alle Amoeben bewegungslos, und meist kugelig zusammengeballt. Diese Temperatur ist indessen durchaus nicht genau diejenige, bei welcher die Sarkode offenbar gerinnt, vielmehr liegt dieselbe tiefer, nämlich bei 35° C. Zwischen 30 und 34° C. findet man die Amoeben immer noch in lebhafter, ja vielleicht sogar in vermehrter Bewegung, so wie aber die Temperatur 34° C. übersteigt nnd 35° erreicht, findet man sie alle ohne Bewegung, erstarrt, kugelig und mit starken Contouren, die ganze Masse dabei bräunlich getrübt, in welchem Zustande man sie auch noch am anderen Tage findet. Die Sarkode kann also wärmestarr werden, wie der Muskel, nur tritt die Starre hier schon bei 35° C. ein.

Da die Infusion, welche die Amoeben enthielt, auch mit zahlreichen anderen Infusorien erfüllt war, so konnte mir nicht entgehen, dass alle die verschiedenen Behandlungen bemerkenswerth verschiedene Einflüsse auf dieselben ausübten. Beim Durchleiten von Inductionsströmen sah ich viele Thiere sterben und zerplatzen, während beim Erwärmen auf 35° C. die gegen den elektrischen Reiz stumpfen Amoeben ihre Bewegungen einstellten, dagegen aber andere Infusorien dieselben munter fortsetzten. Nur die contractilen Fäden einiger Rhizopoden, welche mit Recht als gleichbedeutend mit Dujardin's Sarkode angesehen werden, verhielten sich so wie die Amoeben. Sie schrumpften gerade bei 35° zu kugeligen Warzen zusammen. Das Einziehen und Ausstrecken ging aber ruhig vor sich, in Salzsäure von 1—0,1% und in Rhodankaliumlösung von 1—4 pCt. und die stärksten Ströme des Inductionsapparates erzeugten keine Veränderung in dieser Erscheinung. Besonders oft konnte ich diese Thatsachen bestätigen an der Varietät von *Actinophrys sol*, der *Actinophrys marina* (Duj.).

Der eigenthümliche Einfluss starker Inductionsschläge auf viele Infusorien ist bekannt. Die Thiere zerplatzen oder zerfliessen und sterben plötzlich ab, und es ist in der That seltsam, dass man nur mit Widerstreben an eine eigene Reizbarkeit dieser Geschöpfe hat denken mögen, sondern die genannten Erscheinungen vielmehr auf die Wirkung der Elektrolyse hat beziehen wollen. Trotzdem kann man sich sehr leicht überzeugen, dass es mit der elektrolytischen Zersetzung der Infusorien nicht weit her ist, da selbst eine Kette von 6—8 Grove'schen Elementen, welche man mit Einschaltung der auf dem Objectträger befindlichen Infusion schliesst, erst nach langer Zeit dem Leben der Infusorien gefährlich wird. Nur bei der Schliessung der Kette sieht man dieselben plötzlich zusammenfahren, dann einige heftige Bewegungen machen; während der Dauer des Stromes aber gewahrt man Nichts auffallendes, geschweige denn ein so plötzliches Zerplatzen, wie bei den Schlägen des Schlittenelektromotors. Es ist vorläufig noch die Aufgabe der Zootomen, die einzelnen zahlreichen Species der Infusorien mit Hülfe der elektrischen Reizung zu durchmustern, ich muss mich darauf beschränken anzugeben, welche Thiere mir zufällig die angegebenen Erscheinungen darboten, da meine Untersuchungen vorzugsweise nur auf eine Species, nämlich die Vorticellen gerichtet waren, welche leicht bei der Experimentaluntersuchung für die niedersten Thiere Das werden könnten, was der Frosch in einer anderen Sphäre repräsentirt. Durch ziemlich kräftige Inductionsschläge (erhalten durch den Schlittenelektromotor, dessen Rollen zur Hälfte über einander geschoben waren und dessen Kette in 2 Grove'schen Elementen bestand) sah ich heftige Bewegungen entstehen, denen bruchartige Aussackungen und schliesslich vollständiges Zerplatzen folgte, bei *Opalina* (aus dem Mastdarm der Frösche), bei *Ploesconia patella*, *Paramecium*, *Dileptus folium*, *Trichoda angulata* und *Kerona mytilus*. Bei mässigen Strömen konnte ich es meist dahin bringen, dass die Thiere nach dem ersten heftigen Ruck beim Oeffnen der Nebenschliessung ganz ruhig in eine Art von Tetanus sämmtlicher Muskeln liegen blieben, wenn sie nicht durch die Flimmerbewegung weiter befördert wurden, auf welche die Ströme absolut gar keinen Einfluss haben. Wurden die Schläge verstärkt, so bildeten sich bald Einschnürungen, und trat dann irgendwo aus der Körperbegrenzung ein Bruch aus. In diesem Zustande konnten viele Thiere noch lange umherschwimmen, wenn die Nebenschliessung wieder eingeschaltet wurde und das Thier vor weiteren Angriffen geschützt blieb. Nur bei längerer Dauer der sehr kräftigen Ströme zerfliesst das ganze Thier zu einem unförmigen Brei, in welchem dann hie und da die Flimmerbewegung noch eine Zeit lang fortdauern kann. Bei den Räderthierchen sah ich indessen Nichts der Art vor sich gehen, sie fielen in Tetanus und starben darin augenscheinlich ab, ohne zu zerfliessen. Auf ganz niedere Thierformen, wie z. B. *Monas* (aus dem faulenden Fleischwasser erhalten) und auf die Vibrionen haben die Inductionsschläge eben so wenig Einfluss, wie auf die vegetabilischen Schwärmsporen, welche ihre Bewegungen unbekümmert um das heftigste Kreuzfeuer der Wechselströme fortsetzen. Auch an den Gregarinen aus den Geschlechtstheilen der Regenwürmer sah ich keine Erfolge der elektrischen Reizung, ich will aber nicht behaupten, dass sie nicht reizbar seien, da die Bewegungen überhaupt sehr rasch erloschen, nachdem ich sie auf den Objectträger geschafft hatte.

Die Vorticellen sind es, welche recht eigentlich das passende Präparat zur Anstellung derartiger Versuche abgeben. Ihre langen contractilen Stiele und die mannichfachen Bewegungen der Glocke selbst machen sie ganz besonders dazu geeignet, wozu noch die grosse Annehmlichkeit kommt, dass man das Thier fest an einem Punkte bewahren kann, während die nicht an anderen Körpern angehefteten Infusorien ein beständiges Nachjagen unter dem Mikroskop nöthig machen. Zur Auffindung der Vorticellen suchte ich die einzelnen Wurzeln von Wasserlinsen bei schwacher Vergrösserung ab, und isolirte dann mit der Scheere ein kleines Stück der Wurzel, das gerade mit einer reichen Traube der Thierchen besetzt war. Das Stückchen wurde dann auf den mit Spiegelfolie zu beiden Seiten belegten Objectträger in die rein gläserne Lücke gebracht, ein starker Wassertropfen hinzugefügt, das Ganze mit einem Deckglase bedeckt und bei 300facher Vergrösserung betrachtet, während die Drähte der Inductionsrolle mit der stromzuführenden Objectplatte in leitender Verbindung standen. Der Schlittenelektromotor wurde durch 2 Grove'sche Elemente getrieben nnd die Rollen waren bis zur Berührung an einander geschoben.

Ich suchte nun einen Augenblick, in welchem möglichst viele Vorticellen mit ausgestreckten Stielen dalagen, um mit den Mundwimpern ihre Nahrung aufzufangen. Jetzt räumte ich plötzlich die Nebenschliessung im Kreise der secundären Rolle weg und hatte nun das Vergnügen, plötzlich alle Vorticellen ihre Stiele spiralig zusammenrollen und festgebannt an der Pflanzenwurzel angeheftet zu sehen, wobei auch die Glocke sich kugelförmig zusammenballte und die Mundwimpern eingeschlagen blieben. Wurde jetzt der Reiz sogleich abgesperrt, so dehnten sich alle Stiele in langsamen Schraubentouren wieder aus, die Mundwimpern kamen wieder zum Vorschein und die alte Gefrässigkeit kehrte zurück, so dass Nichts die Gewalt ahnen liess, welche vorher die Thiere unbeweglich meinem Willen unterwarf. Liess ich dagegen die Ströme längere Zeit durch das Präparat gehen, so rollten sich die Fäden auch während des Tetanisirens augenscheinlich der Ermüdung wegen wieder aus einander und die Thiere zuckten nur von Zeit zu Zeit ein wenig zusammen, konnten aber wieder ganz an ihren Anheftungspunkt mit der Glocke herangezogen werden, wenn die Reizung durch weiteres Ueberschieben der secundären Inductionsspirale über die primäre verstärkt wurde. Bei so bedeutenden Strömen starben die Vorticellen denn auch schliesslich ab, aus der Glocke wurden bruchartige Aussackungen hervorgetrieben, bis dieselbe ganz zerfloss und nur noch die, wenn man will, kopflosen Schwänze in dichten Spiralen zusammen gerollt an der Wasserlinsenwurzel sitzen blieben.

Es ist aus den anatomischen Untersuchungen bekannt, dass der Stiel der Vorticellen aus einer feinen elastischen Röhre besteht, in welcher ein blasser Faden in steilen und wenigen Windungen der ganzen Länge nach verläuft, beiderseits oben und unten fest an den Anheftungspunkt des Thieres und an den Körper, die Glocke, geknüpft. Mit welchem Rechte man die musculöse Natur dieses Fadens hat leugnen wollen, ist mir unbekannt, da es äusserst wahrscheinlich ist, dass derselbe den wirklichen Muskel und die umgebende Masse eine Art von Sarkolemm darstelle. Eine Art von Querstreifung in der Weise, wie sie Leydig in seinem Lehrbuche mit frappirender Klarheit abbildet, habe ich an dem inneren Faden selbst nicht mit den vorzüglichsten Systemen Amici's wahrnehmen können, eine Andeutung irgend welcher Structur entstand nur bisweilen durch Reibungen und Faltungen, welche mitunter vorkamen. Obgleich kein Grund vorliegt, bei einem so auffallend contractilen Organ die musculöse Beschaffenheit zu läugnen, so giebt andererseits aber auch die etwaige Querstreifung kein Kriterium für dieselben ab. Man müsste in solchen Fällen bestimmt angeben, welche Definition einem Muskel zukomme, was bisher meines Wissens nirgends geschehen ist. Bemühen wir uns darum vor allen Dingen zu zeigen, in wie fern der Stiel der Vorticellen mit den Dingen übereinstimmt, welche bisher ohne Widerrede als Muskeln anerkannt wurden.

Da die Vorticellen durch Contractionen des Stiels stets ihr Unbehagen ausdrücken, wenn ihnen etwas in die Quere kommt, so wenn ein gefährliches Räderthierchen oder andere grössere Thiere auf sie zuschwimmen, so wäre es denkbar, dass die Inductionsströme ihnen eine unangenehme Empfindung verursacht hätten, bei welcher sie indirect, ohne dass der Strom direct die contractilen Organe erregt habe, eine andere Lage vorgezogen hätten. Ich war dieser Meinung sehr nahe, als ich sah, dass solche Stiele, von denen die Glocke zufällig abgerissen war, entweder spiralig zusammengerollt oder stark gestreckt dalagen und beim Durchschlagen der Inductionsströme keinerlei Bewegungen zeigten. Der Zufall führte mir aber bald ein Thierchen zu, dessen Stiel in der Mitte geknickt war, und an welchem der innere Faden mehrfache Unterbrechungen zeigte. Aus eigenem Willen konnte das Thier nun immer nur den Stiel von der Glocke bis zur Knickung zusammenrollen, während der Theil von der Knickung bis zur Anheftungsstelle nicht an der Bewegung Theil nahm, und stets in derselben Lage blieb. Ich galvanisirte darauf das Präparat und sah bei derjenigen Stromstärke, bei welcher zuerst auch die Nachbarn des Thieres mitzuckten, nur den dem Willen des Thieres unterworfenen Theil des Thieres sich zusammenrollen, als ich aber durch Annähern der Inductionsrollen den Reiz verstärkte, zuckte jetzt auch der andere Theil des Stieles mit. In diesem Falle war also ein Theil des Stieles unabhängig von dem Thiere gereizt, worauf er mit Bewegung geantwortet hatte, und ferner fand sich die interessante Erscheinung, dass das mit der Glocke der Vorticelle aus dem Zusammenhange gerathene Ende bedeutend an Erregbarkeit eingebüsst hatte. Die Glocke der Vorticelle stellt demnach eine Art von Kopf vor, von welchem allein der Wille ausgeht, und auch die Ernährung des Stieles dürfte nur von diesem Theile aus möglich sein.

Um den Versuch noch entscheidender zu machen, übte ich mich später die Vorticellen zu köpfen. Man sucht sich zu dem Ende eine Wasserlinse aus, deren Wurzel recht dicht damit übersät ist, und schneidet mit einem scharfen Scalpell dicht neben der Wurzel her, am besten so, dass man plötzlich auf die Glasplatte hackt. Uebung und genaue Beobachtung lehren den richtigen Moment kennen, wo die meisten Thierchen mit gestreckten Stielen von der Wurzel abstehen: in diesem Augenblicke schlägt man zu. Natürlich sind die meisten Thiere durch rasches Zurückfahren dem Hiebe entgangen, nach einigen Versuchen findet man aber immer einzelne, welche ihren Kopf verloren. Bedeckt man jetzt nach der Benetzung mit mehr Wasser das Präparat mit dem Deckgläschen, und lässt man nun wieder die Inductionsströme hindurchgehen, so sieht man, dass auch die kopflosen Stiele zusammenfahren.

Die elektrische Reizung muss möglichst rasch nach dem Köpfen vorgenommen werden, da die kopflosen Stiele sehr bald ihre Erregbarkeit einbüssen und auch von selbst, vielleicht wegen der Berührung des Inneren mit dem Wasser, sich ganz langsam zusammenrollen, meist so, dass die durchsichtige Hülle das obere Ende des inneren Fadens in beträchtlicher Länge als ein leeres Rohr überragt. In diesem Zustande ist der innere Faden unzweifelhaft todtenstarr. Später tritt sogar eine Lösung der Todtenstarre ein, wobei sich der ganze Stiel wieder langsam gerade streckt, bis endlich der innere Faden ganz zu verschwinden scheint, und nur noch das blosse Rohr übrig bleibt, welches man nur bei gedämpfter oder schräger Beleuchtung wahrnimmt.

Der Stiel der Vorticellen verhält sich also, ganz wie ein Froschmuskel, er kann durch den Reiz elektrischer Stromesschwankungen, auch isolirt von dem übrigen Thiere, zum Zucken, ja selbst zur tetanischen Verkürzung gebracht werden. Beim Nachlassen der Reizung dehnt er sich langsam wieder aus, ich muss aber bemerken, dass er isolirt nie wieder so straff wird, wie wenn die Vorticelle noch daran sitzt, sondern immer eine mehr gekrümmte Stellung einnimmt.

Die chemische Reizung der Infusorien ist im Grunde gleichbedeutend mit einer Vergiftung, da man genöthigt ist die Zuführung der Reizmittel so vorzunehmen, dass man sie in einen Tropfen der Lösungen hineinsetzt. Bekanntlich sterben auch die Vorticellen in den meisten Salzlösungen rasch ab, und es ist darum wenig Gewicht darauf zu legen, dass sie z. B. auch in verdünnten Lösungen eines hervorragenden Muskelgiftes, des Rhodankalium's, sich rasch zusammenrollen und in einen Zustand der Starre übergehen, da sie in Lösungen von Kochsalz sich eben so verhalten. Mit Alkalien, selbst mit sehr verdünnten Laugen behandelt, sieht man die Vorticellen fast augenblicklich zerfliessen. Die Wirkung einer sehr verdünnten Säure ist dagegen charakteristischer und analog der Erscheinung, welche noch erregbare Muskelprimitivbündel vom Frosch dabei zeigen. Setzt man einem Infusionstropfen, in welchem sich Vorticellen befinden, einen Tropfen 100fach verdünnter Salzsäure zu, so contrahiren sich die Stiele augenblicklich, die Fäden im Inneren der Stielröhre werden dann trübe und viel deutlicher, offenbar starr, und hierauf beginnt die Säure die contractile Substanz zu lösen, wobei die contractilen Fäden wieder ganz durchsichtig werden und der ganze Stiel durch die Elasticität der Hülle sich wieder gerade streckt, um bis zum Verschwinden durchsichtig zu werden. Die Glocke reisst dabei meist ab und geht ebenfalls ihrem Untergange entgegen. Das erste Zusammenfahren beim Zusatz der Säure kann eine Contraction sein, die Annahme bleibt aber so lange zweifelhaft, als nicht erwiesen ist, dass dasselbe nicht n u r auf dem raschen Eintritt der Starre beruht. Ich finde dieselbe indessen deshalb schon wahrscheinlich, weil man die Vorticellenstiele z. B. durch Ammoniakdämpfe sich contrahiren und später wieder erschlaffen sehen kann, worauf sie noch von neuem einige Contractionen zeigen können. Man breitet zu dem Ende auf den Objectträger eine dicht mit Vorticellen besetzte *Lemna* aus und fährt damit über einen Teller, auf dem sich etwas NH^3 befindet, hin und her. Besieht man das Präparat jetzt mit dem Mikroskop, so sind alle Stiele stark zusammengezogen und allmälig erst verlassen die Thiere diese Stellung wieder. Früher oder später bleiben sie dann aber doch regungslos liegen, um der Starre zu verfallen, was bedeutend beschleunigt werden kann, wenn man die Ammoniakdämpfe etwas länger einwirken lässt.

Sehr bemerkenswerth ist die Wirkung eines Muskelgiftes, des Veratrin's. Dieser Körper ist in destillirtem Wasser so wenig löslich, dass er gemeinhin als unlöslich bezeichnet wird. Nichtsdestoweniger sterben aber die Vorticellen in einem wässrigen Veratrinaufguss ohne Ausnahme, und zwar unter denselben Erscheinungen, wie ein eben so behandelter Froschmuskel. Die Stiele ziehen sich langsam zusammen und werden exquisit starr, indem der innere Faden stärker lichtbrechend und in Folge davon viel deutlicher wird. Andere Gifte, wie das Strychnin, dessen wässrige Lösung ebenfalls so unendlich wenig der Substanz enthält, dass an eine besondere endosmotische Einwirkung eben so wenig, wie bei dem Veratrin zu denken ist, tödten die Vorticellen ebenfalls, aber unter ganz anderen Erscheinungen. Die Thiere verfallen erst spät in die Starre, verlieren vielmehr nur ihre Erregbarkeit und liegen gerade gestreckt, aber mit fortdauernder Wimperbewegung, ruhig da. In diesem Zustande bewirken auch die stärksten Inductionsschläge keine Bewegung mehr. Wie das Strychnin hier wirke, ist nicht ganz klar, es scheint die Erregbarkeit einfach zu vernichten, ohne die Starre gleichzeitig herbeizuführen. Merkwürdiger Weise wirkt dagegen das Curare auch in ganz concentrirter Lösung hier gar nicht. Ich habe die Vorticellen in einem braunen Brei von Curare mit Wasser stundenlang in Bewegung bleiben sehen, während ich mit dem auf dem Objectträger befindlichen Tropfen hinterher 2 grosse Frösche vergiften konnte. Wenn man annimmt, dass das Curare nur auf irgend einen Theil des Nervensystems wirke, so mag man sich seine Wirkungslosigkeit daraus erklären, dass die Vorticellen keine

Nerven haben. Die Wirkung der Gifte bei den niederen Thieren wird aber noch manche ungeahnte Dinge aufdecken. Ich brauche bei dieser Gelegenheit nur zu erwähnen, dass die mit Nerven reichlich beschenkten Insecten gar nicht von Curare afficirt werden. Ein anderes Beispiel der Art liefert uns das Upas antiar, das bei den höheren Thieren eine so ausserordentliche Wirkung auf die Muskeln ausübt, die Stielmuskeln der Vorticellen hingegen durchaus nicht beeinträchtigt, während der Tropfen der Lösung dieses Giftes, in dem die Vorticellen lange unbelästigt verweilten, hinreicht, um mehr als 10 Frösche dem sicheren Tode zu überliefern.

Eine vollkommene Gleichheit der Froschmuskeln mit den Stielmuskeln der Vorticellen existirt also nicht. Vielleicht existirt dieselbe aber auch nicht einmal zwischen ganz nahe stehenden Species, ein Umstand, der durch die sorgfältige Ausdehnung der chemischen Reizung gewiss zu Tage treten müsste. Einige Hauptverhältnisse reichen aber hin, um durchgreifende Beziehungen gewisser Organe erkennen zu lassen, und wenn ich nach diesen experimentellen Untersuchungen die Stiele der Vorticellen für w a h r e M u s k e l n erklären muss, so geschieht das auf Grund der Uebereinstimmung in der Reizbarkeit und einer grossen Aehnlichkeit in der Wirkung einzelner Gifte, wie z. B. des Veratrins. Eben so sehr liegt aber ferner eine grosse Aehnlichkeit in der Erstarrung. Wir können freilich aus den Vorticellenstielen keine Muskelflüssigkeit auspressen, welche hinterher gerinnt, wir können aber zeigen, dass die Vorticellenmuskeln unter d e n s e l b e n Umständen dauernd das Ansehen der starren Muskeln annehmen können, wie die der Frösche. Schon das Ammoniak und die verdünnte Salzsäure lehrten uns dies, und wir brauchen nicht zu befürchten, die Starre mit einer Contraction verwechselt zu haben, da die Lichtbrechung des starren und des contrahirten Stielmuskels augenscheinlich verschieden ist.

Die Erstarrung setzt einen flüssigen Zustand voraus, und dass der contractile innere Faden der Vorticellenstiele flüssig sei, müsste demnach versucht werden zu zeigen. Ich habe dafür erstens den Grund, dass mir die Möglichkeit der Contraction ebenfalls an einen flüssigen Zustand gebunden zu sein scheint und zweitens eine Beobachtung, welche ich zufällig machte. Eine Vorticelle war an einer Wurzel mit dem Ende des Stieles angeheftet, während die Glocke von einer anderen aufliegenden *Lemna*-Wurzel in einiger Entfernung davon festgehalten wurde, so dass das Thier in einer gezwungenen festen Lage im gespannten Zustande verharren musste. In der Mitte des Stielmuskels konnte ich nun erkennen, dass das Thier alle möglichen Anstrengungen machte, um sich aus dieser Lage zu befreien. Ich sah ein beständiges Auf- und Abwallen des inneren schleimigen Fadens mit den zierlichsten wellenartigen Bewegungen verknüpft, welche sich in jedem einzelnen Theile der Breite des Muskelcylinders ohne Betheiligung der röhrenförmigen Umhüllung kundgab. Bei einer sehr klaren 100fachen Vergrösserung eines Amici'schen Systems gewährte die Erscheinung durchaus den Anblick eines in wellenartiger Bewegung begriffenen schmalen Insectenmuskels, wodurch die Ueberzeugung bei mir noch mehr befestigt wurde, dass auch dieser scheinbar solide Faden aus einer Flüssigkeit bestehe. Es ist sogar die Möglichkeit vorhanden, dass diese flüssige Masse ganz eng mit einer Membran, einem wahren Sarkolemm umgeben sei, so dass die röhrenförmige äussere Scheide dadurch die Bedeutung einer Fascie oder einer Scheide wie an dem M. rectus abdominis des Menschen erhielte.

Endlich habe ich nun noch den plötzlichen Eintritt der Starre in den Stielmuskeln der Vorticellen mit Hülfe der Wärme zu bestimmen gesucht, und dabei allerdings eine überraschende Uebereinstimmung mit der contractilen Substanz der Frösche gefunden. Der Stielmuskel wird genau bei 40° C. todtenstarr, bei höheren Temperaturen vielleicht sogar noch „wärmestarr“, d. h. noch starrer durch weitere Gerinnungen anderer Eiweisskörper.

Wasserlinsen, welche in Menge mit Vorticellen besetzt waren, wurden zuerst mit schwacher Vergrösserung beobachtet, um den lebendigen Zustand der Thiere zu constatiren, und hierauf mit etwas Wasser in ein Probirröhrchen gethan, das mit eingestecktem Thermometer im Oelbade erwärmt wurde. Die Folge davon ist, dass die Thiere auch schon über 35° innerhalb einiger Zeit absterben und erstarren. Bei 38 und 39° kann man sie aber immer 10—15 Minuten lang erhalten, ohne dass sie sterben, vielmehr scheinen sie dann besonders lebhaft zu werden. Eine herausgezogene Wurzel zeigt dann Haufen von sich lebhaft tummelnden Individuen. Augenblicklich aber, so wie die Temperatur 40° erreicht, findet man sie alle todt und bewegungslos, die Stiele mit ihren Windungen eng an einander und starr, wobei die inneren contractilen Fäden eminent deutlich erscheinen. In diesem Zustande verweilen sie längere Zeit, bis endlich die Lösung der Starre eintritt, indem die Muskeln wieder undeutlich werden, die Stiele sich strecken und die Glocke abfällt. Genug die Vorticellen erstarren plötzlich bei derselben Temperatur, wie die Muskeln der Frösche.

Nach den diesen Abhandlungen vorangegangenen Andeutungen kann es nicht meine Absicht sein, eine erschöpfende Darstellung der Physiologie der Muskelbewegung der Infusorien zu geben. Die angeführte kleine Zahl von Thatsachen wird genügen, um vorläufig übersehen zu lassen, dass die experimentelle Untersuchung auch auf diesem Gebiete neben der reinen Beobachtung einhergehen kann. Nur einen Punkt möchte ich noch berühren, der mir von besonderem Interesse zu sein scheint, und welcher die Fortpflanzung der Bewegung in den Muskeln betrifft.

Ob die Vorticellen Nerven besitzen, ist wohl sehr zweifelhaft: von der Glocke bis zum Ende des Stiels läuft gewiss kein Nerv herab, wollte man dort einen annehmen, so wäre dies eine reine, durch Nichts gestützte Hypothese. Von welcher Stelle die Contraction ausgehe, kann nicht zweifelhaft sein, da nur von der Glocke aus der Wille des Thieres wirkt, mithin also wohl auch von der Glocke aus der erste Anfang der Contraction beginnen muss. Im Allgemeinen geschieht das Zusammenschnellen der Stiele so rasch, dass man nicht übersehen kann, wo der Process seinen Anfang nimmt, der gleichmässig in allen Punkten zugleich einzutreten scheint. Czermak hat zwar empfohlen, dem Wasser eine sehr verdünnte Sublimatlösung zuzusetzen, um damit die Bewegungen zu verlangsamen; ich konnte damit nur erreichen, dass das Abwickeln der contrahirt gewesenen Stiele bei der Erschlaffung langsamer geschah, während die Contraction selbst nicht merklich verlangsamt wurde. Der Sublimat erzeugt später eine Erstarrung, und deshalb kann es kommen, dass der untere Theil des Stiels z. B. sich nicht mehr bewegt, während der obere Theil dann noch schwache Contractionen darbietet, welche zwar nicht an Geschwindigkeit verloren haben, wohl aber weniger energisch sind, so dass keine vollständige Aufrollung zu Stande kommt.

Da das Erschlaffen der Stiele nicht mit der Geschwindigkeit geschieht, wie die Contraction, so kann man allerdings häufig sehen, dass das Thier bald das Glockenende des Stieles zuerst ausrollt, bald das haftende, ja sehr häufig bleibt es längere Zeit in einem solchen Zustande liegen, so dass man vollkommen lebhafte Vorticellen findet, bei welchen der Stiel an der Haftstelle aufgerollt ist, von da bis zur Glocke aber gestreckt, oder bei welchen der Stiel an der Glocke in einigen Windungen zusammengedreht ist, während von da bis zur Haftstelle der Stiel gerade gestreckt liegt. Ich habe indessen auch bei der Contraction gesehen, dass nur das Haftende sich verkürzte, und umgekehrt, dass nur der der Glocke nahe Theil auf eine kurze Strecke zusammengerollt wurde. In keinem Falle konnte ich aber erkennen, ob diese locale Contraction immer von der Glocke nach dem anderen Ende fortging. Sicher ist nur, dass der Stiel ohne Nervenvermittlung von einem Ende zum anderen contrahirt werden kann, und es muss unsere besondere Aufmerksamkeit erregen, dass das Thier durch einen erschlafften Theil hindurch, einen weiter von seinem „Motorium" (?) entfernt liegenden Abschnitt zu beherrschen vermag, eben so wie es auffallen muss, dass es durch einen contrahirten Theil hindurch einen entfernteren Theil, der ebenfalls contrahirt war, erschlaffen lassen kann. Der innere Molecularvorgang zeigt sich hier so unendlich complicirt, dass seine Enthüllung wohl als eine würdige Aufgabe menschlichen Scharfsinns hingestellt werden darf.

Ob alle Bewegungen der Vorticellen oder überhaupt der entwickelteren Infusorien von einer wahren Muskelsubstanz abzuleiten sind, das muss als eine unerledigte Frage betrachtet werden. Mir scheint es nicht unwahrscheinlich, dass einige Bewegungen an gewissen Körpertheilen, wie Dujardin voraussetzte, von einer der Sarkode ähnlichen Substanz herrühren. Die Erwärmung auf 35° C. giebt ein Mittel an die Hand, dies zu entscheiden, da bei dem Vorkommen von Sarkode die dadurch bewirkten Bewegungen zur Ruhe gebracht werden müssen. In mehreren Versuchen schien es mir, als ob manche Bewegungen an gewissen Theilen der Vorticellenglocke aufhörten; jedenfalls wird die Wimperbewegung schon bei 35° C. bedeutend beeinträchtigt. Ob die Bewegung aller Flimmercilien hierauf beruht, weiss ich nicht, man kann sich aber sehr leicht überzeugen, dass von 2 Hälften einer Froschzunge, auf welchen man vorher die Bewegung der Flimmerzellen constatirte, diejenige sehr bald gar keine Bewegung mehr zeigt, welche in Wasser von 35° C. kurze Zeit verweilte, während die im kalten Wasser bewahrte noch sehr lange das Phänomen darbietet. Vielleicht steht hiermit die Beobachtung von Billroth im Zusammenhange, welcher Flimmerzellen sah, die von Zeit zu Zeit langsam alle Cilien in sich hineinzogen, so dass das Flimmern gehemmt wurde. Ein ganz ähnliches Aussehen bieten die auf 35° erwärmten Präparate dar.

Die Bewegungen der Sarkode und die Flimmerbewegung[1]) nebst der der Samenfäden sind nach Allem Angeführten durchaus von den wahren Muskelbewegungen zu trennen. Die letztere muss dagegen als ein Attribut aller thierischen

1) Virchow's Entdeckung über die Wiederbelebung der Flimmerzellen mittelst Alkalien scheint zwar auf eine Reizbarkeit im Sinne der Muskelirritabilität zu deuten. Die Differenz ist aber in anderer Beziehung sehr bedeutend, da die energischsten Muskelreize, die sehr verdünnten Säuren, sowie das Ammoniak, wie ich mich mehrfach überzeugte, keine Rückkehr oder Beschleunigung der Flimmerbewegung hervorrufen.

Wesen, vom Menschen bis auf die Infusorien hinab, betrachtet werden.

Paris, den 10. August 1859.

Ich habe im Sommer 1857 selbst versucht durch eine möglichst genaue Methode die von E. Weber wieder vertretene Volumsabnahme der Muskeln während ihrer Zusammenziehung zu beobachten. Der im Fuss und Knorpelende abgeschnittene Unterschenkel eines Frosches mit oder ohne Hautbedeckung, oder der isolirte Gastroknemius wurden an ein äusserst empfindliches Aräometer gehängt, welches aus einer kleinen seitlich abgeplatteten Glaskugel bestand, die nach unten in einen gläsernen Haken, nach oben in einen feinen mit Russ geschwärzten Glasfaden endigte. Der ganze Apparat schwamm in einer verdünnten Zuckerlösung, so dass nur das obere Ende des Glasfadens über den Flüssigkeitsspiegel hervorragte. Zu beiden Seiten des Muskels tauchte ich zwei mit Kupfervitriollösung gefüllte Thonzellen ein, in welche die Enden der secundären Spirale eines Inductionsapparats mit 2 Kupferplatten ausliefen. Bei gehöriger Stromstärke war es mit dieser Vorrichtung leicht, die Muskeln unter Wasser zu tetanisiren, und das Aräometer musste mir durch eine Ortsveränderung anzeigen, ob eine Volumsabnahme bei der Contraction stattgefunden habe oder nicht. Die Spitze des Glasfadens wurde hierauf in das Fadenkreuz eines Fernrohrs eingestellt, mit Hülfe dessen ich auch die allergeringsten Bewegungen erkennen konnte, und dann plötzlich der Muskel tetanisirt. Niemals habe ich indessen so ein Sinken des Aräometers beobachten können, denn der Glasfaden zeigte nur einige schwache seitliche Schwankungen, ohne dass die Spitze sich hob oder sank. Hiernach scheint also die Zusammenziehung von keiner Volumsabnahme, oder was dasselbe ist von keiner Zunahme des specifischen Gewichts des Muskels begleitet zu werden, und die Weber'schen Versuche unterliegen demnach andern Erklärungen. Uebrigens hat auch Valentin die von Weber an Aalschwänzen gefundene Volumsverminderung an einzelnen Muskeln der Frösche nicht bestätigen können.

Es versteht sich von selbst, dass ich bei meinen Versuchen das Eindringen von Luft in die Blutgefässe vermied. Bei Benutzung des mit der Haut bedeckten Unterschenkels wurde vor dem Abschneiden des Fusses und des Oberschenkels eine Ligatur angelegt, sonst geschah die Präparation unter Zuckerwasser. Die von mir benutzten Aräometer, welche ich der Gefälligkeit des Herrn Dr. Quinke in Berlin verdanke, waren so empfindlich, dass sie in 500 Cub. Cent. Wasser um einen ganzen Centimeter tiefer einsanken, als ich 0,2 Cub. Cent Alkohol hinzusetzte.

Erklärung der Abbildungen.

Fig. 1. Zwei Muskelprimitivbündel vom Frosch, frisch, ohne Deckgläschen gesehen. — n. Der Nerv. t. t. t. Theilungsstellen des Nerven. e. Endigung des Nerven am Sarkolemm. z. z. zweifelhafte peripherische Endigungen des Nerven. b. blasse Fasern des Bindegewebes. k. Körnchenreihen (Kölliker).

Fig. 2. Ein Muskelprimitivbündel von *Hydrophilus piceus*, frisch und noch erregbar. a. a. breite Querstreifen in a' Andeutungen der einzelnen Disdiaklasten. b. Eine Contractionswelle, welche in der Richtung des Pfeiles über den Muskel hinläuft. c. Schwache Längsstreifen, welche in jedem noch zuckenden Muskel sichtbar sind. d. Todtenstarre Stelle. Querstreifen sehr dicht und die Zwischensubstanz dunkel und trübe.

Fig 3. Stück eines Muskels von *Hydrophilus piceus*, frisch und ohne Druck gesehen. a. a. Vacuolen, welche zum Theil oberflächlich zwischen der contractilen Substanz und dem Sarkolemm liegen, wie in a' oder tief wie in a nach der Axe zu.

Fig. 4. Muskelprimitivbündel vom Frosch, frisch und noch zuckend gesehen. a. b. zwei dünne Bündel, mit schwachen Längs- u. Querstreifen. k. k. Körnchenreihen (Kölliker). t. t. t. Todtenstarre Stellen, welche sich scharf von der übrigen Masse abgrenzen, in S. eine Verletzung, gleichfalls mit einer todtenstarren Stelle. c. Dickeres Primitivbündel. t. Todtenstarre Stelle, in d. ist die Muskelsubstanz durch Wasser wieder erweicht und aus einander gequollen.

Fig. 5. Stück aus dem Schenkelnerven von *Hydrophilus piceus*. a. Gerinnungsformen des Markes. b. Scheide mit Kernen. c. c. c. c. Einzelne Primitivfasern. d. d. d. d. Aus Theilungen hervorgegangene secundäre Nervenfasern. t t. Tracheen.

Fig. 6. Stück eines Muskelprimitivbündels von *Hydrophilus*. a. Lappiger Anhang, Rest eines eintretenden Nerven. k. k. Körnerreihen dicht unter dem Sarkolemm. m. eine Körnerreihe in der Axe des Muskelrohrs. B. Muskel mit eintretendem Nerven n. t. t. zwei secundäre Nervenröhren. l. Ansatzstelle des Nerven am Muskel. k. k. Körnerreihen.

C. D. zwei andere Primitivbündel mit eintretenden Nerven n. n. a. a. Kerne an der Eintrittsstelle, an dem Uebergang des Neurilemms in das Sarkolemm. k. k. Körnerreihen. b. Anastomose zwischen den Körnerreihen. g. Granulöse Substanz an der Eintrittsstelle des Axencylinders. r. Aus dem Primitivbündel hervortretende Körnerreihe.

Fig. 7. Muskelstück von *Hydrophilus* mit antretendem Nerven n. Der Muskel ist todtenstarr und darum undurchsichtig und trübe. k.k. die veränderten und stark gepressten Körnerreihen.

Fig. 8. Muskel von *Hydrophilus* ganz kurze Zeit mit HCl von 0,1 % behandelt. a. d. Sarkolemm. b. die ungemein durchsichtige contractile Substanz mit einer schwachen Andeutung der Querstreifen. c. die etwas veränderten Körnerreihen.

Fig. 9. Muskeln aus der Froschzunge. Eine Stammfaser mit Theilungen. a. Die scheibenförmig über einander geschichteten Körner in der Axe. b. b. Eben solche Körner in den Verzweigungen.

Fig. 10. Muskel von *Hydrophilus*. n. Eine Nervenprimitivfaser mit zwei secundären Nerven t. t. k. k. Die Körnerreihen in der contractilen Substanz. S. S. Todtenstarre zerklüftete Stelle des Muskels. l. l. Eintrittsstelle des Nerven in den Muskel. z. wahrscheinlicher Zusammenhang des Axencylinders mit der centralen Körnerreihe. d. d. Durch die Todtenstarre verdrückte Körner.

Zusatz und Berichtigung.

Anmerkung zu Seite 221 Zeile 15 von unten:

Ueber ältere an Infusorien angestellte Versuche berichtet Ehrenberg sehr ausführlich auf Seite 527—530 seines grossen Werkes. Ebendaselbst sind auch Ehrenberg's eigene Beobachtungen über die Wirkung der Wärme und der Elektricität mitgetheilt, bei denen aber mehr auf das Absterben als auf die Contractionserscheinungen und die Coagulationen Rücksicht genommen ist. Zum Schlusse Seite 532 wird erwähnt, dass auch einige in Wasser lösliche Gifte das Leben der Infusorien bedrohen, während die unlöslichen oder schwer löslichen Stoffe gar nicht oder erst nach langer Zeit schädlich wirkten.

Seite 220 Zeile 15 von unten lies 1000fach statt 100fach.

Berlin, Druck der Gebr. Unger'schen Hofbuchdruckerei.

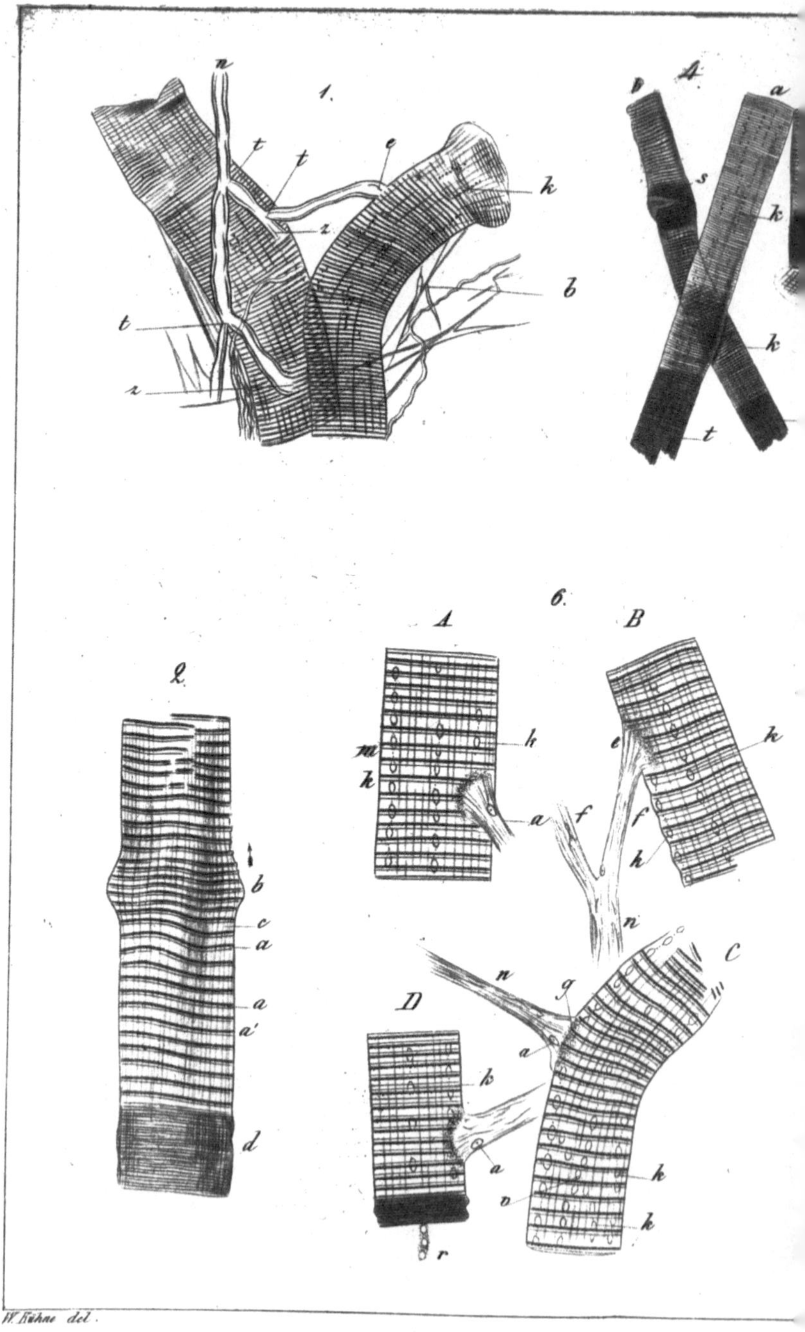

W. Kühne del.

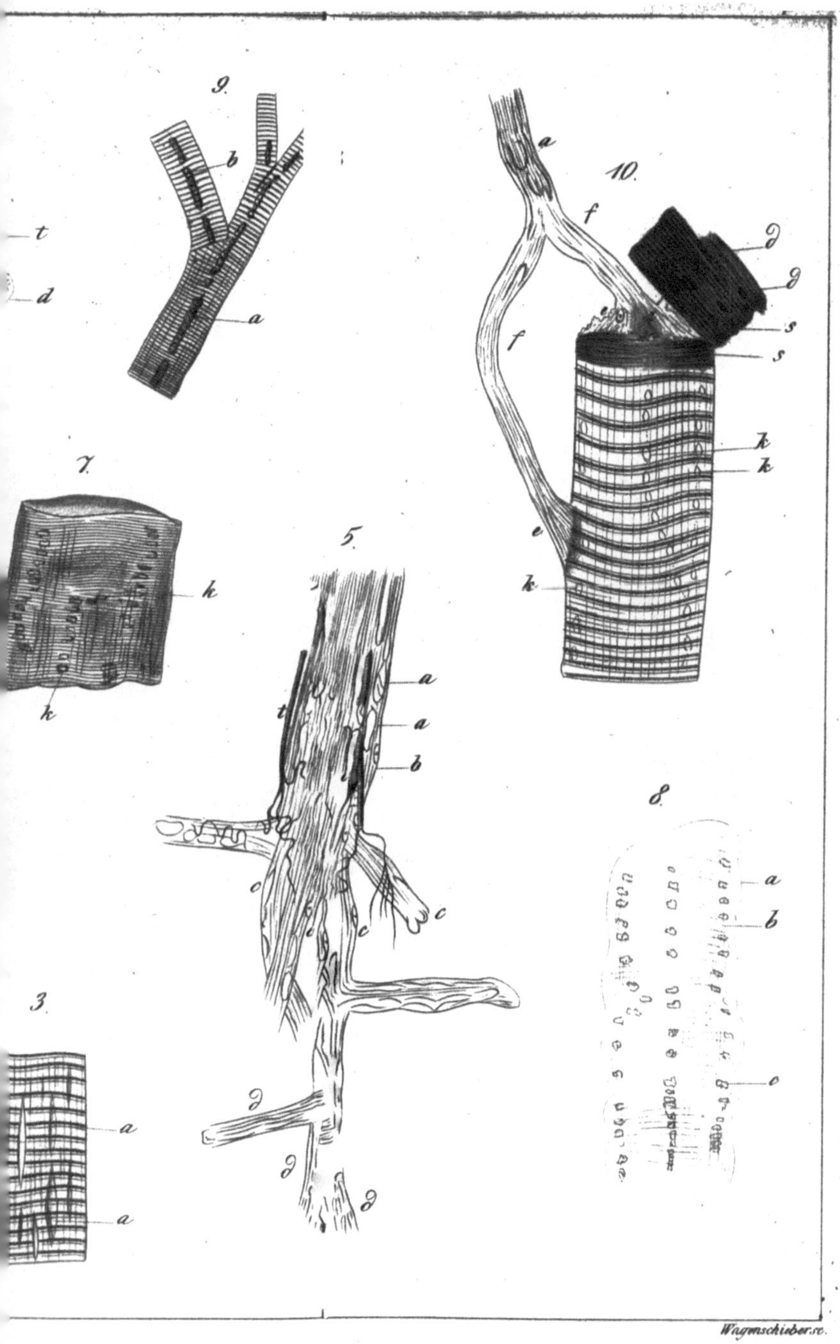

Wagenschieber sc.

FSC
www.fsc.org
MIX
Papier | Fördert
gute Waldnutzung
FSC® C083411

Zeitfracht Medien GmbH
Ferdinand-Jühlke-Straße 7
99095 Erfurt, Deutschland
produktsicherheit@kolibri360.de